国家卫生健康委员会"十四五"规划教材

全国高等学校教材

供预防医学类专业用

U0592040

新医科"101计划"核心教材

健康实施科学

Implementation Science in Health

主　　审｜乔　杰

主　　编｜胡志斌　孙　强

副 主 编｜王红妹　刘雅文　孙　鑫

数 字 主 编｜胡志斌　孙　强

数字副主编｜王红妹　刘雅文　孙　鑫

人民卫生出版社

·北 京·

图书在版编目（CIP）数据

健康实施科学 / 胡志斌，孙强主编. -- 北京 ：人民卫生出版社，2025. 5. --（教育部公共卫生与预防医学"101 计划"核心教材）. -- ISBN 978-7-117-38016-4

I. R193

中国国家版本馆 CIP 数据核字第 2025MS1363 号

| 人卫智网 | www.ipmph.com | 医学教育、学术、考试、健康，购书智慧智能综合服务平台 |
| 人卫官网 | www.pmph.com | 人卫官方资讯发布平台 |

健康实施科学
Jiankang Shishi Kexue

主　　编：胡志斌　孙　强
出版发行：人民卫生出版社（中继线 010-59780011）
地　　址：北京市朝阳区潘家园南里 19 号
邮　　编：100021
E - mail：pmph @ pmph.com
购书热线：010-59787592　010-59787584　010-65264830
印　　刷：人卫印务（北京）有限公司
经　　销：新华书店
开　　本：850 × 1168　1/16　　印张：10
字　　数：296 千字
版　　次：2025 年 5 月第 1 版
印　　次：2025 年 6 月第 1 次印刷
标准书号：ISBN 978-7-117-38016-4
定　　价：58.00 元

打击盗版举报电话：010-59787491　E-mail：WQ @ pmph.com
质量问题联系电话：010-59787234　E-mail：zhiliang @ pmph.com
数字融合服务电话：4001118166　E-mail：zengzhi @ pmph.com

编委名单

编 委 (以姓氏笔画为序)

3

新形态教材使用说明

新形态教材是充分利用多种形式的数字资源及现代信息技术,通过二维码将纸书内容与数字资源进行深度融合的教材。本套教材全部以新形态教材形式出版,每本教材均配有特色的数字资源和电子教材,读者阅读纸书时可以扫描二维码,获取数字资源和电子教材。

电子教材是纸质教材的电子阅读版本,支持手机、平板及电脑等多终端浏览,具有目录导航、全文检索等功能,方便与纸质教材配合使用,随时随地进行阅读。

获取数字资源与电子教材的步骤

① 扫描封底红标二维码,获取图书"使用说明"。

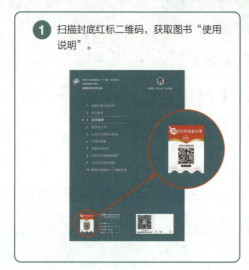

② 揭开红标,扫描绿标激活码,注册/登录人卫账号获取数字资源与电子教材。

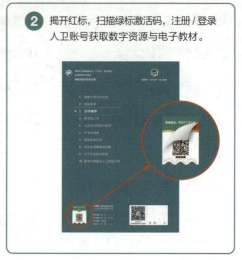

③ 扫描书内二维码或封底绿标激活码随时查看数字资源和电子教材。

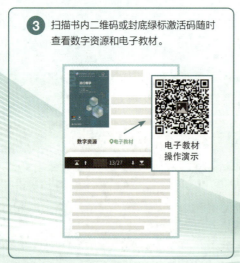

④ 登录 zengzhi.ipmph.com 或下载应用体验更多功能和服务。

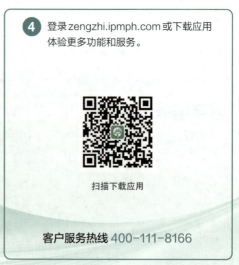

扫描下载应用

客户服务热线 400-111-8166

读者信息反馈方式

欢迎登录"人卫e教"平台官网"medu.pmph.com",在首页注册登录后,即可通过输入书名、书号或主编姓名等关键字,查询我社已出版教材,并可对该教材进行读者反馈、图书纠错、撰写书评以及分享资源等。

序 言

当今世界正经历百年未有之大变局,全球化进程持续加速、新发突发传染病频繁出现、人口老龄化不断加剧、健康不平等问题日益凸显,公共卫生事业面临着前所未有的复杂挑战。同时,以人工智能、大数据、基因组学、代谢组学等为代表的新兴技术蓬勃发展,正在深度改写医学与公共卫生的发展轨迹。在此复杂背景下,培养兼具全球视野、创新思维和实践能力的公共卫生和预防医学拔尖创新人才迫在眉睫,这既是国家实现公共卫生领域战略布局的关键需求,也是构建人类卫生健康共同体的核心支撑力量。

2023 年,教育部在计算机领域试点的基础上,启动基础学科、新医科、新农科系列"101 计划",重点任务是定位一流,推进"四个核心"建设:建设一批能反映国际学术前沿、具有中国特色的一流核心教材;打造一批具有高阶性、创新性和挑战度的一流核心课程;组建一支一流的核心教师团队;开展一批科教融汇、产教融合的一流实践项目。为落实国家对公共卫生与预防医学拔尖创新人才的培养要求,推进公共卫生与预防医学类"101 计划"建设,本系列教材应运而生。

公共卫生与预防医学"101 计划"核心教材秉持"立足中国、对标国际、交叉融合、引领未来"的编写理念,坚持面向世界科技前沿、面向经济主战场、面向国家重大需求、面向人民生命健康,旨在构建符合新时代公共卫生学科发展规律、适应国家公共卫生治理现代化需求的人才培养知识体系。

本套教材突破传统学科壁垒,以"解决真实公共卫生问题"为导向,将流行病学、卫生统计学等经典学科与健康大数据、人工智能等新兴领域进行整合,形成三大创新模块:

疾病防控与全生命周期健康管理基础:涵盖《病原生物与免疫学》《传染病学》《流行病学》《全生命周期健康保健》等教材,强化从病原体识别到群体防控的全链条知识体系。

环境与社会健康综合治理:融合《公共卫生政策与管理》《环境与健康》《健康实施科学》,聚焦环境风险、政策干预与社会因素对健康的影响。

公共卫生智能决策:通过《医学大数据与人工智能应用》《医学统计学》《公共卫生综合技能》等教材,构建"数据采集—分析建模—精准干预"的智能化能力培养路径。

本系列教材的编写具有三大特色：

其一，学科交叉的系统性重构。突破传统公共卫生教材以流行病学、卫生统计学、五大卫生等为核心的框架，推进学科整合，有机融入健康大数据分析、全球卫生治理、公共卫生应急管理、健康政策经济学等新兴领域，强化公共卫生与临床医学、信息科学、社会科学及工程技术的深度融合。

其二，前沿性与实践性并重。每册教材既引入国际前沿进展，又聚焦医防融合、健康促进等本土化场景，通过理论与实践交融、模拟与实操并用，培养学生的实战决策能力。

其三，价值引领与思维训练融合。在传染病防控、健康公平、生物安全等章节中嵌入伦理思辨与政策设计训练，引导学生从"技术执行者"向"战略思考者"进阶，培育其以"同一健康"理念为基础的健康协同治理系统思维。

本教材编写团队汇聚国内 20 余所"双一流"高校、高水平公共卫生学院的学科带头人，以及来自基础医学、临床医学、公共卫生、环境科学、社会科学、大数据和人工智能等多领域多学科专家，历时一年多时间完成知识梳理与教学资源开发。编写过程中深度对接"101 计划"公共卫生领域核心课程建设标准，确保理论体系与教学实践紧密衔接。特邀李立明等权威学者组成评审委员会，确保内容的科学性与前沿性。全套教材采用"纸质教材+数字资源"融合形态，配套 PPT、练习题、拓展案例、案例解析、虚拟仿真实验等，打造沉浸式学习场景，真正实现"学中用、用中学"。实现习近平总书记提出的"着力培养能解决病原学鉴定、疫情形势研判和传播规律研究、现场流行病学调查、实验室检测等实际问题的人才"的根本任务。

本套教材不仅是知识载体，更是创新思维的孵化器。在数据驱动、知识联动、多学科交叉的公共卫生新业态中，我们期待这套教材能成为公共卫生与预防医学拔尖创新人才培养的"新范式"，培养更多兼具科学精神与人文情怀、精通专业与创新引领的行业栋梁。助力中国公共卫生事业走向世界前列，为人类卫生健康共同体建设贡献中国智慧。

沈洪兵

2025 年 4 月 10 日

主审简介

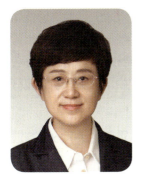

乔 杰

女,1964年1月生于黑龙江省。现任北京大学党委常委、常务副校长、医学部主任,政协第十四届全国委员会委员、中国科协第十届全国委员会副主席、中国女医师协会会长、中华医学会副会长。当选中国工程院院士、美国人文与科学院外籍院士、英国皇家妇产科学院荣誉院士、发展中国家科学院院士。

从事临床、教学工作35年,长期致力于妇产及生殖健康相关临床、基础研究与转化工作。在女性生殖障碍疾病病因及诊疗策略、生育力保护保存、人类配子及胚胎发育机制、防治遗传性出生缺陷等方面进行了深入研究,并持续关注妇幼公共卫生体系建设,守护妇儿全生命周期健康。同时立足全领域发展,在推动建设我国医学整体科技体系创新、医学人才培养、医学教育教学改革等方面做出了重要贡献。成果入选2014年度及2015年度中国科学十大进展、2019年度中国生命科学十大进展、国家"十三五"科技创新成就、2011年度及2017年度国家科技进步奖二等奖、2023年度国家自然科学奖二等奖、国家级教学成果奖一等奖等。2024年,被联合国教科文组织授予赤道几内亚国际生命科学研究奖以表彰其为推动人类健康做出的杰出贡献。

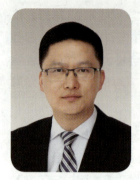

胡志斌

男,1978年4月生于江苏省。二级教授,博士研究生导师。现任南京医科大学校长,中国医学科学院学术咨询委员会学部委员,国家杰出青年科学基金项目获得者,"长江学者奖励计划"特聘教授,中国抗癌协会常务理事,中国医师协会公共卫生医师分会副会长,中华预防医学会流行病学分会常务委员。

从事预防医学教学工作近20年。研究方向为复杂性疾病分子与遗传流行病学。主持国家重点研发计划项目、创新研究群体项目、国家杰出青年科学基金项目等多项科技部和基金委项目。在 Nature Genetics、Nature Medicine、Cancer Cell、Lancet Oncology 等国际知名期刊上发表研究论文200余篇,连续入选爱思唯尔化学、遗传与分子生物学领域"中国高被引学者"(H指数65,总SCI他引超18 000次),研究成果获国家自然科学奖二等奖、国家科学技术进步奖二等奖及省部级科学技术进步奖一等奖等多个奖项。主编/副主编包括《临床流行病学》(第3版)(国家级规划教材)、《医学科研方法学》、《出生队列建设标准与适宜技术》、《出生队列技术规范》等。曾获"全国高校黄大年式教师团队"、教育部课程思政教学名师团队等荣誉称号,高等教育(本科)国家级教学成果奖和高等教育(研究生)国家级教学成果奖等,南京医科大学流行病学课程虚拟教研室(带头人)入选教育部首批虚拟教研室建设试点。

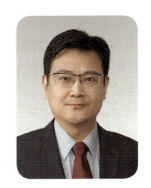

孙 强

男,1974年6月生于山东省。教授,博士研究生导师。现任国家卫生健康委员会卫生发展研究中心研究员,国家卫生健康委员会卫生经济与政策研究重点实验室常务副主任,山东大学卫生管理与政策研究中心(山东省重点新型智库)主任,中国卫生经济学会公共卫生经济专业委员会副主任委员,中国疫苗行业协会疫苗经济学专业委员会副主任委员,山东省药学会药物经济与政策专业委员会主任委员。

从事教学工作24年,承担多项省级教育教学改革项目,创新探索公共卫生与预防医学特色人才培养体系、课程整合和实践教学改革。强化应用型专业硕士人才特色培养,"医院管理专业学位研究生人才培养创新模式探索与实践"获得山东省省级教学成果奖二等奖,并作为经典案例入选中国学位与研究生教育信息网案例库。主要研究领域为卫生经济与政策。先后获得科技部重大专项、国家自然科学基金、国家社会科学基金,世界卫生组织、美国中华医学基金会、盖茨基金会等支持的70多项国家和国际研究课题,在 Lancet Global Health、Lancet Regional Health、PLOS Medicine、Health Affairs、WHO Bulletin、《中国卫生政策研究》《中国卫生经济》等国内外专业学术期刊发表100多篇论文。多篇《研究简报》政策建议被国家/省级政府采纳。

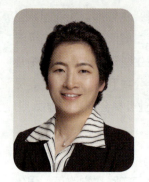

王红妹

女,1972 年 1 月生于浙江省。现任浙江大学公共卫生学院副院长,浙江大学社会医学与全科医学研究所所长。兼任中华预防医学会社会医学分会副主任委员,中华预防医学会行为健康分会常务委员,中华预防医学会健康促进与教育分会常务委员,浙江省预防医学会社会医学专业委员会主任委员,中国健康促进与教育协会健康教育人才培育分会副主任委员等。

从事社会医学和卫生事业管理的教学、科研工作 30 年。主要研究领域为健康相关生命质量和患者报告结局、慢性病管理和健康行为干预、卫生服务研究和卫生政策。已主持十余项国家自然科学基金、国家科技支撑计划子项目、国际基金和省部级研究课题,发表论文 100 余篇,参编《社会医学》(第 5 版,国家级规划教材)、《医学人类学》,获省部级科研成果奖 4 项。

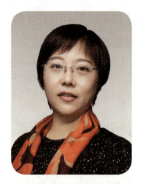

刘雅文

女,1968 年 4 月生于吉林省。现任吉林大学公共卫生学院院长。兼任全国医学专业学位教育指导委员会委员、教育部高等学校公共卫生与预防医学专业教学指导委员会委员、中华预防医学会流行病学分会常务委员,中国抗癌协会肿瘤流行病学专业委员会常务委员、《中华流行病学杂志》编委等职务。

从事教育教学工作 31 年。长期在流行病学教学与科研一线工作,获吉林省教学成果奖二等奖;主持承担国家自然科学基金等科研项目;获得吉林省自然科学奖二等奖、吉林省科技进步奖二等奖等多项奖励;发表学术论文 100 余篇,SCI 收录 72 篇,领域内高被引论文 1 篇。

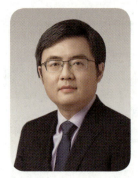

孙　鑫

男,1979 年 3 月生于四川省。现任四川大学华西公共卫生学院(华西第四医院)副院长、华西医院中国循证医学中心 / 中国 Cochrane 中心主任。

从事教学工作 15 年。主研方向为临床流行病学与循证医学、职业医学、中医药循证医学。国家杰出青年科学基金获得者。获国家自然科学基金、国家重点研发计划等纵向项目 20 余项;以第一 / 通信作者发表SCI 论文 200 余篇(H 指数 48);主编研究生教材《循证医学》《临床流行病学》,专著《循证中医药学》。获 BMJ 杰出研究成就奖、四川省青年科技创新团队、四川省科技进步奖一等奖、教育部科技进步奖二等奖。

　　《健康实施科学》是我国首部专为本科生编写的实施科学教材,承载着新时代公共卫生教育的重要使命。这本书的编写,旨在填补实施科学在医学教育领域的空白,致力于为学生们搭建一座通向科学与实践之间的桥梁。作为一部多学科交叉融合的创新教材,它为医学专业的本科生提供了一个系统的实施科学理论框架,并指导他们将科研成果转化为现实世界中行之有效的健康干预措施,推动科学研究成果在医疗卫生服务中的深度应用。

　　本书是教育部公共卫生与预防医学"101计划"核心教材中的一部创新教材。"101计划"致力于构建全新的公共卫生与预防医学教育体系,创新人才培养模式,全面提升我国公共卫生领域的高层次人才培养能力。作为该计划中的核心教材之一,本书旨在培养能够应对新时代公共卫生挑战的拔尖创新型人才。全书内容体现高阶性、创新性与挑战度,贯穿理论教学与实践指导,着眼于培养学生具备发现和解决公共卫生复杂问题、创新思维与实际操作的双重能力。

　　本书的编写源自实施科学这一新兴的交叉学科,通过整合公共卫生、临床医学、心理学、行为学、管理学等多个领域的理论与方法,为学生提供一个跨学科、系统化的知识体系。我们坚信,科学的实施策略可以有效弥合研究成果与现实应用之间的鸿沟,尤其是在健康领域的广泛应用。通过对这本书的学习,学生不仅能够理解实施科学的基本理论,更能拓宽视野,学习将这些理论转化为具体的实施策略,推动健康服务领域的深刻变革,助力我国公共卫生体系的建设与发展。

　　《健康实施科学》内容涵盖了实施科学的定义、发展历程、学科特征、研究方法及其在健康领域的广泛应用。全书探讨了如何通过科学研究和实施策略,缩小"知行鸿沟",推动健康干预措施有效落地。我们力求在教材中呈现前沿的理论知识,并辅以丰富的实际案例讲解与研究方法指导,帮助学生深化对循证实践的理解,培养他们在未来公共卫生工作中的创新意识与实践能力。此书既注重理论的深度,也强调应用的广度,力图为学生提供一个兼具挑战性与实用性的知识平台。

　　本书的主要读者群体为预防医学、临床医学以及相关专业的高年级本科生。作为我国首部专为本科生编写的实施科学教材,本书不仅适用于高等教育课程教学,也为公共卫生领域的职业培训与继续教育提供了重要参考。通过本书内容的学习,学生能够掌握如何将复杂的科学理论转化为具体的公共卫生实践,成为未来公共卫生事业中的中坚力量。

在本书的编写过程中,我们得到了诸多专家、学者以及同行的悉心指导与帮助,在此我们深表感谢。尽管我们已尽全力确保教材内容的严谨、全面,但仍难免存在不足之处,恳请广大读者给予宝贵的意见与建议。我们希望通过这本书,为公共卫生教育贡献一份力量,为我国健康事业的发展培养更多具备全球视野与实践能力的领军人才。

胡志斌　孙强

2025 年 2 月

目 录

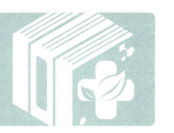

第一章 | 绪 论

实施科学是由多学科交叉融合共同发展出的一个新学科,强调使用科学、系统的方法来促进科学研究成果的转化。它的核心思想萌芽于20世纪初,目前处在学科的高速发展期。实施科学在健康领域的主旨是将已经被证实有效的临床实践、干预措施、卫生政策等推广运用到医疗卫生服务的日常工作中。本章将介绍实施科学的定义、发展史、学科特点以及实施性研究的一般步骤。最后,本章展望了实施科学未来面临的挑战和发展方向,总结了实施科学在公共卫生、临床实践和卫生政策领域的应用。

第一节 | 定 义

一、实施科学的概念

实施科学(implementation science)是一个多学科交叉的新兴学科,旨在研究和促进科学研究成果转化为实际应用,并将其有效地推广于现实世界中。它关注如何有效将循证实践(evidence-based practice,EBP),即有科学研究证据证明有效的干预措施,整合到日常实践中,确保科研成果被有效利用。

实施科学的核心在于缩小"证据与实践之间的差距"(know-do gap,又称"知行鸿沟")。知行鸿沟,是指科学研究证据或知识与实践之间的差距。科学研究从申请科研经费支持到开展研究、形成系统的证据,再到转化为日常实践,平均需要长达17年时间(图1-1)。科研资金投入中约有80%最终未能及时转化为公共健康领域的实际收益。大量研究成果并未被有效地转化为日常实践,仅作为科研论文发表。即使科研成果的累积推动了指南的制定,遵循指南且普及的日常实践仍然十分有限。科学研究产生的大量证据被称为"知",日常实践为"行",科学研究证据远多于日常实践运用,因此被称为"知而不行"。

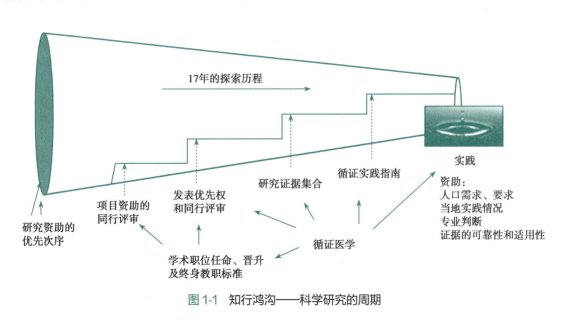

图 1-1 知行鸿沟——科学研究的周期

实施科学是弥合知行鸿沟的重要桥梁,它是一个系统的方法,将研究证明有效的干预措施转化为可操作的实施策略,理解影响干预措施实施的复杂因素,识别干预的障碍和促进因素,开发实施策略来克服这些障碍,从而确保科学研究成果能够快速、有效地被利用。实施科学采用多学科的方法,结合心理学、行为学、社会学、人类学、经济学等多个学科的理论和方法,以深入了解实施过程中的复杂动态。它强调跨学科合作,并鼓励研究人员、实践者和政策制定者之间的协作,共同推动研究成果的转化和应用。实施科学可以运用于诸多领域,包括临床医学、公共卫生、心理学、社会学、教育学等。本书将重点讨论实施科学在健康领域的广泛应用,例如临床诊疗研究、临床路径研究、卫生服务研究、社区疾病预防研究、行为干预研究、健康教育研究和健康政策研究等。

医学科学研究大致分为四个阶段(图1-2),这些研究阶段描述了从基础研究到实际应用的整个转化过程。第一阶段是从基础科学向临床应用转化(动物到人体;Ⅰ期临床试验);第二阶段是从临床研究(Ⅱ~Ⅲ期临床试验)向更广泛的临床实践转化(患者转化);第三阶段是在制定实践指南之后,通过扩散、传播和实施性研究,将研究成果转化为公共卫生和临床实践(实践转化);第四阶段是评估将科研发现应用到真实世界中的效果(群体转化)。实施科学主要在第三和第四阶段发挥重要的作用。

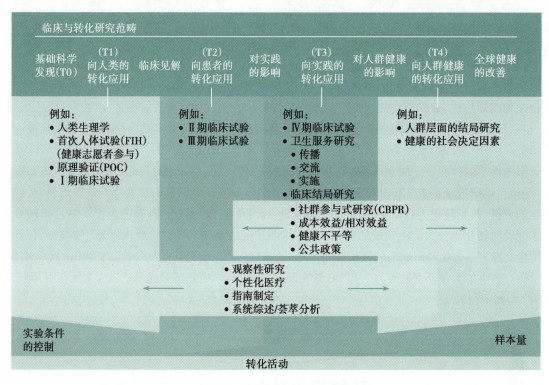

图 1-2　医学研究的不同阶段

二、实施科学的定义

(一) 定义的演变

实施科学的定义在过去几十年中不断演变,这一过程与该领域的快速发展以及不同学科的交叉融合密不可分。实施科学发展早期聚焦于临床实践,被视作是循证医学的延伸。最初的实施科学定义将重点放在了临床医学领域,强调将循证医学的发现转化为临床实践。这种定义的形成主要源于循证医学的发展,以及对临床实践中证据转化效率低下问题的关注。

实施科学发展中期,强调多学科交叉和系统性转化。随着研究的深入,研究者们逐渐认识到,实施科学不仅仅是简单的转化过程,还需要考虑社会、组织、政策等多方面的因素。因此,实施科学的定义开始强调其作为一个系统性过程,需要多学科的共同参与。这一定义的形成与社会科学、管理学等学科与医学的交叉融合密切相关。

实施科学目前处于高速发展期,其学科定义关注复杂适应系统。近年来,随着复杂系统理论的发展,学者们开始将实施科学置于复杂适应系统的框架下进行研究。这一定义强调了实施过程的动态性、非线性以及对环境的适应性。

目前,使用较为广泛的定义是美国国立卫生研究院(National Institutes of Health,NIH)的定义:实施科学是一门促进循证实践在常规医疗卫生保健和公共卫生环境中被采用和整合的科学。实施科学领域的权威期刊 Implementation Science 对学科的定义为:一个专注于研究如何系统性地促进循证实践(即已证实的临床治疗和实践方法、健康干预措施、组织和管理方式等)在常规工作中运用的科学研究领域,其目的在于提升健康服务质量和有效性。

(二)实施科学与循证医学的关系

实施科学与循证医学是两个密切相关的概念,它们都在将研究成果转化为实际应用的过程中发挥重要作用。循证医学提供有系统科学证据证明有效的干预措施,而实施科学则将这些干预措施应用于实际临床实践中,并考虑医疗环境、患者的配合等因素。

循证医学强调科学证据的产生、比较和荟萃,强调在临床决策中基于最佳证据,结合临床经验和患者的价值观,做出最适合患者的医疗决定。其关注点主要集中在研究证据的质量和等级。

实施科学则关注过程,其核心是如何将基于循证医学证据的干预措施成功推广至实际医疗环境,并使其产生持续的影响。实施科学强调在实际应用过程中遇到的各种挑战,如组织文化、政策环境、资源限制等,并寻求解决这些问题的方法。

循证医学和实施科学的关系是递进的,循证医学为实施科学提供科学证据基础,而实施科学则为循证医学成果的应用提供实施框架与指导,确保这些成果达到预期效果。简言之,循证医学提供证据,而实施科学将证据转化为行动。循证医学回答了"什么有效"的问题,而实施科学回答了"如何让有效的方法发挥作用"的问题。

(三)实施科学与转化医学的关系

实施科学和转化医学这两个概念看似相似,但在关注点和研究方法上存在一定区别,同时也具有密切的联系。如果将医学研究比作一棵果树,那么转化医学就是将果树上的果实采摘下来,而实施科学就是将这些果实分发给人们,并确保它们能被很好地利用。

转化医学是从实验室到床边,其核心目标是将基础研究的发现转化为临床应用,开发新的诊断方法、治疗手段和预防策略。其关注点主要集中在生物医学研究成果的临床转化,强调从实验室到床边的转化过程和生物医学研究成果的临床价值。

实施科学是从研究结果到日常实践,其核心目标是将研究成果转化为实际的临床实践和公共卫生政策,以解决实际问题。其关注点不仅限于生物医学研究,还包括社会、行为、组织等方面的因素,强调研究成果在现实世界中的应用与推广。

实施科学和转化医学之间有着密切的联系。两者之间存在重叠性。两者都关注研究成果的转化,但转化医学更侧重于生物医学领域的转化,而实施科学则具有更广阔的视角,关注多学科的交叉。两者之间存在互补性。转化医学为实施科学提供了基础,即有效的干预措施。实施科学则为转化医学的成果提供了应用的路径,确保这些成果能够真正惠及患者。因此,两者之间也是递进关系。转化医学是实施科学的基础,只有当研究成果通过转化医学的研究并被证明有效,才能进入到实施科学的阶段,即如何将这些有效的干预措施推广到实际应用中。总结来说,转化医学和实施科学共同构成了将研究成果转化为实际应用的完整链条。

(四)实施实践、实施科学和实施性研究

实施实践(implementation practice)、实施科学(implementation science)和实施性研究(implementation research)是常见又易混淆的概念。实施实践是指将研究成果(循证实践)转化为实际行动的过程,强调的是具体的行动内容、步骤和方法,旨在找到行之有效的实施活动,以取得积极的健康结局;而实施

科学则是对这些实施活动进行研究,旨在生成关于实施过程的普适性知识,是一门交叉学科。实施科学和实施性研究均强调知识的生成。在实践中,两个术语常被混用,虽然两者的核心内涵相似,但应用场景有所不同。当把实施科学看作一个学科时,通常使用"实施科学";而当运用实施科学的方法和思维进行研究时,则使用"实施性研究"。

(五) 实施性研究中的复合设计

实施性研究以干预性研究为主,通常采用复合设计。复合设计可分为Ⅰ型、Ⅱ型和Ⅲ型。复合Ⅰ型设计的主要研究目标为验证干预的有效性,同时收集并观察与实施相关的数据,其主要结局指标是与干预有效性相关的指标,例如健康结局指标。复合Ⅱ型设计的主要研究目标有两个,即检验干预的有效性和实施策略的效果,其主要结局指标是干预有效性指标和实施性指标,两类结局指标并重。复合Ⅲ型设计的主要研究目标是检验实施策略的效果,同时收集并观察干预本身的有效性,其主要结局指标是实施性指标。复合设计将在第五章中进行详细阐述。

三、实施性研究的特点

(一) 在真实世界环境中开展

实施性研究的主要目的是将循证实践高效应用到日常工作中。实施性研究在真实世界环境中开展,为更贴近日常工作条件,通常通过优化卫生服务人员的行为以促进患者健康。实施性研究通常使用实验性研究设计,以医疗卫生服务机构作为实施对象,采用整群随机对照试验(例如,以医院、诊所或社区作为单位进行整体干预的随机分配)的方法。实施性研究常采用的研究设计还包括阶梯设计(stepped wedge design)、序贯多重随机试验(sequential multiple assignment randomized trial,SMART)和多阶段优化策略(multiphase optimization strategy,MOST)等。

(二) 理论、模型和框架的广泛使用

实施性研究强调运用理论、模型和框架(theory,model and framework,TMF)对研究进行全周期的指导,实施性研究的各个环节广泛使用理论、模型和框架。理论用于解释实施过程的因果路径,并综合说明不同变量间的关系如何导致特定事件的发生。模型则是对现象或其特定方面的有意简化,通常展示不同事件之间的关联,用以概括和表述过程。框架则是对混乱事物的分类,框架式思维有助于提升思考的全面性和逻辑性,简化研究和实践工作。理论、模型和框架不仅可用于制定访谈提纲和调查问卷以及进行数据分析,也可用于开发实施策略、解释实施成功或失败的机制,还可用于构建实施的结果评价体系。实施性研究的理论、模型和框架通常有专门的网站提供应用工具和详细说明,以方便研究者使用。本书第二章和第三章将对实施科学中的理论、模型和框架进行详细介绍。

(三) 采用混合研究方法

实施性研究通常采用混合研究方法,即定性和定量方法混合使用。二者并非简单并列,而是相互补充和验证的关系。在实施性研究中,一般采用定性方法探究实施的环境、过程、障碍和促进因素,采用定量方法检验与实施相关的假设。定性研究提供深度和背景,捕捉行为和态度的细微差异;而定量研究则提供数值数字,进行概括和统计验证。混合方法研究可能贯穿实施的各个阶段,并采用不同的混合结构,如序列(先定性后定量,反之亦然)、平行(定量和定性同步进行)、嵌入(如在定量效果试验中嵌入过程性定性评估)、解释(先定量,再用定性方法解释定量结果)、探索(先定性探索问题,再定量测试假说),以及嵌套(如在调查中抽取子样本进行定性访谈)。目前,实施性研究强调三角验证(triangulation),即综合使用不同的定性和定量方法研究同一问题,以验证结果是否趋同。

(四) 强调情境的重要性

实施性研究高度依赖于具体情境。在一种情境下效果良好的方法,可能在另一种情境下效果不佳、无效甚至起反作用。实施性研究强调研究情境的影响,而非将干预措施或实施策略的影响从情境中分离出来。实施性研究中,研究者通常需要对实施情境进行深入了解,根据具体情况对循证实践和实施策略进行情境化和本土化的调整,针对不同文化背景,开发有针对性的实施策略,以实现预期的

结果。同时,实施性研究强调社区参与。通过社区参与决策,可以更好地了解社区需求,制定出更符合社区实际情况的干预方案,帮助建立社区支持网络,为社区成员提供持续的支持。

第二节 | 起源与发展

一、实施科学的起源

实施科学的起源可追溯至 20 世纪初,社会学家和人类学家开展了对创新的科学发现、知识、技术、产品的扩散研究(diffusion study),探索新思想、新技术、新产品等在人群中传播、接受和采用的过程。1962 年,社会学家 Everett M. Rogers 首次提出了"创新扩散"(diffusion of innovations)理论,这一理论被广泛认为是实施科学的起源。实施科学被视为对扩散研究的延伸和深化,吸收了人类学和社会学的研究成果,并结合了医疗和公共卫生领域的实际需求,最终形成了一门独立的学科,致力于解决如何将研究成果有效地转化为实践的问题。20 世纪 70 年代,英国临床流行病学家 Archie Cochrane 提出了基于不同等级临床研究证据而进行医疗决策的理念,这一理念为循证医学的发展奠定了基础。循证医学为产生循证实践(EBP)提供了理论基础,但并未解决知识转化的问题。2000 年初,以美国国立卫生研究院(NIH)和加拿大卫生研究院(Canadian Institutes of Health Research,CIHR)为首的科研资助机构,开始设立针对实施与传播的资助计划,尤其是针对实施科学相关的研究项目,推动了实施科学的快速发展。

自 2000 年以来,实施科学高速发展,现已形成了超过一百个理论、模型和框架。早期的实施性研究主要依靠经验而非理论指导,导致循证实践的推广与应用在不断的试错和修正中进行,难以取得预期的实施效果,造成了极大的资源浪费。早期缺乏理论指导的研究凸显出了在学科内构建体系性理论基础的重要性。于是,实施科学领域的研究者汲取了行为科学和社会科学领域关于行为改变的诸多理论基础,推动该领域的理论、模型和框架快速发展。目前,应用较广的理论、模型和框架包括:理论域框架(theoretical domains framework,TDF)、实施性研究综合框架(consolidated framework for implementation research,CFIR)、常态化过程理论(normalization process theory,NPT)、行为改变轮(behaviour change wheel,BCW)、实施性研究全过程框架(exploration,preparation,implementation,sustainment,EPIS)、实施结局框架(implementation outcome framework,IOF)以及实施结局"再瞄准"框架(reach,efficacy/effectiveness,adoption,implementation,maintenance,RE-AIM)等。随着实施科学的发展,理论、模型和框架的数量还在不断增加,这也是一个新兴学科在发展初期的理论发展特点,即理论和方法不断创新,并快速迭代和更新。

实施科学领域已形成了具有全球影响力的学术组织,包括实施性研究协会(Society for Implementation Research Collaboration,SIRC)、全球实施协会(Global Implementation Society,GIS)、全球慢病联盟(Global Alliance for Chronic Diseases,GACD)等。领域内已有每年举行一次的传播与实施科学年会(Annual Conference on the Science of Dissemination and Implementation),每两年举办一次的全球实施科学会议(Global Implementation Conference,GIC),以及实施科学年度峰会(Annual Implementation Summit)等大型国际学术会议。实施科学领域诸多学术组织的成立和学术会议的举办,促进了国际实施科学学术交流和合作,推动了学科高速发展。

随着实施科学学科的发展,该领域内已有 4 本学术期刊。其中 BMC 于 2006 年创刊的 *Implementation Science* 杂志是该领域内的顶尖期刊,2020 年创刊的 *Implementation Science Communications* 也是该领域重要的学术期刊。实施性研究协会创办了 *Implementation Research and Practice*,全球实施协会则创办了 *Global Implementation Research and Applications*。此外,其他医学领域内的期刊也鼓励实施科学相关论文投稿,包括 *BMJ Quality & Safety* 和 *The Lancet Global Health* 等国际顶尖期刊。实施科学领域的研究论文发表量从 2006 年起呈逐年增长的趋势,从每年 2 000 余篇增长至近年来的每年 12 000 篇,发表的国家主要集中在美国、澳大利亚、英国、加拿大和荷兰等。

　　实施科学在许多国家,作为将研究证据转化为实践的重要手段得到了政府、学术界和社会各界的广泛支持,现已进入了高速发展期,逐渐形成了跨多个学科的多元理论基础和日益成熟的方法学。实施科学主要的研究领域包括卫生服务、疾病管理、健康行为改变及卫生政策制定等。未来,实施科学将在多个领域发挥重要的作用,为解决全球性的健康问题提供新的思路和方法。

　　近年来,随着我国对科研创新的重视和对循证医学的倡导,实施科学得到了快速发展。对科研成果转化的鼓励,为实施科学的发展提供了良好的政策环境。初期,我国的实施性研究主要集中在医学领域,近年来,其研究范围不断拓展,涵盖了公共卫生、教育、社会工作等多个领域。各高校和科研机构纷纷设立相关研究中心和人才培养项目,为实施科学的发展提供了人才保障。实施科学的培训和教育形式也日趋多样化,包括科研论坛、短期专业培训课程和研究生课程等,实施科学方法学的教育加速了学科在我国的萌芽和发展。

　　科研基金资助对于实施科学学科发展具有风向标的作用。2017年,国家自然科学基金委员会(National Natural Science Foundation of China,NSFC)与加拿大卫生研究院(CIHR)设立精神健康与痴呆症实施性合作研究项目,资助了7项实施性研究,这是我国基金资助史上第一个实施性研究专项。自2019年至2023年,NSFC陆续资助了多项实施性研究,且资助数量逐年增加,直至2023年,NSFC资助实施性研究项目呈现井喷式增长,表明实施科学真正受到学界广泛关注。基金资助力度的加大推动了该学科进入高速发展期。

　　在实施科学科研机构方面,我国涌现出了多个由高等院校牵头的实施性研究实验室和协作平台。例如,南方医科大学的Acacia实施科学实验室,南京医科大学的公众健康实施科学协作平台(Network of Implementation Science for Population Health,NISE),昆山杜克大学的慢病管理研究实施联合实验室(IRoNman Lab),贵州医科大学的Acacia基层医疗卫生实验室等。这些从事实施性研究和方法学创新的研究机构和学术团队,涵盖临床医学、临床药学、护理学、公共卫生、循证医学、卫生管理、卫生政策等多个领域。

二、实施科学面临的挑战和展望

　　当前,卫生健康领域正迎来实施科学发展的新时期。与传统学科相比,实施科学依然处于发展的初期阶段。也正因如此,研究者将拥有更多的发展机遇和广泛的研究方向。

　　(一)实施科学方法学探索

　　目前,实施科学领域已有的理论、模型和框架多数为国外学者的发明,这些理论、模型和框架的实证研究方面亦存在空白。相对于其他学科,实施科学的理论基础来源广泛,许多理论来自社会学、人类学等其他学科,仍需要进一步发展和完善自身的理论基础。大多数实施科学的理论、模型和框架由发达国家的学者在发达国家的社会背景下研发而成。实施科学相关的实施障碍和实施策略等实证研究也主要是在发达国家的社会环境下提出的,而由于实施与环境密切相关,既往研究成果在发展中国家的适用性尚存疑问。发达国家通常在医疗机构层面开展实施科学,但在发展中国家可能存在更多系统性障碍,需从系统和政策层面进行实施性研究和策略设计。因此,研究人员需在发展中国家的具体环境中测试和调整实施策略。发展中国家在全球健康领域的实施性研究中将发挥重要作用,这为中国学者提供了创新机遇。中国学者应在借鉴国际成功经验的基础上,结合中国国情特点进行理论和方法学创新,以推动实施科学更好地服务中国乃至全球的卫生健康实践。

　　(二)创新实施策略的开发

　　实施科学中重要的组成元素是实施策略,如何在常规的实施策略中开发、选取、调整出创新的实施策略是未来实施科学发展的重要议题。创新实施策略的开发是一项复杂且具有挑战性的工作。它涉及将创新的想法转化为现实,并确保其有效性。开发过程中往往会面临一系列困难,而当前针对创新实施策略开发的研究较少。创新实施策略的开发方法和情境化调整,将成为未来实施性研究的一个重要方向。为支撑创新实施策略的开发和优化,现有的实施理论尚不够完善,多数理论过于简化,难以充分解释复杂的真实世界情况。在不同的社会、文化和经济背景下,实施策略及其有效性可能存在较大的差异。因此,在不同的国家和地区,创新实施策略的开发应逐渐形成具有当地特色的模式和理论基础。

(三) 实施策略的机制研究

除了探讨实施策略的有效性外,实施科学领域还需研究各种实施策略的作用机制,即实施策略如何发挥作用及其作用原理。通过对这些机制的深入了解,研究人员可以更好地设计、实施和评估各种干预措施,从而提高实施策略的有效性,并进一步优化和完善实施科学的理论和研究方法。目前,实施科学领域对实施策略机制的研究相对匮乏,绝大多数的研究主要关注循证实践和实施策略的实施效果、当地适应性以及可持续性等方面。然而,为何有些实施策略在特定情境下实施效果更佳,以及其中的决定因素和互相作用关系是怎样的,还亟待未来的研究对其进行科学探究。实施策略的机制研究是推动实施科学发展的重要一环。对行为机制、行为与环境之间的关系,以及行为、环境、决定因素等多重模式下的机制探索,将对未来实施科学的发展提供重要的理论基础。

(四) 实施策略的长期有效性和可持续性

实施性研究较多关注循证实践和实施策略在执行中的保真度,即在实施过程中按计划执行干预的程度。尽管保真度很重要,干预措施的长期有效性和研究项目结束后的可持续性对公共卫生的意义更加重大。现有研究对实施策略长期有效性和可持续性的探索相对不足。在研究结束或外部支持撤离后,循证实践和实施策略能否在目标环境中持续存在并产生效果,成为实践者和研究者普遍关注的热点问题。因此,在研究结束时有必要对其可持续性进行系统评估,但如何进行评估又面临测量工具方面的挑战,亟需开发和验证可持续性测量工具,以测量干预措施的真正维持状态。

(五) 推动健康公平性

实施科学为推动健康公平性提供了前所未有的机遇。通过将研究成果转化为实际行动,实施科学可以帮助人们更好地理解和解决健康不平等问题。通过实施科学,可以更准确地识别出最需要干预的群体,如低收入人群等,并基于不同人群的具体情况制定精准的干预策略,从而提高干预效果。在开发实施策略时,强调实施情境的影响,如地理位置、经济条件、文化差异等因素,可以识别并消除影响健康服务的障碍,改善健康服务可及性,确保各类人群都能获得所需的医疗服务。健康不平等是一个涉及社会、经济和文化等多层面的复杂议题,解决这些问题需要综合性的干预策略,这对实施策略的开发提出了很高的要求。推动健康公平性的实现需要不同学科的专家共同努力,如医学、公共卫生、社会学、人类学等。缩小健康差距是一个长期过程,需要持之以恒的努力和大量的资源投入,包括资金、人力资源的投入等。

第三节 | 实施性研究的步骤

实施性研究专注于解决实践中遇到的实际问题,寻找循证实践来克服这些问题,探索和理解与循证实践相关的障碍和促进因素,并针对这些因素开发和调整实施循证实践的策略,以促进循证实践快速、高效、长期地被整合到日常工作中。

实施性研究一般分为六个步骤,包括对研究问题的识别和定义、寻找有望解决研究问题的循证实践、基于选择的循证实践开发相应的实施策略并对实施策略进行情境化的调整。最终形成一个包含循证实践内容和实施策略的复杂干预,实施此复杂干预,并对其健康结局、服务结局和实施结局进行综合评价。

本节将以控制血压措施为例来阐释开展实施性研究的步骤。过量的钠摄入是导致血压升高的重要原因,日常饮食中的钠摄入主要来自食用盐(氯化钠)。因此,减少钠(食用盐)摄入,即减盐,将有助于控制血压,从而减少高血压及其引发的心脑血管疾病的发生。

一、明确研究问题

开展实施性研究的第一步是明确研究问题。此类问题通常是医疗卫生工作者在实践过程中面临的实际问题,常常源于一线工作中执行循证实践时遇到的具体挑战和困境。准确识别亟待解决的问题对于后续研究至关重要,只有问题被明确识别,才能有针对性地选择实施性研究的方法和设计。精准识别需要解决的实践问题,是开展实施性研究的起点,也是最关键的步骤。

以减盐控制血压为例,目前控制血压遇到的最大问题是人群的不依从性。许多高血压和心脑血管疾病患者的饮食习惯难以改变,要减少烹饪中盐的使用或改变偏咸的口味偏好十分困难。这是通过饮食干预的方式控制血压所面临的主要困境。

二、选择循证实践

实施性研究的一个重要步骤,是选择合适的循证实践。循证实践是基于既往研究提供的充分证据,已被证明可有效应对特定问题的干预措施。实施性研究的主要目的并非产生和验证循证实践,而是为选定的循证实践开发和调整实施策略,并且提高循证实践和实施策略的组合在日常工作中的应用,以解决实际问题。实施性研究的重点是对循证实践进行适应性改造并构建实施策略,以促进循证实践的推广。可以根据提出的研究问题,通过专家咨询、文献综述等方式,寻找到合适的循证实践。

以减盐为例,通过对既往减盐干预的随机对照试验的系统综述和荟萃分析,首先确认了减少饮食中盐的摄入,可以显著降低血压以及心脑血管疾病风险。使用低钠富钾盐,即将食用盐中的部分氯化钠替换为氯化钾,可以有效降低饮食中的钠摄入,从而降低血压。因此,使用低钠富钾盐替代普通食盐(纯氯化钠)是一个合适的循证实践。

三、探索决定因素

决定循证实践实施成功与否的因素,包括促进和障碍因素。探索影响实施的决定因素至关重要,因为只有找到这些因素,才能针对性地制定策略,以减少障碍因素和强化促进因素,进而有效推动循证实践的实施。实施科学发展之初,大量研究集中于探讨如何辨识实施过程中的决定因素。因此,关于识别决定因素的方法目前最为成熟和完善。在第二章和第三章中,将详细地阐释实施科学中的理论、模型和框架,其中相当大部分的理论、模型和框架是用来描述和归纳实施中的决定因素的。识别决定因素的方法有很多,包括定性访谈、定量问卷收集、德尔菲专家法、离散选择实验等多元的方法,研究者一般根据研究的具体问题进行选择。

以低钠富钾盐干预为例,通过半结构式的定性访谈、血压的测量和监测,以及在部分地区进行小型预实验,发现影响低钠富钾盐使用的主要影响因素是对价格的敏感度。每袋低钠富钾盐的价格比普通食盐贵 1~2 元,是高血压患者选择食用低钠富钾盐的主要阻碍因素。

四、开发实施策略

充分了解循证实践的决定因素后,即可针对决定因素开发实施策略。这凸显了实施性研究与传统卫生服务研究的不同之处。实施性研究通常包含两种并行的干预内容,而非常规研究的一种干预措施。在两种干预内容中,一种是旨在解决现实困境的循证实践;另一种是旨在促进循证实践被执行的实施策略。实施策略也是一种干预措施,其目的是促进循证实践的采纳、实施和维持。实施策略通常需针对具体的实施障碍因素制定,验证实施策略的有效性是实施性研究的核心。实施策略的开发、选取和调整,将在第四章中进行详细的阐述。

以低钠富钾盐干预为例,针对高血压患者对价格敏感问题,可以采取的实施策略包括:发放代金券;使低钠富钾盐与普通食盐价格相同,观察价格相同后,是否会影响患者的使用。

五、实施复杂干预

确定循证实践和实施策略之后,实施性研究的下一步是实施复杂干预。有别于传统的干预试验,实施性研究的场景放在真实世界的日常工作中,因此不会刻意控制其他因素。研究对象的入组也是相对宽松的,不会设置极为严苛的入组条件以控制相关的影响因素。实施复杂干预的过程,也可以采用上述介绍的多种研究方法,例如整群随机对照研究、阶梯式的设计等。复杂干预的实施、研究的设计与数据采集和分析方法,将在第五章和第六章进行详细的阐述。

以低钠富钾盐为例,可以采用整群随机对照试验的研究设计,以基层卫生服务中心或者村诊室为随机单位,对区域内的居民提供免费的或者补偿差价的低钠富钾盐,并观察实施过程、患者的行为变化和最终的健康结局,即血压变化和心脑血管疾病事件的发生率。

六、评估实施效果

实施性研究中结局指标与传统健康服务研究有所不同。传统健康服务研究强调干预对患者健康结局和临床结局的影响,而实施策略通过推动循证实践的实施促进患者健康获益。因此在循证实践本身证据充分的情况下,实施性研究可采用实施结局作为主要结局指标。这也是实施性研究与常规研究的主要区别之一。实施结局通常包括对循证实践的接受度、适宜性、可行性、采纳率、成本、保真度、渗透率、可持续性等。这些实施结局的改善,理论上可促进循证实践在常规工作中的嵌入和常态化。实施性研究的结局评价,将在第七章中进行详细阐述。

以低钠富钾盐为例,通过实施低钠富钾盐的免费提供,或者补偿差价干预,评价实施的接受度和采纳率,例如实际生活中患者对低钠富钾盐的态度和接受度、低钠富钾盐在大型超市和小卖部的实际销售情况等,这些都属于实施结局的指标。同时,也可收集接受干预的患者的血压测量数据和心脑血管事件信息,但这些健康结局并不是实施性研究最主要的研究结局指标。

第四节 | 实施科学的应用

一、实施科学在公共卫生中的应用

实施科学在公共卫生领域的应用前景非常广泛且重要。随着公共卫生问题的日益复杂,单纯依赖传统的疾病预防和治疗模式已难以应对复杂的健康挑战。实施科学能够有效推动循证医学和公共卫生干预的实际应用。实施科学可以帮助评估数字健康、远程医疗等新技术的实施效果,并确定如何更好地将技术工具融入现有的公共卫生体系中,确保技术能够有效地提升健康管理效率和普及率。健康教育和行为改变是公共卫生干预中的重要组成部分。实施科学可以帮助研究如何更有效地传达健康信息、设计行为改变策略,并在不同人群中测试这些策略的可行性和效果。许多公共卫生干预在短期内可能产生较好的效果,但长期的可持续性却存在问题。实施科学通过评估干预措施的长期可持续性,制定适应性强的实施策略,帮助确保公共卫生干预能够持续实施并取得长期的健康成效。在实现健康目标的努力中,实施科学将成为连接科学研究和健康实践的重要桥梁。

二、实施科学在临床实践中的应用

随着临床医学研究的不断进步,越来越多的循证医学(evidence-based medicine,EBM)成果和临床指南应运而生,虽然大量的医学研究已经提供了有效的治疗方案和管理策略,但其在实际临床实践中的实施率往往较低。实施科学可以帮助设计适应性强的实施策略、评估和优化临床路径的执行,推动循证治疗方案在日常医疗服务中的实际应用,确保指南能够切实提高临床照护质量,改善患者健康结局。患者的行为对治疗效果有显著影响,实施科学能够帮助设计有效的干预策略,提升患者的治疗依从性、健康管理意识以及促进行为改变。例如,通过研究如何改善患者对慢性病管理的参与度,实施科学能够为设计更加个性化的健康教育和支持方案提供理论依据,从而促进患者主动参与治疗过程并改善健康结局。

三、实施科学在卫生政策中的应用

卫生政策的制定通常依赖于循证研究和数据分析,但这些政策在实际执行中常常面临诸多挑战,如资源分配不均、利益冲突、地方实施差异等。实施科学可以将最佳的科学证据和理论有效地转化为实际的政策措施,并确保这些政策在不同的环境中得以顺利执行,从而实现健康目标。卫生政策的制定往往需要考虑多方面的证据和因素,包括公共健康数据、成本效益分析、社会文化差异等。然而,政策制定者可能面临如何平衡这些因素的挑战。实施科学能够提供理论框架和工具,帮助政策制定者更好地理解如何将科学证据转化为有效的政策。政策的执行常常会面临不可预见的挑战,实施科学可以提供有效的监测和评估方法,确保政策在实施过程中能够实时反馈并进行优化。卫生政策的执行通常涉及多个层面,包括中央政府部门、地方政府、医疗机构、非政府组织和社区等。实施科学可以帮助研究如何在多层次、多方协作的环境中推动政策执行,确保各方在实施过程中达成一致并高效合作。此外,卫生政策的可持续性是其长期成功的关键。实施科学可以帮助评估政策的长期影响并确保其可持续性。

（胡志斌　孙　强）

本章数字资源

第二章 | 实施科学的理论基础

本章主要介绍实施科学的理论基础，分为三节。第一节探讨了实施科学所涉及的重要概念，了解这些概念将有助于理解第二节中介绍的实施科学的理论、模型和框架。第二节介绍了实施科学理论、模型和框架的三大分类，即关注实施过程、实施影响因素和实施效果评估，并简要概述了各类别下的一些主要理论、模型和框架的内容。第三节则重点讨论了在实施实践和研究中如何挑选和运用这些理论、模型和框架。

第一节 | 实施科学的重要概念

实施科学涉及众多的理论、模型和框架（theory，model and framework，TMF），它们构成了实施科学重要的理论基础，背后蕴藏着实施科学的各种概念。了解这些概念有助于理解实施科学的TMF，认识实施科学所面临的主要挑战、研究问题以及可用的工具。在以下部分，将采用踏车模型（PEDALs）的结构来介绍实施科学所涉及的重要概念。

踏车模型是由南方医科大学 Acacia 实施科学实验室原创的实施科学模型，该模型的主要目的是指导实施实践和实施性研究的整体步骤，同时为理解实施科学的内涵提供了一种简单、明确且易于记忆的方式。"PEDAL"的原意是自行车脚踏板，骑行者不断地踏动脚踏板，推动车轮不断前进，这象征着实施并不是一蹴而就的，而是一个反复循环、逐步前进，最终到达目的地的过程。PEDALs 的每一个字母也代表了实施科学中一个重要的概念群（图2-1）。

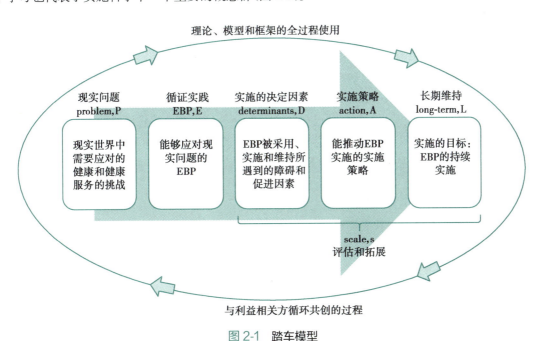

图 2-1 踏车模型

一、现实问题相关的概念

PEDALs 的 P 指的是现实问题。实施科学是一门应用性极强的学科，它非常强调问题导向，要求以解决现实工作中的实际问题为出发点，与之相关的健康或医疗保健领域的重要概念如下。

NOTES

1. **以问题为导向的方法**（problem-based approach）　这是一种以解决实际问题为出发点的研究和实施的方法。这种方法强调从特定的实际问题出发,识别相关的背景、需求和挑战,然后制定相应的解决方案和实施策略。需要解决的实际问题可以有不同的种类,可以是健康问题（如季节性流感高发）、医疗服务问题（如流感疫苗接种率低、急诊科等待时间长等）、健康公平问题（如心理健康服务获取不均）,或者卫生政策问题（如烟草控制政策效果不佳）。

2. **需求评估**（need assessment）　需求评估是一个系统化的过程,用于识别和分析特定群体或组织的需求和问题,其主要目的是了解目标人群面临的挑战,以便制定有效的干预措施。需求评估通常包括利益相关者访谈、问卷调查和文献回顾等方法。通过识别需求,组织可以更好地分配资源、优化服务,并确保所实施的项目和策略能够真正满足目标群体的实际需求,从而提高干预的有效性和可持续性。

二、循证实践相关的概念

PEDALs 的第二个字母 E 代表循证实践。明确需要解决的现实问题后,实施科学强调利用已有证据支持的解决方案（即循证实践）来应对面临的问题。这是实施科学与其他研究领域之间一个显著的区别。传统的卫生服务研究强调针对遇到的问题提出具有创新性的解决方案;而实施科学则首先关注已有证据支持的解决方案,强调可以直接借用的实践,相关概念如下。

1. **循证实践**（evidence-based practice,EBP）　循证实践亦称循证干预（evidence-based intervention,EBI）,有时也被称作创新（innovation）,是实施科学中的核心概念,旨在结合最佳研究证据、临床专业知识和患者价值观,以形成医疗卫生领域的最佳实践。例如,在精神健康领域,循证实践可能涉及使用认知行为疗法治疗抑郁症;在成人高血压管理中,推荐使用血管紧张素转换酶抑制剂作为一线治疗方案;在肺结核管理中,电子药盒被用于提高用药依从性;在公共卫生政策中,实施烟草税以促进控烟。

2. **证据金字塔**（evidence pyramid）　证据金字塔是循证医学中用于表示不同类型研究证据等级的结构。在金字塔的底部是社论/专家意见,第二层为病例报告/病例系列,第三层是病例对照研究,接着是队列研究,进一步上升至随机对照试验（randomized controlled trial,RCT）,而在顶层则是系统评价/荟萃分析。越往上走,证据的等级越高。临床医学、公共卫生和健康政策领域所能获得证据的来源不尽相同（例如,在政策领域很难获得基于 RCT 的证据）。因此,各个领域对证据可靠性的要求应根据具体情况而异（详见第四章）。

3. **去实施**（de-implementation）　去实施与低价值医疗（low value healthcare）相关,指在医疗和公共卫生领域中,主动停止或减少使用那些已被证明无效、不再适宜或价值较低的干预措施或实践。这一过程旨在提高资源的有效利用,避免不必要的干预对患者造成的潜在危害。在实施科学中,应对现实挑战的方式既可能是启用一个有价值的干预,也可能是移除一个存在于原有体系中的低价值干预。

三、实施的决定因素相关的概念

PEDALs 的第三个字母 D 代表实施的决定因素。如果找到了解决实际问题的循证实践,则需要进一步探讨该循证实践在实际工作中被采纳、实施和维持时可能面临的障碍和促进因素。只有准确识别这些障碍和促进因素,才能为下一步有针对性地制定实施策略奠定基础,相关重要概念如下。

1. **实施障碍因素**（barriers to implementation）　实施障碍是将循证实践融入日常工作（即采用、实施和维持循证实践）时面临的挑战。如医院员工对变革的抵触情绪、缺乏必要的设备和人员、培训不足、沟通不畅影响协作、政策和法规的限制等都可能妨碍新措施的实施。

2. **实施促进因素**（facilitators/enablers to implementation）　实施促进因素是有利于将循证实践融入日常工作的关键推动因素。例如,积极的组织文化、充足的资源、良好的沟通渠道、政策和法规的支持等都可能为新措施的推广提供保障。

3. **创新因素**（innovation factor）　创新因素在实施科学中扮演着重要角色,涉及创新开发者的特征、创新本身的特性（如创新本身的复杂性、证据基础、相对优势），以及其与系统、组织、提供者和客户的适配性。与实施环境的适应性是创新被成功实施的关键，能够最大化其在特定环境中的契合度，包括与服务设置和组织特征的协调。有效的创新不仅需要技术上的可行性，还应考虑用户需求和现实条件，以保证其在实际应用中的有效性和可持续性。

4. 实施背景（implementation context/environment/climate）　实施背景也被称为实施环境或实施情境，是实施科学中关键的概念，指的是影响干预措施成功与否的各种环境因素。尽管对"背景"缺乏统一定义，但它通常被视为影响特定现象的条件或环境。背景的作用在不同研究中表现不一，既可以理解为实施变革的物理环境，也可以视为一个动态的、影响实施过程的活跃因素。实施背景包括外部背景，如政策、资金环境和外部网络，也涵盖内部背景，如组织结构、文化和医务人员的态度。这些背景因素相互作用，决定了循证实践和实施背景的适应性和有效性。

四、实施策略相关的概念

PEDALs 的第四个字母 A 代表实施策略。找到实施障碍和促进因素后，需要制定相应的实施策略，这个步骤是实施科学的核心。实施策略也是一种干预。因此实施科学涉及两个干预，一个是应对现实问题的循证实践，一个是促进循证实践被采用和实施的实施策略，这是实施科学与一般卫生服务研究之间的重大区别。以下是涉及的核心概念。

1. 实施（implementation）　实施是在环境限定条件下，有目的地、积极地将循证实践付诸使用的过程。

2. 实施策略（implementation strategy）　实施策略指用于促进循证实践的采用、实施和维持的方法或技术。实施策略本质上也是一种干预。这些策略可以是单一行动，即离散策略（如向逾期进行癌症筛查的患者发送提醒短信）或多元策略（如提高药物依从性的多方面策略可能包括提醒短信、患者教育和同伴支持小组）。实施变革专家共识（expert recommendations for implementing change, ERIC）在文献综述和专家共识的基础上总结了主要的实施策略类别（详见第四章）。此外，实施通常跨越多个层面（如系统、社区、组织和个人），因此需要根据具体层面选择合适的实施策略。

3. CFIR-ERIC 匹配　CFIR-ERIC 匹配是将 CFIR 中确定的实施障碍与 ERIC 中最有可能解决这些障碍的具体实施策略系统性地连接起来的方法。CFIR-ERIC 匹配是生成实施策略的常用工具，这一匹配过程有助于促进所选择的策略直接针对特定环境中的具体实施挑战。

4. 保真度（fidelity）　保真度指的是干预措施按照开发者或设计者原始意图执行的程度，是评估实施成功与否的关键因素。如果干预措施未按照预期实施，可能无法达到预期效果。

5. 调适（adaptation）　适应性调整是指根据特定实施环境的需求，对干预内容或交付方式进行计划性或非计划性改变。在循证实践的实施过程中，需要平衡实施的保真度和必要的适应性调整。为了使干预措施更符合当地文化、组织结构或资源条件，通常需要在保持干预核心组成部分的基础上，对其内容、形式或方法进行必要修改。例如，一个欧美开发的心理健康项目在亚洲实施时，可能需要根据当地文化价值观和信仰体系进行调整。

五、长期维持相关的概念

PEDALs 的第五个字母 L 代表长期维持，也就是说，循证实践的可持续性实施是实施的终极目标。相关概念主要涉及实施的结局指标。

1. 实施结局（implementation outcome）　实施结局（也称为实施结果）是指为实施新的治疗、实践和服务而采取的有目的和计划性行动所产生的效果。实施结局与临床结局（clinical outcome）和服务结局（service outcome）不同，它专注于评估实施过程本身的成功程度。作为中介结局（intermediate outcome），实施结局可以解释实施过程如何影响最终的临床或服务结局。实施结局包括与干预措施的可实施性相关的结局，如干预的接受度（实施相关者对干预措施的认可程度）、适宜性（干预措施与实施环境的契合度)、可行性(在特定环境中成功实施的可能性),以及与实施过程紧密相关的结局,如采纳(通常指机构对干预的采纳)、渗透率(通常指干预在目标人群中的覆盖程度)、成本和保真度(按原计划执行的程度)。在一次实施行为结束时,可以评估干预继续实施的可能性,即可持续性;而可持续则是干预长期被实施的状态。持续实施是实施的最终目标,而其他实施结局则可以被视为达到持续实施的中介实施结局,也就是说这些中介结局的实现有利于持续实施的实现。

2. 实施结局的测量　在测量实施结局时,需考虑所使用的工具及其数据来源。测量工具可能是主观的或客观的。例如,持续实施和保真度都可通过各种客观的行为检查清单(behavioral checklist)进行评估,以观察干预措施的关键行为是否按要求执行。数据可来源于临床系统数据、管理系统的行政数据,或通过调查员(如匿名标准化患者)进行直接观察获得。再如,可接受性可通过较为主观的干预接受度量表(Acceptability of Intervention Measure,AIM)进行测量,而可持续性则可利用干预可持续性量表(Program Sustainability Assessment Tool,PSAT)进行评估。选择测量工具需要考虑其信度、效度和实用性。

3. 实施公平性(implementation equity)　公平性在实施科学中指的是一项干预措施或实施策略在多大程度上可能减少或增加不同社会群体之间在生活质量、健康状况或服务可及性和质量方面的差距。换言之,在实施过程中,如果在不同群体之间出现实施结局、服务结局和临床结局的差异,则可能导致不公平现象的出现。因此,在选择和评估实施策略时,需要考虑该策略对公平性的影响。

六、实施的评估和拓展相关的概念

PEDALs 中的 s 是小写,代表了三重含义,一个是作为复数,意味着实施的过程可能是循环推进的;此外是评估和拓展之意。因此,本部分主要概念涉及与实施评估相关的研究设计和方法,以及循证实践的拓展。

1. 复合设计(hybrid effectiveness-implementation design)　复合设计是实施科学中一种创新的研究设计,旨在同时评估一个潜在的循证实践(通常为一个健康干预)的健康效果和与其相关的实施策略的实施效果。它分为三种类型:Ⅰ型(主要检验健康干预的效果,次要关注与实施相关的问题)、Ⅱ型(同等重视健康干预的效果和推动健康干预的实施策略的实施效果)和Ⅲ型(主要关注实施策略的实施效果,次要观察健康干预的效果)。传统上,研究通常是先完成效果研究,再进行实施性研究,而复合设计实际上是在效果研究和以往的实施性研究之间进行结合。这种方法让研究者在真实世界环境中更快速、高效地产生证据,从而缩短研究结果转化为实践的时间(详见第五章)。

2. 实验设计(experimental design)　在研究设计中,实验设计是指一种通过控制和操纵变量来观察其对其他变量产生影响的研究方法。实验通常涉及将参与者随机分配到实验组和对照组,以减少偏倚,从而得出因果关系的结论。实验设计往往能产生更高等级的证据,但因为实施科学需要在真实世界中展开,实验设计并不总是可行的。

3. 准实验设计(quasi-experimental design)　准实验设计是在没有随机分配参与者的情况下,评估干预措施对结果变量的影响。与真正的实验设计不同,准实验设计通常在自然环境中进行,研究者会选择现有的群体或样本,进行干预并观察其效果。虽然这种设计可以提供有价值的数据,但由于缺乏随机分配,可能面临更高的偏倚风险,因此在解释因果关系时需要谨慎。

4. 效果研究(effectiveness study)　是指评估某种干预措施在真实世界环境中对特定结果的影响和效果的研究。这类研究通常关注干预措施在日常实践中的表现,而不仅仅是在严格控制的实验条件下的效果。

5. 混合方法(mixed method)　实施性研究通常需要采用混合方法。混合方法是在研究中同时运用定量和定性研究方法来收集和分析数据。这种方法结合了两种方法的优势,能够更全面地理解研究问题,从而获得更丰富和深入的研究结果。例如,研究者可能利用定性的深度访谈来了解某一循证实践实施中的障碍,再利用定量的调查问卷来确定需要解决的障碍的优先级别。

6. 快速方法(rapid method)　在实施性研究中,研究者常常需要在有限的时间内完成研究或对紧急情况做出快速响应。鉴于此,各种快速研究方法在实施科学中得到广泛应用,如快速定性研究方法(包括快速民族志)、快速文献综述以及采用简化量表替代复杂测量工具等。这些快速方法能显著缩短研究周期,而且在研究质量方面表现良好。

7. 利益相关者(stakeholder)　在实施科学中,利益相关者是指对循证实践实施有兴趣、受到影响或能够施加影响的个人或组织。这包括医疗服务提供者、患者、管理人员、政策制定者和社区成员等多种参与者。利益相关者在实施过程中至关重要,因为他们的参与可以增强干预措施的相关性、接受度和可持续性。理解利益相关者的观点、需求和关切,对于设计有效的实施策略并确保循证实践与应用环境相一致至关重要。

8. 共创(co-production)　共创是指在研究的设计、实施和评估过程中,利益相关者(如研究者、实践者和社区成员)共同参与的过程。这种方法强调合作与共享责任,通过不同利益相关者的知识和经验,共同创造更有效和更具可持续性的解决方案。

9. 共识形成方法(consensus building)　共识形成方法是指通过对话和协商,促使不同利益相关者在特定问题上达成一致意见的过程。这种方法通常用于解决复杂且具有争议性的议题,以便在多方利益之间找到平衡。

10. 拓展(scale up)　拓展与可持续(sustainment)是两个相关但不同的概念。"可持续"是一个时间概念,指的是在原有实施机构中持续执行的过程;而"拓展"则意味着将实施推广到新的机构和环境,这是一个空间概念。在实施科学中,可持续和拓展都是至关重要的。

11. 实施实践(implementation practice)　实施实践是将研究证据或循证实践转化为实际应用的具体行动和过程。它涉及在真实世界环境中系统性地运用实施科学的知识、框架和策略,以促进循证实践的采用和持续使用。

12. 实施性研究(implementation research)　实施性研究是针对实施而产生普适性知识的过程。实施实践的目的是完成实施,而实施性研究的目的是产生与实施相关的知识。

第二节 ｜ 实施科学相关的理论、模型和框架

一、理论、模型和框架的定义

理论(theory)是关于一组变量之间相互关系的描述,通常用于解释某个现象是如何发生,以及为何会发生。模型(model)是对现象的简化描述,与理论密切相关,可以视为范围较窄、抽象化程度较小的理论。框架(framework)则侧重于为与某一现象相关的因素提供分类体系,但通常不用于解释现象的发生。在实施科学的文献中,这三者的区别并不明显,经常被混用,统称为"理论、模型和框架"(TMF)。不过,这三者的使用趋势仍存在一定规律,理解这些规律有助于利用相应的 TMF 来指引实施实践和实施性研究。

二、使用理论、模型和框架的价值

早期的实施实践和实施性研究多基于经验主义,鲜有使用 TMF 来指引实施障碍的识别、实施策略的制定,以及实施效果的评估。也有专家批评理论的过度使用,认为实施科学应更多地依靠简单的逻辑、常识和实证证据,而不是理论。然而,在过去 20 多年实施科学的发展过程中,在实施全过程中运用 TMF 变得越来越普遍。使用 TMF 的价值是什么呢? 第一,相对于"看起来不错"的直觉式实施方法,TMF 提供了系统性的思维框架来指导实施过程。第二,TMF 能够帮助研究者和实践者更好地理解和解释实施成功或失败的原因,确定影响实施效果的关键因素。第三,TMF 提供了共同的概念和术语体系,促进了研究者之间的有效沟通和知识积累。第四,它们为实施策略的选择和调整提供了

理论依据,使得干预措施的设计更加有的放矢。第五,TMF 的应用有助于建立实施科学的理论基础,推动该领域从经验性描述向系统性科学发展。

三、实施科学理论、模型和框架的分类

对 TMF 进行适当的分类,有助于了解其不同的用途和属性。瑞典公共卫生学家 Per Nilsen 于 2015 年制定的实施科学 TMF 分类法影响较大。他根据实施科学 TMF 的使用目的将其分为与实施过程、影响因素和效果评估分别相关的三大类(图 2-2)。

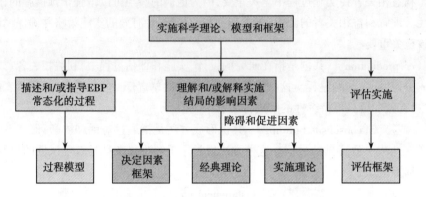

图 2-2　实施科学理论、模型和框架的分类

(一) 与实施过程相关的 TMF

第一大类别是关注实施过程的 TMF,被统称为过程模型(process model)。在实施科学发展的早期,许多过程模型主要集中于将研究成果转化为实践的步骤和阶段,涉及从知识到产品的转化、传播和推广,如知识转化模型(knowledge model of knowledge translation,KMKT)。随着实施科学的演进,过程模型开始更多关注"转化后"的实践在卫生健康日常工作中被采用、实施和维持的过程。一个广为使用的过程模型是 Aarons 等人开发的实施性研究全过程框架(EPIS)。EPIS 将实施过程分为四个阶段:探索(exploration)、准备(preparation)、实施(implementation)和维持(sustainment)。在探索阶段,重点是明确需求并根据这些需求选择适合的循证实践;准备阶段则集中于实施的规划,包括识别可能影响实施的障碍和促进因素;实施阶段关注实际执行和监测的过程;而维持阶段则侧重于维持实施,确保循证实践融入机构文化。不少过程模型来源于护理研究领域,如斯泰特勒模型(Stetler model)、ACE 知识转化星模型(academic center for evidence-based practice star model of knowledge transformation)、知识转化框架(knowledge-to-action framework,KTA)、爱荷华模型(Iowa model)和渥太华模型(Ottawa model)等。

(二) 与实施影响因素相关的 TMF

第二大类别的 TMF 关注实施的影响因素,即实施的障碍和促进因素。该类 TMF 主要用于识别和理解这些因素。此类别又细分为三个小类。一类是决定因素框架,强调的是"相关因素",一般并不用于解释实施因素和实施效果之间的因果关系。因果关系主要由理论来解释。另外两个小类都与理论有关。实施科学中关注实施决定因素的理论主要分为经典理论和实施理论。

1. **决定因素框架**　第一个小类被称作决定因素框架(determinant framework),如广泛应用的实施性研究综合框架(CFIR)、理论域框架(TDF)、健康服务实施研究行动(promoting action on research implementation in health services,PARIHS)框架、慢病干预调整框架(tailored implementation in chronic diseases framework,TICD)等。这些框架在已有理论基础上进行了整合,为探索实施决定因素提供了全面的工具,用于对实施的障碍和促进因素进行分类和分析。如 CFIR 整合了多个实施理论的关键构念,提供了一个系统化的结构来理解和评估实施过程中的复杂因素。CFIR 包含五个维度:①创新

（innovation）：关注待实施的创新（如一种新药、行为改变干预、管理措施等）本身具有的可能影响实施的属性，如创新的来源、证据基础、相对优势、复杂性、适应性、可试性和费用等；②外部环境（outer setting）：考虑影响实施的更广泛的社会、政治、经济、文化和医疗背景；③内部环境（inner setting）：聚焦于实施发生的组织内部（如医院、社区康复中心、学校等）因素，如组织架构、文化和资源等；④个人特征（individuals）：包括参与实施的个人（如医生与患者）的知识、态度和其他属性；⑤实施过程（implementation process）：关注实施的具体策略和活动。这些框架为寻找实施决定因素提供了工具，能促进全面系统地识别实施相关因素。

2. 经典理论　经典理论（classic theory）不是专门为实施科学制定的。心理学、社会学、组织行为学、管理学等多个学科都有关于个体和集体行为改变的众多理论，实施科学可直接借鉴这些理论来理解和解释实施决定因素和实施效果的关系。例如，心理学上关于个体行为改变的理论，如健康信念模型（health belief model，HBM）、计划行为理论（theory of planned behavior，TPB）、社会认知理论（social cognitive theory，SCT）等，都在实施科学中被广泛用于探究个体行为改变的决定因素。此外，实施通常涉及在机构环境中的行为改变，因而，管理学和组织行为学中的众多理论，如情境变革理论（situated change theory，SCT）和制度理论（institutional theory），也与实施科学密切相关。然而，尽管实施性研究者对组织理论的兴趣日增，但迄今为止，这些理论在实施性研究中的实际应用仍相对有限，尚有许多潜力可待挖掘。

3. 实施理论　实施理论（implementation theory）多为实施科学量身定制，目前使用较多的有常态化过程理论（NPT）。NPT 认为实施的目的就是让创新能最终嵌入到工作常规，变成日常工作的一部分，从而达到"常态化"。与常态化相关的四大类决定因素包括思想认同（coherence）、认知参与（cognitive participation）、集体行动（collective action）和反思监测（reflective monitoring），这些因素相互作用，提供了创新得到实施的机制。其他常用的实施理论包括组织变革准备度（organizational readiness for change，ORC）、实施环境（implementation climate，IC）理论，以及行为梳理（capability，opportunity，motivation-behavior，COM-B）模型等。

（三）与实施效果评估相关的 TMF

第三大类 TMF 关注实施效果的评估，主要涉及各种评估框架（evaluation framework）。这些框架用于衡量实施活动的成效，包括短期和长期效果，以及实施过程的质量和效率。它们使研究者能够系统地采集和分析数据，评估实施策略的有效性，并为实施活动提供指导。常用的评估框架包括实施结局"再瞄准"框架（RE-AIM）和 Proctor 实施结局框架（IOF）。RE-AIM 起源于公共卫生项目的评估，其每个字母代表评估的一类指标，即干预在目标人群的覆盖面、干预的健康效果、干预在机构和医务人员方面的采纳度、干预的实施（包括实施的保真度、实施中做出的调整和成本等），以及干预的维持。IOF 提出实施结局与传统卫生服务研究的健康结局、临床结局和服务结局不同，主要包含八个指标：接受度、适宜性、可行性、采纳率、成本、保真度、渗透率和可持续性。虽然 RE-AIM 和 IOF 多数构念大体重叠，但 RE-AIM 包含干预的健康效果，IOF 则聚焦与实施直接相关的结局。此外，IOF 还考虑了可接受性、适当性和可行性等实施评估的过程指标，这些过程指标可能对干预的采纳和维持产生重要影响。

需要注意，TMF 这些类别的划分并不是绝对的，许多 TMF 在功能上存在重叠。例如，主要用于识别决定因素的 CFIR 和 NPT 也可能被用来评估实施效果；EPIS 作为过程模型也用于讨论实施障碍。因此，重要的不是死记 TMF 的类别，而是理解不同 TMF 的关键特征和主要功能。例如，大多数过程模型具有时间属性，构念在时间上有前后之分；而多数决定因素框架则将实施视为横截面进行观察。过程模型提及实施障碍，但无法全面系统地寻找实施决定因素；而决定因素框架也无法充分理解实施的过程。实施科学常用 TMF 见表 2-1。

表2-1　实施科学常用理论、模型和框架（TMF）

分类	TMF 名称	主要目的	简要描述	开发过程	易用性	有无官网
过程模型	实施性研究全过程框架（EPIS）	结构化呈现实施过程	关注实施的四个阶段（探索、准备、实施、维持）和所需的支持	从实证研究中发展而来	中等	有
决定因素框架	知识转化框架（KTA）	促进研究转化为实践	整合知识（证据）的生成和其实施的循环过程	系统性文献回顾和专家共识	容易	无
	实施性研究综合框架（CFIR）	理解实施的多维因素	整合并结构化呈现与实施对象、实施环境和过程相关的各类因素	系统性文献回顾、整合和专家共识	容易	有
	理论域框架（TDF）	识别影响行为改变的因素	整合并结构化呈现影响个体和团队行为改变的众多理论	系统性文献回顾、整合和专家共识	中等	无
	健康服务实施研究行动（PARIHS）框架	提高研究成果实施的成功率	聚焦与实施相关的三要素：证据（实施对象）、实施环境和促进	基于工作和研究经验	中等	无
实施理论	常态化过程理论（NPT）	理解创新嵌入日常工作的过程	关注创新如何被接受和常态化	基于多项实证研究和理论发展	较难	有
评估框架	实施结局"再瞄准"框架（RE-AIM）	评估干预的效果和可持续性	多维度评估框架，考虑干预的各个方面	由多项研究和实践经验发展而来	中等	有
	实施结局框架（IOF）	评估实施成果的框架	关注实施过程中的不同结果和影响	结合多项实施性研究和理论	容易	有

第三节 ｜ 理论、模型和框架的选择和应用

一、理论、模型和框架的选择

　　根据 2024 年的综述，目前共有 143 个实施科学相关的 TMF，最常见的类别是决定因素框架，共64 个（45%）；其次是过程模型，36 个（25%）；评估框架则有 27 个（19%）。在数量如此之多的 TMF 中选到适合自己研究的 TMF 颇具挑战。多数已发表的实施性研究并未详细说明选择某一 TMF 的理由，研究者对特定 TMF 的熟悉程度以及该 TMF 在过往文献中应用的频率，往往会影响对 TMF 的选择，而并非基于对 TMF 特征与研究需求的深入分析。那么，在 TMF 的选择过程中，应该考虑哪些因素呢？Joanna Moullin 提出 TMF 需要结合自己的研究或者项目的目的、问题、人群、情境等进行综合评估；特别需要重点考虑待选 TMF 在以下四个方面与研究目的的契合度。

　　1. TMF 的目的　如前所述，TMF 主要有三大目的，包括描述或指导实施过程、分析影响结果的因素（障碍和促进因素）和评估实施效果等。虽然多数 TMF 都会同时涉及这三个目的，但一般都会有其设计上的主要目的。例如，虽然 CFIR 也可以用来评估实施的效果，但其主要功能还是分析实施的影响因素。如果一项研究的主要目的是要构建实施的结局指标，那可能多数情况下使用 RE-AIM 比CFIR 更合适。

　　2. TMF 涵盖的层级　健康干预的执行通常涉及不同的层级，如患者、医务人员、医疗机构、医疗体系等。有的 TMF 明确了其适用的层级，有的则语焉不详。如果一项研究主要考虑个人行为的改变，TDF 也许适合；但如果主要涉及机构层面的变化，ORC 理论可能更为合适；如果涉及个人、组织、系统多个层面，EPIS 比较适合。

3. TMF 包含的实施概念的程度和深度　不同的 TMF 的维度和构念所包含的实施相关概念的范围和深度可能不同。如 CFIR 和 NPT 都可以被用于探究实施障碍,但 CFIR 作为集大成者的实施决定因素框架,覆盖了范围广泛的与实施障碍和促进因素相关的构念;如果研究目的是尽可能全地寻找实施障碍,那 CFIR 比 NPT 可能更合适。同理,虽然 RE-AIM 和 IOF 都被广泛使用来评估实施效果,但前者包括干预的效力(efficacy)以及干预在目标人群中的覆盖(reach),这两个指标在后者中都缺失;但 IOF 与 RE-AIM 相比,又包括更多的实施前期相关的实施结局,如干预的适宜性、可接受性和可行性。因此,研究者需要根据自己的研究需求和研究目的来进行适当的选择。

4. TMF 的定位　定位包括最初设计的应用场景和干预类型,不同 TMF 可能有其不同的起源和定位。如 RE-AIM 开发的初衷是从人群角度评估公共卫生干预的实施效果,因而和 IOF 相比,可能更适合对公共卫生干预的评估。再如,在学校环境中实施教育项目时,应选择那些关注教育创新、学校组织结构和教育者行为的框架,而不是那些主要针对医疗保健系统或患者特征的框架。

在考虑以上选择原则后,可以利用一些网络工具来帮助选取符合研究需求的 TMF。传播和实施模型网络工具(dissemination & implementation models webtool,D&I models webtool)简化了为特定项目目标和环境选择合适 TMF 的过程。该工具提供互动式指导,允许用户探索不同 TMF,并附有详细描述和实际应用示例,同时可定制和比较 TMF 的干预层级及模型焦点(实施、传播或两者兼有)。北卡罗来纳大学教堂山分校开发的理论、模型和框架比较和挑选工具(theory,model and framework comparison and selection tool,T-CaST)同样帮助研究人员为特定项目评估和选择合适的 TMF。用户需填写项目信息,包括研究问题、目标和研究设计,然后根据 TMF 的可用性、可测试性、适用性和接受性四个标准进行评估。此外,英国学者制定的实施结局库(implementation outcome repository)网站提供了与实施结局相关的各种 TMF 和测量工具的介绍,并从多个角度评估测量工具的信度、效度和实用性。这些工具和资源共同为研究人员在选择和应用 TMF 时提供了有力支持。

二、理论、模型和框架的应用

如前所述,踏车模型(PEDALs)可用于规划实施实践和实施性研究。踏车模型也可以视作实施实践和实施科学的一种范式。所以踏车模型一定要配合其他的 TMF 来使用。实际上,在踏车模型的各个环节,都可以且应该在一定 TMF 的指引下去开展。现以踏车模型为线索来说明 TMF 的运用。

第一步:使用 TMF 帮助确定真实世界中亟待解决的问题。在工作中,问题有时是表层的,有时则是隐藏在表层背后的实质性问题。如果没有准确识别需要解决的问题,那么即使表面问题得到了解决,根本性问题仍可能以其他形式出现。简单的 TMF 工具,如"五个为什么",即连续地、深入地询问"为什么",可以帮助识别需要解决的真正问题。再如,也可选择行为改变轮(BCW)来寻找需要解决的问题,BCW 的运用可促进使用者用行为术语来描述问题或议题,从而引出试图改变的行为以及与之相关的人员。

第二步:使用 TMF 来帮助选择能够应对前述问题的循证实践。找准能够应对日常工作中挑战的循证实践是实施科学的关键。在这一阶段,许多循证医学框架将发挥重要作用。例如,可以根据利益相关者对证据的需求,结合循证医学中的证据金字塔,确定循证实践所需达到的证据强度。在确立了干预的证据基础后,还可以结合 EPIS 中"准备阶段"的构念,以及 Proctor 实施结局框架中主要用于实施前期的适宜性、可接受性和可行性等指标来帮助判断候选干预的"可实施性"(implementability)。这些框架有助于选择既有证据基础又具备实施潜力的干预。

第三步:使用 TMF 来帮助探寻所选循证实践被采用、实施和维持的决定因素。在实施实践和实施性研究中,确定实施决定因素是一个至关重要的步骤;只有找准了实施的障碍和促进因素,才能有针对性地开发后续的实施策略。使用适当的 TMF 能让这一实施决定因素的寻找过程变得更加全面、系统和富有逻辑。实际上,用 TMF 寻找实施障碍也是目前实施科学 TMF 应用最为广泛的领域。实施决定因素 TMF 提供了全面的维度和构念,可以用来指引访谈提纲和调查问卷的制定,从而让研究者可以有针对性地收集数据;这些框架还提供了"演绎式"(deductive)分析所采集的定性数据的"编码",使得各种快速定性分析方法成为可能,能够满足实施实践中需要快速获得实施决定因素的需求。若干常用的实施决定因素框架(如 CFIR)在它们的网站上提供了详细的基于框架的访谈提纲和调查问卷,以及数据分析编码的资源,大大简化了研究者的工作。然而,也要注意以上做法的局限性。在访谈数据的分析中,尽管常以"演绎"为主,但也应留有"归纳"(inductive)的空间,以便让框架中未涵盖的元素能够得到体现。

第四步:根据实施的决定因素,有针对性地选择、调整或开发实施策略。TMF 在选择、调整或开发实施策略时是必不可少的。例如,ERIC 在实施策略的选择上可发挥重要作用。ERIC 包含 9 个类别、73 种实施策略,并对每个策略进行了明确的定义和操作说明,使研究者和实践者能够清晰地理解和应用这些策略。同理,行为改变轮框架也提供了从实施障碍到行为改变技术的成套解决模块。Powell 团队概述了四种主要方法来匹配实施策略和障碍(联合分析、干预映射、概念映射、群体模型构建)。在这些方法的运用过程中,TMF 也可以发挥指导作用。此外,若干框架可以用来规范化地报告和描述实施策略。例如使用 Proctor 的实施策略报告规范,可以从执行者(actor)、具体采取的策略(action)、策略实施的时间和顺序(temporality)、策略的频率和强度(dose)、影响的实施结果(implementation outcome affected)、选择该策略的依据(justification)等方面标准化地报告实施策略。同时,也可以使用基于证据的实施策略适宜性调适和修改报告框架(framework for reporting adaptations and modifications to evidence-based implementation strategies,FRAME-IS)来记录和追踪实施策略在实施后的调整。

第五步:使用 TMF 来制定实施效果的评估体系。实施的最终目的是让所选定的循证实践融入日常工作并长期实施。能否实现这一目标需要通过实施效果的评估来确定。如前所述,可单独或联合使用 RE-AIM 或 IOF 来构建实施结局评估指标。需要注意的是,TMF 为实施结局指标的制定指明了方向,但研究者还需在此基础上对指标进行可操作化处理,根据研究的具体情况明确每个结局指标的定义、测量工具及测量时间。

以上介绍了 TMF 在实施实践中的运用。在研究设计中,也有适当的 TMF 可以选择,例如多阶段优化策略(MOST)。MOST 提供了一个系统化的框架,用于开发、优化和评估复杂的实施策略。这种方法分为三个主要阶段:准备阶段(确定候选组件)、优化阶段(使用高效实验设计如析因设计或序贯多重分配随机试验来测试组件),以及评估阶段(对优化后的干预进行随机对照试验)。MOST 的优势在于它能够在有限资源条件下高效识别最有效的实施策略组合,从而提高干预措施的实施效果和成本效益。此外,前述复合研究设计框架也能帮助研究者从策略层面确定研究的重点和方向。通过整合效果研究和实施性研究,复合设计为研究者提供了一个全面理解干预在真实世界中"是否有效"和"如何使其有效"的框架,从而加速了知识的转化。

(徐 东 刘雅文)

第三章 | 常用理论、模型和框架

近 20 年来,实施科学领域理论、模型和框架的数量快速增长,越来越多的研究者认为有效地实施一项干预与干预本身的有效性一样重要,并开始使用多样化的理论、模型和框架来理解和解释复杂的实施过程和结果。本章将着重介绍实施科学领域常用的理论、模型和框架。第一节主要介绍实施性研究全过程框架,描述和指导从研究至实践的知识转化过程。第二节主要介绍实施性研究综合框架,着重介绍影响实施结果的障碍和促进因素。第三节主要介绍常态化过程理论,这是研究人员专门为解决实施科学特定问题研发的理论。第四节主要介绍实施结局"再瞄准"框架,用于评估在真实世界的实施工作效果。第五节主要介绍行为改变轮,为行为干预研究的设计与开展提供全面的方法论。

本章为后续章节对实施科学在公共卫生和卫生保健相关领域应用案例的深入分析提供了理论基础。

第一节 | 实施性研究全过程框架

实施性研究全过程框架(exploration,preparation,implementation,sustainment,EPIS)涵盖了实施性研究的核心内容,可用于了解实施过程、分析决定因素和评估实施结果,因而减少了使用多个框架的必要性。该框架的主要目标是促进研究、推广循证实践(EBP)或探索创新与实施环境之间的契合度。

一、实施性研究全过程框架概述

EPIS 作为一个概念模型(conceptual model)由美国加利福尼亚州圣地亚哥市的拉迪儿童医院儿童青少年服务研究中心的 Aarons G. A. 于 2011 年首次提出。该中心在实施性研究上开创了一系列与概念、设计、分析和方法相关的理论框架,比如实施性研究的混合方法设计、实施性研究的构成要素、实施性研究保真度评价等,EPIS 也是其中一个。既往针对从研究到实践转化过程的各种模型和框架常常是针对实施过程的某一环节,大多提出这一环节众多影响因素中最关键的因素,然而很少有模型或框架明确提出不同的因素可能在实施过程的不同阶段发挥关键作用。因此,Aarons G. A. 等人基于对儿童福利、精神健康等美国公共部门和联合医疗服务系统的实施性研究文献基础上制定和形成了 EPIS,此后也逐渐应用于其他国家和环境中。

EPIS 包括实施过程的四个阶段,即探索(E)、准备(P)、实施(I)和维持(S),还包括外部环境和内部环境,与 EBP/创新特征相关的因素(innovation factors),以及阐明外部和内部环境动态性、复杂性和相互作用的桥梁因素(bridging factors)(图 3-1)。总体而言,EPIS 是一个全面描述实施过程并关注各实施阶段关键因素以及内部和外部环境互动关系的实施科学理论框架。实施因素在不同的实施阶段会有所不同,既可能是障碍因素,也可能是促进因素。在每个阶段都应采用已确定的促进因素,并解决已确定的障碍因素,以推进实施工作。该框架可以对实施过程和实施因素进行定性和定量评估,这有助于检验假设、研究实施策略以及培育可推广的实施证据。

二、实施性研究全过程框架构成要素

(一)实施过程

在实施过程中,EPIS 包括探索、准备、实施和维持阶段四个阶段,每个阶段前后呼应,任务明确(图 3-2)。

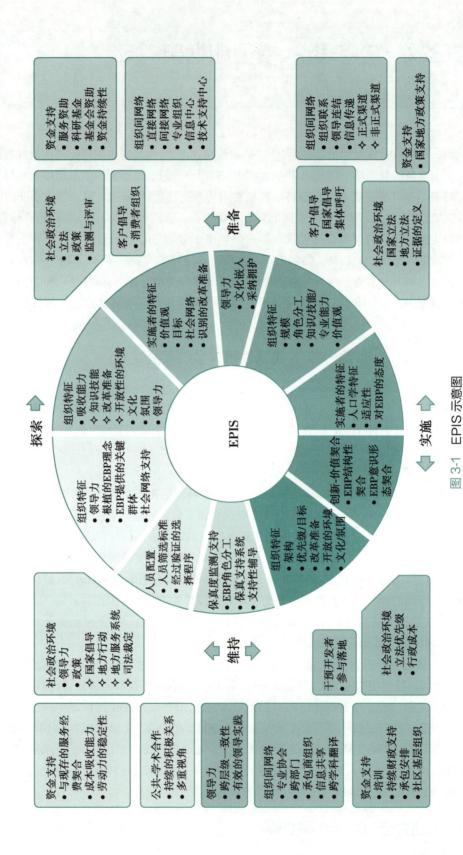

图 3-1　EPIS 示意图

探索

组织特征
- 吸收能力
- 知识技能
◇ 改革准备
◇ 开放性的环境
- 文化
- 氛围
- 领导力

实施者的特征
- 价值观
- 社会网络
◇ 识别的改革准备

领导力
- 文化嵌入
- 采纳拥护

组织特征
- 规模
- 角色分工
- 知识技能/专业能力
◇ 价值观

实施者的特征
- 人口学特征
- 适应性
- 对EBP的态度

创新-价值契合
- EBP结构性契合
- EBP意识形态契合

EPIS

组织特征
- 领导力
◇ 根植的EBP理念
- EBP提供的关键群体
- 社会网络支持

人员配置
- 人员筛选标准
- 经过验证的选择程序

保真度监测/支持
- EBP角色分工
- 保真支持系统
- 支持性辅导

组织特征
- 架构
- 优先级/目标
◇ 改革准备
◇ 开放的环境
◇ 文化/氛围

准备

社会政治环境
- 立法
- 政策
- 监测与评审

客户倡导
- 消费者组织

资金支持
- 服务资助
- 科研基金
- 资金支持续性

组织间网络
- 直接网络
- 间接网络
- 专业组织
- 信息中心
- 技术支持中心

客户倡导
- 国家倡导
- 集体呼吁

社会政治环境
- 国家立法
- 地方立法
- 证据的定义

组织间网络
- 组织联系
- 领导号连结
- 正式渠道
◇ 非正式渠道

资金支持
- 国家地方政策支持

实施

维持

干预开发者
- 参与落地

社会政治环境
- 立法优先级
- 行政成本

社会政治环境
- 领导力
- 政策
◇ 国家倡导
◇ 地方行动
◇ 地方服务系统
◇ 司法裁定

资金支持
- 与现存的服务经费契合
- 成本吸收能力
◇ 劳动力的稳定性

公共-学术合作
- 持续的积极关系
- 多重视角

领导力
- 跨层级一致性
- 有效的领导视角

组织间网络
- 专业协会
- 跨部门
◇ 承包商组织
- 信息共享
- 跨学科翻译

资金支持
- 培训
- 持续财政支持
◇ 承包的安排
- 社区基层组织

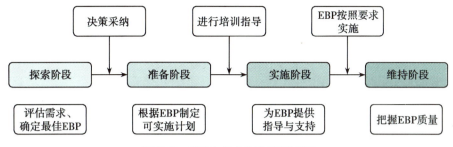

图 3-2　EPIS 各实施阶段示意图

1. 探索阶段　在探索阶段,服务系统、组织、研究小组或其他利益相关者需要考虑来自患者、客户或社区的突发或现有健康需求,努力确定满足这些需求的最佳 EBP,随后决定是否采用已确定的 EBP。此外,还要考虑系统、组织和/或个人层面以及 EBP 本身可能需要进行的调整。这一阶段始于实施者和利益相关者意识到临床或公共卫生的需求,并正在考虑满足该需求的方法,当决定采取某种或某些 EBP/创新后则进入下一阶段。

2. 准备阶段　在准备阶段,主要目标是确定外部和内部环境中潜在的实施障碍和促进因素,进一步评估适应需求,并制定利用实施促进因素和解决潜在障碍的详细计划。这一阶段的关键在于规划实施的支持方式(如培训、辅导、审核和反馈)以促进 EBP 在接下来的两个阶段的使用,并形成一种表明 EBP 的使用是可预期的、得到支持的和有回报的实施氛围。

3. 实施阶段　在实施阶段,在上一阶段计划的实施支持的指导下,EBP 的使用将在系统和/或组织中启动和实例化。这一阶段需要对实施过程进行持续监控以评估实施工作的进展情况,并相应地对实施策略进行调整。

4. 维持阶段　在维持阶段,外部和内部环境的结构、流程和支持都持续进行,使得 EBP 能够继续实施,并根据需要进行调整,以实现 EBP 实施所产生的影响。

(二)构成要素

在 EPIS 的每个实施阶段中都强调了可被视为影响实施过程的外部和内部环境因素,其中许多因素适用于多个实施阶段。

1. 外部环境　外部环境可以包括服务和政策环境,以及作为 EBP 目标的个人(如患者、消费者)特征。外部环境还包括实体(包括政府、资助者、管理性医疗组织、专业协会和倡导团体等)之间的组织关系,这些关系对外部环境产生影响,并使外部环境充满活力。例如,儿童福利与精神卫生系统之间可能会开展合作,为这两个部门服务的青少年制定和实施协调护理计划,这就是一种外部环境。

2. 内部环境　内部环境指的是组织内部的特征,如领导能力、组织结构和资源、内部政策、人员配置、实践以及采用者个人(如临床医生或从业人员)的特征。在内部环境中,因组织或学科不同,可能存在多个层级,包括执行管理层、中层管理人员、团队领导或直接的服务提供者(如临床医生、从业人员)。

内部和外部环境包含的构成要素、内容反映了卫生和联合医疗服务的社会生态环境的复杂性、层次多样性和高度互动性,图 3-1 列出了多层次背景下每个阶段的潜在影响因素。

3. 创新相关因素　创新因素与将要实施的 EBP/创新,即计划实施的事物有关。创新因素包括创新开发者的特点、创新的特点,以及与系统、组织、提供者和/或客户的契合度。创新因素需要考虑最大限度地提高计划实施的事物与环境的契合度,例如,干预措施与环境是否相适应、干预措施的核心要素是否明确、是否有衡量核心要素的标准等。创新因素还可能涉及各利益相关者与干预措施开发者的关系,以及创新使用的灵活性或刚性。

4. 桥梁因素　EPIS 认为外部环境与内部环境相互关联,为反映这一点,EPIS 将那些跨越外部和内部环境的因素归类为桥梁因素。桥梁因素包括结构和过程,如社区-学术伙伴关系、政策和实践实体(如政府和医疗服务机构)之间已有和正在发展的关系、正式和非正式的影响和指令,以及传播者/中介者的工作。例如,合作伙伴和利益相关者需要持续参与和投入,他们密切了解合作过程,关注长期目标和成果,可以使桥梁因素更加稳固。表 3-1 为 EPIS 涉及的各项因素在外部、内部环境,创新相关因素、桥梁因素中的定义和示例。

表 3-1　EPIS 构成要素定义

维度	构成要素	定义	示例
外部环境	服务环境	影响实施和创新递送/应用的国家与地方社会政治及经济环境	政策,立法,监控与审查,审计,授权
	资金	由实施进行所在的系统提供的财政支持。财政支持可以针对实施和创新递送/应用的多个层面,如员工培训、保真度监控、EBP/创新提供等	合同安排,资金支持,服务收费,费用均摊,激励措施
	领导力	必要的但还不足够促进或推动创新的实施过程和创新递送/应用的关键决策者各个层面的特点和行为	变革型领导,实施落地
	组织间环境与网络	使得关于 EBP/创新的知识能够分享和/或 EBP/创新相关的目标被开发/建立的专业组织间的关系	组织间合作,承诺,竞争,共竞争
	患者/客户特征	目标使用人群的人口学和个体特征	社会经济地位,健康状况,合并症,年龄,性别,动机
	患者/客户倡导	基于消费者需求、优先级和/或人口学特征支持或推动系统变更	客户倡导,集体诉讼,消费者组织
内部环境	组织特性	发生和/或存在于组织中,可能影响实施过程	文化,氛围,改革准备,结构,领导力,社交网络支持
	领导力	参与监督和/或决策的个体在组织内实施 EBP/创新时的特征和行为	优先级竞争,气候/文化运用,嵌入机制,变革型领导,落地指导
	质量与保真度监控/支持	为确保 EBP/创新和/或实施策略积极交付而采取的过程或程序	保真度支持系统,质量保证评估,持续质量改进
	组织职员配置流程	组织内与招聘、审查和保留参与 EBP/创新积极交付和/或实施的员工相关的流程或程序	循证干预交付相关的专业培训和资格,员工流失
	个体特征	影响实施过程的个体(例如,服务提供者、监督者、指导者)的共同或独特的特征	对 EBP/创新的态度,社会人口学和/或背景,客户特征,工作需求
创新相关因素	EBP/创新开发者	可能成为实施对象的负责创建 EBP/创新的个人或团队的特征	参与落地,持续的质量改进,快速周期测试,原型制作
	EBP/创新特征	要实施的创新的特征或质量	复杂性、易学性、成本、负担、报告要求
	EBP/创新适配性	EBP/创新与所服务人群的需求或实施背景的适配程度	EBP/创新结构和流程与系统、组织、服务提供者、患者/客户的契合度
桥梁因素	社区-学术伙伴关系	研究人员与关键社区利益相关者之间的积极伙伴关系,这些利益相关者可以代表多个层面参与实施(例如,系统代表、组织领导者、提供者、消费者),它们有助于成功的实施和创新的递送/应用	社区参与,伙伴关系,持续的积极关系,重视多种视角
	传播者/中介者	为实施提供支持或咨询和/或在创新中进行培训的组织或个人	实施准备评估,策略发展,培训支持

5. **相互联系**　外部环境和内部环境是动态的、互动的,两者的构成要素都会对创新和实施过程产生重大影响,因此影响常常是跨环境层次发生的。例如,领导力是一个跨越内部和外部环境的因素,在内部/外部环境层面内和两个层面之间都有影响。而内部或外部环境的独特因素也会相互作用和影响,例如,外部环境中的政策和资助持续性相互影响,明确的政策或保障性资助会促进组织的准备状态和氛围,同时它也会在内部环境(例如,人员配置和保真度监测)中发挥作用。

三、实施性研究全过程框架应用策略

EPIS 为实施过程提供了全面的指导和支持,自 2011 年被提出后,迅速在公共卫生、儿童福利、精神或行为健康、药物使用、康复、少年司法、教育和学校护理等领域得到广泛应用。EPIS 允许进行本土化适应和定制,应用的环境既有整体服务系统,如精神卫生部门,也有组织层级如学校、儿童福利机构、医疗诊所等。使用 EPIS 可以对一个或多个 EBP 进行研究,研究设计较多使用混合方法,也可以只使用定性或定量方法。收集的数据可以来自单一内部或外部环境的几个维度,也可以同时收集内部和外部环境的若干维度信息。EPIS 可以被应用于研究设计、数据收集、分析、结果报告等各个研究阶段。

1. **使用案例**　美国近 1/5 的儿童青少年患有肥胖。虽然综合行为疗法(至少 26 小时干预)是儿童肥胖的推荐治疗方法,但在实施治疗过程中存在各种障碍。因此,来自美国佛罗里达大学和杜克大学的研究者使用 EPIS,来探讨实施多学科儿科体重管理的障碍,确定潜在的解决方案和需要进一步研究的领域。

2. **探索阶段**　在这一阶段研究者考虑到肥胖儿童青少年的健康需求,并确定满足这些需求的最佳 EBP。管理者认为儿童青少年肥胖干预非常有价值,因为它不仅满足了肥胖儿童青少年的需求,还能够获得临床医生的支持。

3. **准备阶段**　研究者发现影响儿童青少年肥胖干预的主要障碍包括缺乏保险范围和适宜的报销比例、实施成本高,以及有能力提供儿童重度肥胖诊疗服务的临床机构有限。具体来说,美国全国只有不到 50 家医疗机构能够为重度肥胖儿童提供诊疗服务,但却有超过 500 万的重度肥胖儿童,平均每个诊所需要服务 10 万名肥胖儿童青少年,而且大多数诊所都位于学术科研中心,进一步加重了诊疗可及性差的问题。

4. **实施阶段**　在准备阶段确定了实施过程中的障碍因素后,实施阶段将针对这些障碍来设计实施策略。然而,有能力提供儿童严重肥胖治疗和管理的临床机构并不多,这些实施策略仅能在有限的临床机构进行实施。

5. **维持阶段**　研究者认为应该为医疗机构提供高质量远程医疗培训,以提高医疗机构处理应对儿童青少年肥胖问题的能力。卫生保健系统应该鼓励开展针对儿童青少年肥胖诊疗的项目,比如扩大保险覆盖范围和报销比例,建立激励机制。另外,还需要考虑肥胖儿童青少年的需求,比如父母参与可能对幼儿有效,但青少年可能会有不同的需求。

6. **解决方案和未来方向**　研究者鼓励临床医生、研究人员和肥胖儿童青少年及其他利益相关者积极参与,增加远程医疗的应用,培训相关医务人员以提升其实施肥胖管理的能力和自我效能,并倡导建立更多能够诊疗儿童严重肥胖的临床机构。

总的来说,EPIS 涵盖从探索到维持的实施全过程,因此在实施科学 TMF 分类中可以被划分在多个类别中。通过指导实施的多个环节,EPIS 可实现多个研究目的,减少了使用多个框架的必要。应用 EPIS 开展研究时,可以参考以下三个建议:

(1)更精确地使用 EPIS 的构成要素:基于表 3-1 给出的构成要素定义,精确使用这些定义来指导研究中 EPIS 各要素的应用和测量,并利用 EPIS 各要素及其之间的关系来开发理论模型,以便在实施性研究中进行测试。

(2)通过桥梁因素考虑内部和外部环境之间的相互作用:使用更新的和明确界定为社区-学术伙

25

伴关系和传播者/中介的桥梁因素来理解内部和外部环境之间的互动。例如,一项增加身体活动量的健康促进干预需要与当地执行单位(外部环境)所考虑的优先事项、当地气候条件、实施者态度以及肥胖儿童青少年对它的需求相符合。桥梁和创新因素是理解外部和内部环境之间相互作用的重要因素,应鼓励实施者有效应用这些因素。

（3）提高 EPIS 应用的深度和广度:建议未来的实施工作应考虑如何在实施过程的所有阶段(即探索、准备、实施和维持)和层面(如系统、组织、提供者)纵向应用 EPIS,并建议实施工作应该以可持续性为出发点。

第二节 ｜ 实施性研究综合框架

一、实施性研究综合框架概述

实施性研究综合框架(consolidated framework for implementation research,CFIR)是实施性研究领域最常用的理论框架之一,它提供了一种通用的框架,使得实施科学可以更加系统化和规范化。CFIR 的应用能够帮助研究人员更好地了解和评估干预实施过程中的关键因素,并且在制定实施策略时提供指导。同时,CFIR 也为实施科学的研究者和从业人员提供了通用语言和理论基础,使得不同领域之间的交流和合作更加容易。

（一）CFIR 理论框架起源与特点

2004 年,Greenhalgh T. 等通过元叙事(meta-narrative)方法回顾了 13 个学科领域的 500 余篇实施性研究文献,形成了实施决定因素的概念框架。在此基础上,Damschroder L. J. 等于 2009 年通过滚雪球方式查找最新文献,纳入了 18 种与实施有关的 TMF,并将其与 Greenhalgh T. 的概念框架进行匹配和整合,形成了包含 5 个领域 39 个构成要素的 CFIR(原版 CFIR)。

CFIR 的内涵是,一个创新要想成功地在现实环境中实施,需要考虑到多方面的因素和因素之间的相互作用,包括干预本身、实施的过程、实施环境、实施者和实施对象等方面的因素。CFIR 提供了一个涵盖多个领域的分类框架,以便识别影响创新实施的因素,并且这些因素可以通过实施策略进行干预。CFIR 有以下特点:①系统性:CFIR 从多个方面系统地考虑了影响创新实施的因素,包括干预、实施策略、实施者、实施对象和实施环境。②可操作性:CFIR 的各个领域都能够被进一步分解和实践,可以作为独立内容灵活使用,以便制定和实施相关的实施策略。③灵活性:CFIR 的各个领域之间相互作用,不同领域的重要性因实施的具体情况而异,这使得 CFIR 具有一定的灵活性,能够适应不同的实施情况。④可获得性:CFIR 是公开免费使用的,网站提供了大量对框架的具体解释、使用工具和相关文献推荐,包括数据采集工具(访谈指南、观察模板、会议纪要模板)、数据分析工具(编码模板和量表评级规则等)、实施策略和障碍匹配工具等。

（二）CFIR 理论框架更新过程

虽然 CFIR 常被用于识别实施的障碍和促进因素、开发实施策略以及评估实施效果,但其最主要的定位还是作为决定因素框架为研究者提供结构化的方法来分析和理解影响项目、政策或干预成功实施的各种因素。然而许多研究者仅是浅尝辄止地应用了 CFIR,或者在应用 CFIR 时遭遇技术困难。例如,使用者发现 CFIR 缺乏清晰性和特异性,领域和构成要素定义宽泛,且各领域之间相互重叠,使其难以理解和应用到特定的环境中。此外,CFIR 的构成要素很复杂,导致使用者难以理解,从而出现混用和误用的情况。而且,即使构成要素已经很全面,但 CFIR 仍有遗漏的主题,如与团队因素相关的特定构成要素未被包括在内,而这些因素同样是实施成功与否的重要影响因素。

基于此,CFIR 研发团队在发表 CFIR 之后,通过收集 CFIR 用户反馈的方式对 CFIR 继续进行优化,最终于 2022 年发布了包含 5 个领域 48 个构成要素的更新版 CFIR。CFIR 更新版保持了与原版在结构上的一致性,增加了部分构成要素,使研究者能更好地识别不同的实施环境中各个领域的影响因素,提升了 CFIR 的适用性。此外,CFIR 更新版对数据对象也进行了清晰定义。

二、实施性研究综合框架构成要素

原版 CFIR 由 5 个领域构成,包括干预措施领域、外部环境领域、内部环境领域、个体特征领域和实施过程领域,这些领域是影响实施过程和结果的重要因素,它们以错综复杂的方式相互作用,边界并不清晰。

干预措施领域包括干预措施来源、证据的强度和质量、相对优势、适应性、可试用性、复杂性、设计质量和包装、成本、干预的常规化程度。

外部环境领域包括患者需求和资源、干预结构网络、同行压力、外部政策和激励措施、外部变革代理人、外部网络和伙伴关系、网络和沟通、外部规定和要求、可获得资源。

内部环境领域包括干预机构的结构特征、网络和沟通、干预机构的内部文化、实施环境、实施准备、领导参与、可用资源、知识和信息获取渠道、内部政策和激励。

个体特征领域包括个体的干预相关知识和信念、自我效能、个体的干预实施步骤、个体对干预机构的认同、其他个体特征。

实施过程领域包括制定研究计划、招募研究个体、实施干预计划、干预的反馈和评价、修订和完善、参与患者及其家庭、培训和教育。

因为干预措施在落地时不一定完全适合当地环境,可能会受到利益相关者的抵制,因此需要一个积极的过程来适应它,并吸引个体来完成实施。更新版 CFIR 与原版 CFIR 相比,5 个领域保持一致,仅将个体领域细分为角色和特征两个亚领域;更新版 CFIR 对每个领域新增了引导语和实施中需描述的内容,以便使用者能更好地理解和实施。此外,更新版 CFIR 大大增加了构成要素的数量和范畴,从原版的 39 个构成要素增加到 48 个,并在构成要素层级下新增 19 个亚组构成要素,以弥补可能的主题缺失,从而满足各领域发展的需要。尽管更新较多,但更新版 CFIR 中的每个构成要素均与原版有所对应。更新版 CFIR 对部分领域和构成要素的名称进行了调整:将"干预措施"替换为"创新",将"患者"替换为"接受者"(即可能从创新中获益的个体),用"推广者"代表参与创新推广的个体,将"利益相关者"替换为"对实施结果有作用和/或有影响的个体"。

三、实施性研究综合框架应用策略

CFIR 可用于设计数据收集工具,包括访谈或焦点小组指南和观察模板。虽然更新版 CFIR 的构成要素较多,但实施者无须在一个研究中使用所有的构成要素。更新版 CFIR 对每个构成要素进行了详细定义,使用者在不同环境实施推广时,不仅可以对其进行本土化,根据需求对构成要素进行调整,还可以增加已有构成要素中未涵盖的相关主题。当考虑研究问题和评估目标时,可以评估每个构成要素的可能性,比如评估其作为实施的潜在障碍因素或促进因素,或者在分析构成要素上是否有足够的差异,以评估与实施结果的关联。CFIR 是一个不断更新和成长的框架,当研究者关注 CFIR 的某一个部分时,也非常推荐研究者能够使用开放式问题或其他信息来源,以探索不同影响的可能性,以供未来的研究者评估这些发现在不同场景下可能适用的程度。CFIR 网站还提供了可以用于编码和/或分析和解释的工具,帮助研究者在分析或解释中使用 CFIR。

CFIR 可以用来开发编码本,构成要素就是编码本的基础。CFIR 的编码本有助于对研究结果进行演绎和归纳,有的归纳主题可能出乎研究者的预期。采用非归纳方法有助于识别 CFIR 中不同构成要素之间的关系和差距,在可能的情况下,CFIR 的不同领域,例如变革、个体特征、内部环境和外部环境等都可以被预先设置到编码本中,这可能帮助研究者厘清构成要素之间复杂的关系。

CFIR 的构成要素及编码本使研究者收集的定性资料可以有更多的呈现形式。例如,通过效价分级(从阳性结果到阴性结果)或强度分级(从较弱程度到较强程度)来量化定性数据,使其转变为定量数据。而且,CFIR 网站还提供了部分与 CFIR 构成要素相关的测量工具,可以用于实施障碍的定量调查。

NOTES

CFIR 可以通过定性或定量评估,来帮助进行数据解释,如果分析样本数量较少,可以使用 CFIR 编码记录的定性结果。如果样本数量允许,可以通过量化定性数据,使用相关性或其他标准统计分析来发现有意义的关联。CFIR 经常和实施科学的其他 TMF 联合使用。例如,CFIR 可以与常态化过程理论(NPT)联用,NPT 被称作理论而不是框架,因为其解释了实施的机制;而 CFIR 仅是识别和描述影响实施的关键因素的框架;两者联用,在某些情况下可更好地了解实施的障碍、障碍间的相互作用、障碍和实施策略的关系,以及在实施过程中的变化、对实施结局的影响等。

综上所述,CFIR 可被用于收集数据、分析和解释结果,研究者可根据自身研究目的在实施的不同阶段使用。在实施前,评估实施创新的能力和需求,识别潜在实施障碍和促进因素,以帮助确定实施策略;在实施中,用于监测实施进度,从而优化实施策略;在实施后,探索影响实施效果的因素,促进有效实施策略的传播和应用。

第三节 │ 常态化过程理论

一、常态化过程理论概述

实施科学中的 TMF 大部分是框架,而不是实施理论。框架侧重结构化地描述实施的过程和相关因素,而理论关注实施相关变量和实施结局之间的因果关系。现有实施理论屈指可数,常态化过程理论(normalization process theory,NPT)是专门针对实施而研发的几个理论之一,也是临床实践、指南实施性研究中常用的理论。

NPT 由 May C. R. 最早在 2006 年提出,来解释将复杂干预纳入日常医疗实践的过程,此后经过十几年的发展成为理论。在该理论指导下,实施过程被定义为将政策制定者、管理者和研究者的策略意图转化为日常实践。从此,人们对实施过程有了一个更具广义的定义和理解,而不仅局限于公共卫生领域。NPT 提供了一套社会学工具,用于理解和解释创新实施的社会过程,该理论的重点在于个人和团队为使某创新或干预措施常态化而开展的工作。把常态化过程分成四个生成机制(维度),即思想认同、认知参与、集体行动、反思监测,以上维度不是线性关系,而是相互影响的动态关系。

二、常态化过程理论构成要素

NPT 以新技术在日常工作中的嵌入(即常态化)为实施结局,这个结局是实施者、实施对象和实施环境相互作用的过程。NPT 强调,新技术的实施会冲击并改变原有工作模式和社会关系,而新技术能否最终得以"常态化"又取决于其是否能适应更新后的工作模式和社会关系。NPT 把这个常态化过程分为 4 个生成机制(维度),每个生成机制又包括 4 个构成要素(表 3-2)。

表 3-2 NPT 的维度和构成要素

维度	构成要素	简要描述
维度 1:思想认同 认识具体的工作是什么?	区别	实施者能否知道新技术和现有常规工作的不同
	团队共识	实施集体就新技术的目的和预期收益等达成共识
	个人认知	实施者明白实施新技术其个人要履行的职责
	认同	实施者认可新技术给自身工作带来的价值
维度 2:认知参与 明确谁来做实施工作?	启动	有关键人物在推动新技术的实施
	参与	吸纳团队成员共同介入新的工作模式
	分内之事	实施者认同新技术
	坚持行动	实施者持续支持新技术

维度	构成要素	简要描述
维度3:集体行动 落实如何完成工作?	交互工作性	新技术与现有工作互动模式的契合程度
	关系整合	新技术对参与者彼此工作和专业知识信任度的影响
	技能工作性	新技术实施的分工与实施者技能的吻合程度
	环境整合	新技术得到机构实施资源支持的程度
维度4:反思监测 评估工作效果如何?	系统化	实施者是否获得新技术实施效果的评估信息
	集体评估	实施者集体评估新技术是否值得
	个人评估	实施者个人评估新技术是否值得
	再造	实施者能否根据对新技术的评估来改善工作

1. 思想认同(coherence)　指实施者(包括个人和团队)是否理解和认同某创新/干预措施,并能使其内化成为日常行动的一部分。思想认同包括4个构成要素:①区别,指是否理解新技术和现有常规工作的不同;②团队共识,指实施集体共同努力,达成对实施新技术的目的、目标和预期收益的共识;③个人认知,指实施者是否理解如果要实施新技术,个人所需要履行的任务和责任;④认同,指实施者理解新技术的价值和重要性。

2. 认知参与(cognitive participation)　实施者通过理解和确认其所承担的任务,认同该任务的合理性,主动参与并动员他人参与到实施过程中,为实施干预措施作出贡献。认知参与包括4个构成要素:①启动,指是否有核心人物推动新技术的实施;②参与,指为了推动新技术的实施而动员、吸纳和重组团队成员,以参与到新的工作模式中;③分内之事,指利益相关者是否从理念和行动上认同新技术的实施,把新技术的落实视作自己的分内之事;④坚持行动,指一旦开始实施,实施者是否愿意持续支持新技术的实施。

3. 集体行动(collective action)　是指实施者和团队为实施新技术必须落实的工作,通过这种行动调动实施者的技能和资源,使复杂的干预措施切实可行。这项工作确定了实施者如何在实践中实现和执行干预措施。"集体行动"这个维度是NPT的核心,也折射了新技术常态化内生和外生的两个过程(各含2个构成要素)。内生过程相关的构成要素:①交互工作性,即实施参与者在实践中操作干预措施的能力;②关系整合,通过实施参与者所在的群体/工作网络促进其对干预内容的了解,并使这个群体/工作网络起到稳定军心的作用。外生过程指的是机构的分工安排和营造的实施环境,其构成要素包括:①技能工作性,赋能实施参与者,使其具备能够完成与干预内容相关工作的能力;②环境整合,通过资源分配和动员支持干预措施,创造支持性环境的能力。

4. 反思监测(reflective monitoring)　通过该过程对干预措施及其组成部分的效果进行评估,包括实施者为干预措施的实施作出贡献,并在此基础上调整实施方案。反思监测包含4个构成要素:①系统化,意味着有意识的、多种方式的、系统的数据采集、分析和解释,以评估新技术实施的效果;②集体评估,实施者需要共同工作,在正式或非正式的小组中评估新技术的价值;③个人评估,实施者根据自己的体验来评估新技术对他们自身及其所处环境的影响;④再造,这部分强调反馈意见的重要性,实施者个人和团队的反馈意见可能会重新定义或者修改干预措施,同时也要求实施者可以根据反馈内容改进自己的工作。

三、常态化过程理论应用策略

NPT在实施性研究中可以作为决定因素框架、提供过程模型以及提供实施理论。NPT作为决定因素框架时,可以依据表3-2呈现的因素识别实施过程中的可观察要素,创建一个全面的实施性研究活动。NPT作为过程模型时,为实现过程的核心机制提供了实证研究,并解释了这些过程是如何形成和结构化的。NPT的核心在于将注意力集中在个人和集体行为的各个方面,这在实施过程的实证研究中是十分重要的。可依据图 3-3 来探究决定因素之间的关系并考虑它们之间的相对重要性。加速高质量循证证据/共识/指南在日常工作中的实践和应用就是一种典型的常态化理论的应用过程,因为实施过程总是涉及参与者思考、制定或执行方式的一些改变,这种改变赋予了实施参与者新的能力。如果这些能力无法持续下去,那么复杂干预措施的实施就将受到威胁,它既不可行,也不会融入常规实践中。

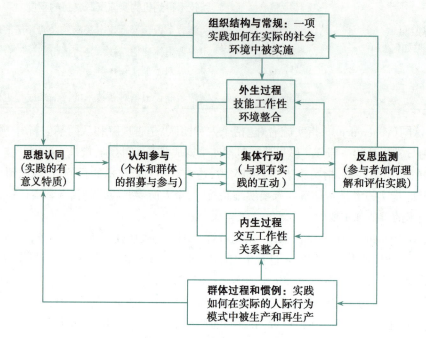

图 3-3 NPT 构成要素关系示意图

与实施科学的其他理论一样,NPT 并没有规定一种特定的方法来进行定性研究的设计、数据收集、编码、分析或解释。它可以使用灵活的方式,构建、支持并鼓励新的思维方向。最重要的是,实施 NPT 的最佳方法是调整它,使其可行。NPT 假设新技术是通过个人和团体行动,在机构的社会环境中逐渐内嵌和常态化的。它强调集体行动和成员互动,这与创新扩散理论(更关注机构层面的创新传播和早期采纳),以及 COM-B 模型(更关注个人态度和意向)不同。因此,当探讨机构对新技术的采用,或个体医生/患者的作用时,NPT 可能不是最佳选择。NPT 更适合用于研究机构环境下社会互动关系如何影响新技术的实施和常态化。此外,NPT 与实施科学中的其他框架如 CFIR 也有区别。CFIR 等框架侧重描述实施的相关因素(即障碍和促进因素),而 NPT 侧重解释常态化的机制和过程。因此,如果需要一个更全面的工具来找出实施的影响因素,CFIR 可能更合适,但如果要解释实施策略的作用机制,或基于理论生成实施策略,NPT 则更为合适。总的来说,NPT 提供了一套有效的概念工具,用于支撑实施评估与研究,在干预设计、可行性测试、干预实施和扩大规模中均可发挥作用。

第四节 │ 实施结局"再瞄准"框架

一、实施结局"再瞄准"框架概述

为推进有效的干预方案/项目转化为日常实践,评估其在真实世界的实施效果十分重要。相较健康干预结局评估,实施性研究评估在评估对象、内容和方式上都有所不同,而对实施结局进行概念化和系统评估将有助于提升对实施过程的理解,并提高实施性研究的效率。目前,评估实施性研究结局的常用框架有实施结局"再瞄准"框架(reach,efficacy/effectiveness,adoption,implementation,maintenance,RE-AIM)、实施结局框架(implementation outcome framework,IOF)和格林模式(PRECEDE-

PROCEED），其中 RE-AIM 在实施性研究中应用最为广泛。RE-AIM 是一种系统的健康干预项目评估框架，可以全面评估项目实施过程中各个方面的影响，包括干预措施在不同群体和环境中可能产生的效果，为改进干预措施、增强其可持续性和推广提供充足的证据，进而指导实施研究者和实践者选择最佳的证据应用项目。

在传统干预项目研究中，研究者更多关注于干预效果的评价，但这种以效果为基础的评价方法往往以特定的实验条件为基础，如严格的纳入排除标准、较高的干预强度、干预人群有良好的依从性等。然而，这些措施在保证干预项目内部有效性的同时，其对研究对象和研究环境的要求很高，导致干预项目的外部有效性大大降低，难以进行复制和推广。事实上，许多经过随机对照试验证实有效的干预在大范围人群中实施往往达不到预期的效果。因此，要判断干预项目能否应用于实践，还需要一套更为全面、有效的评价方法。1996 年，Abrams 等在一项戒烟管理的项目中，界定了一项干预产生的影响（impact，I），取决于该干预项目覆盖的人群或接受该干预措施的人在目标人群中可能产生的占比（reach，R），以及该干预措施的有效性（efficacy，E），提出了 I=（R×E）。1999 年，美国健康教育学家 Glasgow 教授指出，一项干预的影响还应包括机构或实践者对干预措施的采纳情况、干预措施或干预要素的实施情况及干预措施的长期维持情况。在 R×E 模型基础上，吸收创新扩散理论和格林模式的优点又拓展了三个维度，包括采纳、实施和维持（adoption，implementation，maintenance，AIM），且各维度以 0~1（或者 0~100%）进行衡量，形成了 RE-AIM，用以评价健康促进干预对公共卫生产生的影响。不同于传统研究评估，RE-AIM 将以往单一结局评价扩展到多层面综合评价，通过对目标人群覆盖情况、干预活动的效果、组织/机构采纳情况、干预要素的实施情况和项目的长期维持等 5 个维度的分析，涵盖了实施过程和结果层面的项目评价指标，兼顾内部效度和外部效度，从而全面评价干预项目在实践中的实施推广情况（图 3-4）。

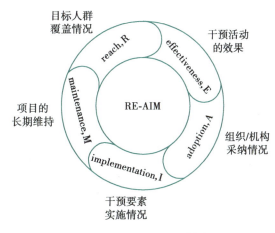

图 3-4　RE-AIM 示意图

二、实施结局"再瞄准"框架构成要素

RE-AIM 是实施科学领域用于评价基于证据的干预方案、健康干预项目或政策对公共卫生影响最常用的框架。它从个体和组织两个层面着手，涵盖项目实施所产生影响的五个重要维度，明确项目在实际开展中的相对优势和不足，以解决科学证据向实践和政策转化过程中的滞后与失败问题。RE-AIM 是框架五个组成维度的首字母组合，具体包括覆盖人群、干预效果、机构采纳、干预实施和效果维持。

1. 覆盖人群（reach）　也称为可及性，指接受某项干预所影响的人群的数量、百分比及代表性，属于个体层面的评价指标。可通过项目参与记录、抽样调查或普查等方法测量有效参与人数及百分比。通过收集参与者的人口统计信息，与非参与者进行比较，评价参与者的代表性，即哪些人更容易接受某项干预影响。另外，通过结构化的访谈，调查其为什么参与或拒绝参与的原因。

2. 干预效果（efficacy/effectiveness）　指的是干预措施对相关健康观察结局的影响，既包括干预预期引发的正面效应，也包括其负面效果和非预期影响，属于个体层面的评价指标。对干预所产生的正面和负面影响应同时进行评价，以权衡干预项目的利弊，评价指标包括参与者的行为改变（如戒烟、增加身体活动、改善饮食习惯等）、功能改善、生命质量、满意度、费用及干预所产生的终点生物学结局（如病死率）等。

3. 机构采纳（adoption）　指干预措施被机构、社区、实践者采纳的数量、比例和代表性，是组织层面的评价指标。该维度关注干预的实施机构和实施者，涉及参与工作人员和机构的相关特征，可通过直接观察、结构化访谈或现场调查进行测量。对于未参与的机构,应了解其不采纳该干预措施的障碍因素。

4. 干预实施(implementation) 指干预措施按照预期方案被实施的程度,即在现实环境中,干预机构对干预方案各个要素的保真度,包含个体和组织层面的测量。该维度在个体层面,主要关注参与对象对干预方案的完成度或依从性;在组织层面,主要关注干预实施与干预方案的一致性和花费的实施成本(如时间、经济、人力成本等),此外,还应如实记录干预措施在实施过程中进行的调适以及调适的原因。将改善项目的相关建议意见进行整理,以便更好地解释实施的结局效应。在 RE-AIM 中,Glasgow 认为,一项干预的效果取决于其效力(efficacy)与实施(implementation)的相互作用。

5. 效果维持(maintenance) 也称为可持续性,指一项干预成为个体或组织常规并落实为制度的持续程度,关注干预在研究结束后被持续实施的程度及效果,既是个体层面也是组织层面的评价指标。该维度在个体层面主要关注干预对个体带来的长期影响,如持续性的健康行为、生命质量改善等;在组织层面主要关注干预成为机构惯例甚至制度的情况,如是否纳入流程、是否形成规范等。

在过去 20 多年里,RE-AIM 与实施科学的发展相辅相成,并在实施性研究结局的测量中广泛使用。2019 年,Glasgow 完善了 RE-AIM,拓展其内涵和运用场景。虽然不同的研究者对 RE-AIM 的五个维度名称的翻译有所不同,但其内涵始终与原框架保持一致(表 3-3)。在 RE-AIM 中,不同研究可根据五个维度的定义构建适宜的评估指标,通过这五个维度评价指标得分,来全方位考察研究项目在人群水平上产生的影响。

表 3-3 RE-AIM 维度

主要维度	含义	评价水平
覆盖人群	接受某项干预或受其影响的人群范围	个体
干预效果	干预对相关健康观察结局的影响	个体
机构采纳	干预被机构、社区、实践者采纳的情况	组织
干预实施	干预措施按照预期方案被实施的程度	个体、组织
效果维持	干预项目实施持续的程度	个体、组织

三、实施结局"再瞄准"框架应用策略

RE-AIM 的初创目的是为促进研究项目报告的透明性,并为研究设计者、评价者及政策制定者提供关注项目内部有效性(覆盖、效果)向外部有效性(采纳、实施、维持)转化的逻辑顺序,促进更多循证结果有效地转化为应用实践。经过几十年的发展,该框架在慢性病防控、控烟干预、体重管理、妇幼保健、健康政策制定等公共卫生和健康促进项目中广为应用。

1. 指导健康干预项目的评估 RE-AIM 是实施科学领域中用于评价基于证据的干预方案在真实世界中是否值得持续性投入的常用框架,可以帮助实现:①干预项目的综合评价;②比较不同时期或不同组织中干预项目的影响;③基于各个维度对不同干预项目进行比较;④判断是否持续推广某个项目。例如,Glasgow 等应用 RE-AIM 评价通过电话和邮寄宣传材料等方式开展控烟干预的效果,在评价效果的同时,还评价项目开展的可及性、实施情况和成本等多个方面。虽然项目效果以阴性结果居多,但研究在可及性、实施情况和成本方面均提供了积极启示,为社区开展该类项目提出了改进建议。Aittasalo 等为评价促进办公室员工行走项目,对 RE-AIM 的 5 个维度均设立了具体指标,并进行成本效益评价。研究结果表明,尽管项目对参与对象的干预效果有限,但其在现实环境中有着良好的适应性。因此,应用 RE-AIM 进行干预项目的评价研究,在了解项目推广应用程度的同时,也为决策者权衡公共卫生项目和调整项目策略提供重要的科学依据。

2. 指导健康干预项目的设计 除了对不同领域的健康干预项目进行评价研究,RE-AIM 也常被

用于指导干预方案的设计,即借助一系列实用性问题(5W1H),为干预的核心要素及设计的相关问题提供指导性框架。具体而言,研究者围绕 RE-AIM 的 5 个维度进行探究,包括明确干预方案的目标人群及预期参与率(who);明确干预的预期受益是什么(what)、出现负面结果的可能性;明确干预的实施场所(where)及实施者;明确干预如何被实施(how);明确干预方案何时(when)被完全实施,能持续多久;还需了解干预成功或失败的根本原因(why)等。Estrabrook 等将 RE-AIM 应用于医院环境下的肥胖控制项目设计和评价中,研究不仅发现实施机构和实施者(医院和医务人员)的参与很大程度地影响了干预实施和干预有效性,同时表明由于该项目在设计时考虑到各具体活动的可持续性,一定程度促进项目融入组织的常规实践。Jilcott 等认为 RE-AIM 也可用于政策研究,在设计公共卫生政策时引入 RE-AIM,有助于增加公共卫生政策获得成功的概率,促进循证支持的健康策略与政策制定的有机融合,同时也可用于评价比较不同卫生政策的效果及其影响,为政策设计和优化提供依据。

RE-AIM 为实施性研究提供了重要的理论支撑,不仅适用于公共卫生项目和卫生政策的综合评价,还适用于健康教育与健康促进项目的规划设计,在实际应用上呈现如下特点:一是具有系统性,可用于系统评价干预措施的总体成效,以及干预全过程中所涉及的各个不同方面的影响;二是具有实用性,通过固化分析维度,使得现实环境中干预方案涉及的关键步骤得以简化,弥合了研究与实践之间的差距;三是具有一定的可操作性,RE-AIM 的官方网站提供了 RE-AIM 应用的多种资源,包括框架使用技巧、应用误区等,极大地促进了 RE-AIM 在不同干预措施、环境和人群中的实施和应用;四是具有运用上的灵活性,虽然主要用于实施结局的评估,也可在实施的其他阶段使用,还可以与其他框架合并使用,如与 CFIR 或棱镜模型(PRISM)联合使用,可以更好地探究实施的决定因素和结局之间的关系。

然而,RE-AIM 亦存在一定的局限性。首先,框架内维度之间的关系不明确。RE-AIM 包含 5 个维度,但这些维度的相互关系及协同作用不明,限制了对干预项目影响机制的准确理解。其次,现有框架中的各个维度没有明确的权重分配,最初研发的 RE-AIM 由于缺少数据支持,各维度权重默认是相同的,但在实际中并非总是如此。在某些研究中,如果一个或某几个维度被认为更加重要,其权重应考虑重新分配;同样,并不是在每项研究中都需要评估框架中的所有维度,在实际应用中可以根据具体研究目的选择维度,这种使用上的灵活性也给框架应用带来了挑战。最后,评定维度的时间长短尚缺乏共识。RE-AIM 建议在项目开展 6~12 个月后进行"干预实施"评价,开展 2 年后进行"效果维持"评价,但这样的设置缺乏科学依据,提示在今后的研究中有必要针对不同行为、不同群体设定更加合理的时间点进行观察评估。

综上所述,RE-AIM 可有效指导项目设计、对项目进行综合评价、同类干预项目的比较、循证实践的开展等,但在实际应用过程中仍需结合研究目的和应用场景,通过可操作化的转化,对该框架各维度指标进行解释和说明,以有效实现该框架在实施性研究中的正确使用,并促进该框架进一步的补充和完善。

第五节 | 行为改变轮

一、行为改变轮概述

当前,尽管国内外与行为改变相关的干预研究以蓬勃之势快速发展,然而大多研究的干预效果普遍存在无法长期维持的问题,甚至高达约 77.5% 的行为干预研究缺乏扎实的理论基础,导致干预效果的评估缺乏科学性。此外,环境对个体的健康行为有较大的影响,而现有的健康行为改变相关理论仅限于强调行为主体的内部因素(如认知和态度)对行为的影响,对于外部环境因素的作用相对不够重视。基于以上问题,Michie 等人于 2011 年通过系统综述,在 19 个有关行为改变框架和理论的基础上,提出行为改变轮(behaviour change wheel,BCW)作为指导设计或评估行为改变的工具。相较于其他成熟的行为理论(如计划行为理论、跨理论模型、健康信念模型等),BCW 更强调行为改变的多维度和系统性,为干预设计提供了严谨、系统且实用的科学指导。此外,BCW 作为一种工具,其显著优势在于能够综合分析研究对象的行为产生机制,包括主观因素(能力、动机)和客观因素(机会),并通过简化和整合不同理论的相关结构,克服了单一理论的局限性以及理论间的重叠问题。

二、行为改变轮构成要素

BCW 作为一个应用于行为干预开发阶段的概念框架,是一个三层轮状模型,最外层是 7 类政策,中间层是 9 类干预功能,最内核心层是行为梳理(capability,opportunity,motivation-behaviour system,COM-B)模型。三层模型环环相扣,从外向内作用。政策支持干预,干预培养开展行为能力、提供采取行为的机会、激发实施行为的动机。在最内层中,能力和机会共同作用于动机,动机产生行为,从而最终达到改变目标行为的目的(图 3-5)。

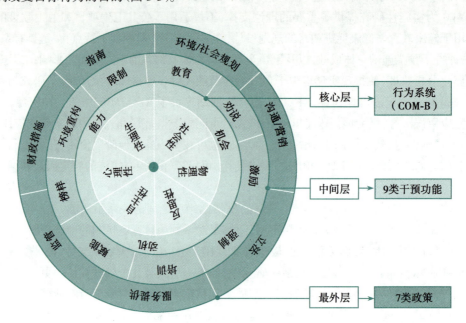

图 3-5 行为改变轮整体框架示意图

(一)核心层——行为系统(COM-B 模型)

COM-B 模型作为 BCW 的核心层及行为来源,可用于全面分析个体行为改变的障碍。COM-B 模型将行为的产生归因于三个主要因素:能力(capability)、机会(opportunity)和动机(motivation)。每个因素又进一步细分,从而更好地理解和设计行为改变干预(图 3-6)。

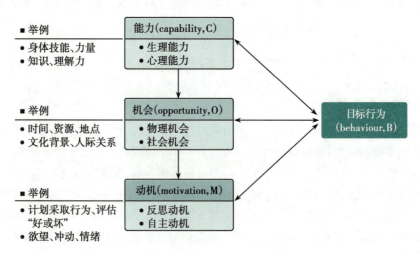

图 3-6 行为梳理(COM-B)模型

其中,能力指目标个体拥有用于改变行为的生理能力(physical capability)及心理能力(psychological capability);机会指个体之外的环境因素为行为改变提供的物理机会(physical opportunity)和社会机会(social opportunity);动机指激励或抑制行为改变的大脑过程,包括反思动机(reflective motivation)和自主动机(automatic motivation),只有这些组件同时具备,行为才会发生改变。

COM-B模型的各构成要素是相互关联、相互影响的,而不是独立存在的。它们之间的相互作用关系如下。

1. 能力对机会、动机的影响　①个体的心理和生理能力可以影响其对机会的获得。例如,缺乏必要的知识和技能可能会限制个体利用可用资源的机会。②能力也会影响个人的动机。例如,如果个体认为自己缺乏执行某个行为的能力,那么他们参与该行为的动机就会降低。

2. 机会对能力、动机的影响　①物理和社会环境可以影响个人能力的发展。例如,获得教育和培训的机会可以提高个人的知识水平和技能。②机会也会影响动机。例如,如果环境不支持某个行为(如健康食品不可用或负担不起),个体参与该行为的动机就会降低。

3. 动机对能力、机会的影响　①个人的动机会影响他们获得新能力的意愿。高度激励的个人更有可能付出必要的努力来获得新的知识和技能。②动机也会影响个人寻求和创造机会的意愿。例如,如果一个人被积极促使着要健康饮食,他们更有可能努力寻找获得健康食品的方法。

4. 行为对能力、机会和动机的影响　①参与行为可以提高个人与该行为相关的能力。例如,练习一项技能可以提高熟练程度。②行为可以改变个人的环境,从而创造新的机会。例如,开始一项新的锻炼计划可能会带来结识志同道合者的机会。

综上,COM-B模型的各构成要素之间存在复杂的相互作用,而理解这些相互关系对于开发有效的干预措施至关重要。

(二)中间层——9类干预功能

BCW中间层是围绕COM-B模型确定的9类干预功能,干预功能指干预措施可以发挥的功能,用于解决行为改变的障碍(图3-7)。

具体干预功能定义和关键要素包括:

1. 教育(education)　通过提供信息或解释,增加个体的知识或理解力,从而促使行为改变的过程。若要干预措施发挥出教育功能,其关键要素包括:输出内容的针对性、教育形式的多样性、宣教时的知识点传递的有效性、干预对象的接受程度,以及宣教内容的实用性。

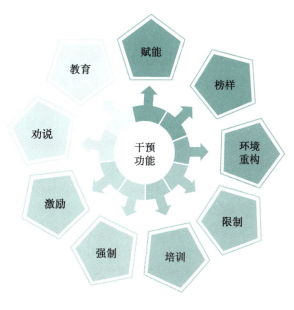

图3-7　干预功能的类型

2. 劝说(persuasion)　通过沟通方式激发正面或负面的情感或行为意图,从而引导行为改变的过程。在采用劝说方式进行干预时,需注意表达内容的可信度、表达方式的感染力、输出观点和论证的说服力、与干预对象的共鸣程度,以及干预对象的接受意愿等5个方面。

3. 激励(incentivisation)　通过创造奖励期望来推动行为改变的过程。在应用激励方式采取干预时,需注意激励措施的针对性、公平性和该措施的实施可行性;同时也应时刻关注干预对象在激励措施下的持续动力和采取该措施的成本效益。

4. 强制(coercion)　通过设立惩罚或代价来抑制某种行为的过程。为保证强制措施的有效性,在实施开展过程中,需注意的关键要素包括规则明确性、执行严肃性、处罚适度性、程序规范性以及教育性等5个方面。

5. 培训(training) 通过传授技能来增强个体执行特定行为能力的过程。为保证培训措施的有效性,需在开展该类型干预功能时,注意培训内容的实用性、培训方法的适用性、技能练习的充分性、培训后效果的可测性,以及技能应用的可持续性等方面。

6. 限制(restriction) 通过法律或制定规则减少从事目标行为的机会,或者通过减少竞争行为的机会来增加目标行为发生率的过程。在实施开展限制相关的干预措施时,其关键要素包括限制措施的合理性、执行的可行性、开展监督的有效性、干预对象接受限制的程度,以及具体条例法规在现实中变通的灵活性。

7. 环境重构(environmental restructuring) 通过改变物理或社会环境来影响行为的过程。在开展环境重构的过程中,其关键要素包括环境适配性、环境改造的可行性、效果持续性、干预实施者的成本效益,以及干预对象的使用满意度。

8. 榜样(modeling) 通过提供榜样来激励个体效仿某种行为的过程。选择设立榜样作为干预功能时,为保证干预和实施效果的有效性,需重点考虑榜样示范的典型性、榜样的可学习性、所设榜样能带来的影响力、榜样对干预对象的持续性以及榜样背后可带动的效应等要素。

9. 赋能(enablement) 通过增加个体的能力或机会、减少行为障碍来促进行为改变的过程,超越了单纯的教育或培训。因此,若选择赋能为干预功能,其实施开展的关键要素应考虑干预对象的需求针对性、干预措施带来的支持有效性、干预后的可持续性、干预方案的覆盖面,以及开展干预的实施效果。

这9类干预功能相互关联,可根据具体情况组合使用,以实现最佳的行为改变效果。每种功能都针对COM-B模型中的特定要素,通过不同机制促进目标行为的形成。需注意的是,在应用中间层内容,对合适的干预功能进行选择时应考虑:①目标人群的特点;②行为改变的具体障碍;③实施环境的条件;④可用资源的限制。每类干预功能因其应用特征的不同,适合的实施建议也不相同。例如,从定义层面看,教育、劝说和培训等三类干预功能比较类似,但在实际应用过程中,教育和劝说这两类干预功能无特定的适用情境限制,均可通用;而培训措施的应用仅适用于需要提高目标人群某些行为技能的情境,例如在交通安全项目中,对司机进行防御性驾驶培训,以提高他们的安全驾驶技能,从而减少交通事故。此外,从定义层面看,强制和限制等两类干预功能也较为相似,但在实际开展中,其适用情境和拟达到的干预目标均不同:强制干预适用于需要减少或消除某些有害行为的场景,如政府通过提高烟草税来增加吸烟的经济成本,无烟场所禁止吸烟以减少吸烟行为的发生率;而限制措施的可应用范围更加局限,仅适用于通过环境或政策手段直接减少某些行为机会的情境,如政府为减少酒驾行为,实行更严格的酒精检测规定,并增加夜间检查的频率等。

(三) 最外层——7类政策

BCW强调在促进行为改变时,不仅要采取干预措施帮助个体提升能力、创造机会及激发动机,也应重视外界公共政策对干预的支持作用。因此,最外层是相互独立的七大政策类别,与干预功能存在直接关联,可促进干预功能的有效实施。具体7类政策的类别及核心定义如下。

1. 沟通/营销(communication/marketing) 通过纸质/电子材料、电话或广播媒体传播信息,以影响公众的态度和行为。

2. 指南(guidelines) 发布推荐或强制性的实践文件,包括所有服务提供的变更。

3. 财政措施(fiscal) 通过税收系统减少或增加某一行为的财务成本,以影响该行为的发生率。

4. 监管(regulation) 建立行为或实践的规则或原则,通常具有法律效力。

5. 立法(legislation) 制定或修改法律,以强制执行特定行为或禁止某些行为。

6. 环境/社会规划(environmental/social planning) 设计和控制物理或社会环境,以促进或抑制特定行为的发生。

7. 服务提供(service provision) 通过各种方式直接提供服务,以支持和促进行为改变。

以上7类政策形式各有侧重,在实践中常常组合运用、互为补充。政策选择需立足行为问题的特点,兼顾不同利益相关者的诉求,在循证评估的基础上权衡利弊得失,择优组合。政策实施要讲求策略,善用宣传动员、示范引导等辅助手段,在强化约束的同时,注重唤起内驱力。政策评价要制度化、常态化,建立动态反馈改进机制,在实践检验中不断完善。唯有如此,才能让政策工具在行为改变进程中充分发挥引领、保障、激励、规范的多重功能,成为科学系统的行为改变方案不可或缺的关键要素(表3-4)。

表3-4　政策类别的定义和示例

政策类别	应用特征	示例
沟通/营销	适用于需要大规模传达信息、改变公众认知或行为的场景,特别是在提高公众意识或促进健康行为方面	政府通过全国性的电视广告宣传疫苗接种的重要性,鼓励公众接种疫苗以预防传染病
指南	通常用于标准化实践,确保在各个领域内采用基于证据的最佳做法,并为实践者提供明确的操作步骤	临床指南:如《高血压基层诊疗指南》 专业指引:如疾控中心发布传染病防控指引,心理学会制定心理治疗指南 实践指南:如疾病预防、急救、健身锻炼等指导手册
财政措施	适用于通过经济激励或惩罚来调节行为的场景,尤其是在价格敏感的消费行为中	补贴激励:如对购买新能源车、节能家电的消费者给予补贴 差异化定价:如对高污染企业征收更高排污费,倒逼其减排升级 税收定制:通过对含糖饮料征收高额税款来抑制其消费,以减少肥胖率和相关健康问题的发生
监管	适用于通过采用强制性规则或标准来确保行为合规性的场景,特别是在公共安全和健康方面	资质准入:如对餐饮业设定食品安全准入标准,以减少食物中毒/寄生虫感染情况 过程监管:如对环境污染物排放实施监测等
立法	适用于需要通过法律手段强制实施行为改变的场景,特别是在公共健康、环境保护和安全方面	强制要求:如建筑节能条例要求房屋满足节能标准,减少能源浪费的情况 限制禁止:通过立法禁止在公共场所吸烟,以减少二手烟对公众健康的危害 违规处罚:如对环保、食品安全等领域的违法行为设定罚则,震慑违规者
环境/社会规划	适用于通过改变环境或社会结构来支持行为改变的场景,尤其是在城市规划和社区发展中	完善基础设施:如在社区广设垃圾分类投放点,在公园设置健身路径等 优化服务布局:如在校园、社区配备心理咨询室,在医院开设戒烟门诊 美化环境设计:如采用积极的色彩和布局,营造良好的就医、学习环境
服务提供	适用于需要通过提供直接服务来实现行为改变的场景,例如健康服务、社会支持或教育服务	行为干预项目:如面向老年人的认知训练项目,面向青少年的生活技能训练营等 专业服务平台:如戒烟热线、心理咨询APP、家庭理财规划等服务平台 创新产品供给:如定制开发助老助残的智能设备,研发推广在线学习系统等

三、行为改变轮应用策略

BCW的初创目的是为行为改变研究和实践提供一个综合性的框架,帮助研究者和实践者系统地分析行为改变的机制,并为干预措施的设计、实施和评估提供理论支持。经过不断发展,BCW在健康促进、疾病预防和环境保护等多个领域得到了广泛应用,尤其在健康管理、行为矫正和健康教育等方面发挥了重要作用。在实际应用中,BCW 具有以下特点:①系统性:可用于系统分析行为改变的机制,全面评估干预措施的效果,以及干预过程中涉及的各个不同方面的影响。②实用性:通过明确干预措施的关键要素,简化了干预措施的设计和评估过程,弥合了研究与实践之间的差距。③可操作性:提供了详细的使用指南和工具,包括应用技巧、常见问题解答等,极大地促进干预措施在不同环境和人群中的实施和应用。④灵活性:虽然主要用于干预措施的设计和评估,也可在干预措施的实施、调整和推广阶段使用,还可以与其他理论框架(如计划行为理论、跨理论模型等)联合使用,更好地探究行为改变的机制和效果。

1. 指导行为改变干预措施的设计 BCW 是行为改变研究领域中用于设计基于理论和证据的干预措施的常用框架,可以帮助实现:①明确干预目标:通过分析目标行为的现状和影响因素,确定干预的具体目标。②识别关键因素:基于 COM-B 模型,识别影响目标行为的关键因素。③选择干预策略:根据关键因素,选择合适的干预功能和政策类别。具体可依据图 3-8 中"COM-B 模型"框与"干预功能"框之间连接的实线,判定与不同维度相匹配的干预功能;并寻找"干预功能"与"政策类型"表之间匹配打钩的组合,用以明确如何将具体的干预功能与政策类型结合。④制定实施计划:明确干预措施的实施步骤、时间安排和资源需求。例如,Gardner 等应用 BCW 设计了一项针对老年人增加体力活动的干预项目。研究者首先分析了老年人体力活动不足的原因,发现其主要受能力(如身体功能下降)、机会(如缺乏安全的运动场所)和动机(如缺乏兴趣)的影响。基于此,研究者设计了包括健康教育课程(增强能力)、社区运动设施建设(改善机会)和运动奖励计划(增强动机)的综合干预措施。

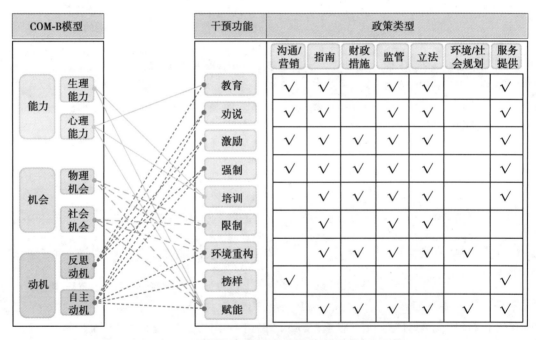

图 3-8 行为要素、干预功能与政策类型之间的对应关系
"√"表示行标题中"政策类型"可用于支持列标题中"干预功能"的实现。

其中,由于个体之间的差异性与行为形成的复杂性,基于 COM-B 模型的行为因素识别仍比较宽泛。基于此,理论域框架(TDF)的应用可以帮助进行更详细的分析。作为一个综合性理论域框架,TDF 基于多个与行为改变相关的理论,共包含 14 个领域,大多数 TDF 领域都直接链接到 COM-B 模型构成要素(表 3-5)。用 TDF 进行评估可以帮助对需要解决的问题进行更精细和具体的分析。具体操作包括:①将每个 TDF 领域映射到相应的 COM-B 模型构成要素;②根据 COM-B 模型分析确定需要关注的构成要素(能力、机会、动机),进而确定需要重点评估的 TDF 领域;③在每个重点 TDF 领域中,收集数据以识别具体的障碍和促进因素;④根据识别的障碍和促进因素,选择合适的干预功能和政策类别,设计定制化的干预策略;⑤在执行和评估干预时,考虑 TDF 领域与 COM-B 模型构成要素之间的联系,以全面理解干预的作用机制和效果。

表 3-5　COM-B 模型构成要素、TDF领域与干预功能之间的联系

COM-B 模型构成要素	TDF 领域	干预功能
能力	知识	教育
	技能	培训
	记忆、注意力和决策过程	培训、环境重构、赋能
	行为调节	教育、培训、榜样、赋能
机会	环境背景和资源	培训、限制、环境重构、赋能
	社会影响	限制、环境重构、榜样、赋能
动机	社会/专业角色和身份	教育、劝说、榜样
	对能力的信念	教育、劝说、榜样、赋能
	乐观	教育、劝说、榜样、赋能
	对后果的信念	教育、劝说、榜样
	意图	教育、劝说、激励、强制、榜样
	目标	教育、劝说、激励、强制、榜样、赋能
	强化	培训、激励、强制、环境重构
	情绪	劝说、激励、强制、榜样、赋能

需要注意的是,有些 TDF 领域可能与多个 COM-B 模型构成要素相关。例如,“行为调节”既涉及能力,也涉及动机。因此,在应用 TDF 时要灵活处理,根据具体情况进行判断和调整。总之,将TDF 领域与 COM-B 模型构成要素相结合,可以实现行为改变的系统性分析和设计,有助于开发出更有针对性、更有效的干预策略。

2. 指导行为改变干预措施的评估　BCW 不仅用于干预措施的设计,还广泛应用于干预措施的评估,可以帮助实现:①综合评估干预效果:从多个维度评估干预措施对目标行为的影响,包括短期效果和长期效果。②比较不同干预措施的效果:基于 BCW 的多个维度,对不同干预措施进行比较,找出最有效的策略。③评估干预措施的可行性和可持续性:通过评估干预措施的实施过程和资源需求,判断其在现实环境中的可行性和可持续性。④为决策提供依据:为政策制定者和实践者提供科学依据,帮助他们决定是否推广某项干预措施。例如,一项针对青少年减少吸烟行为的干预项目应用 BCW 展开评估,研究者从能力(如戒烟技能)、机会(如无烟环境)和动机(如对健康的关注)三个维度评估了干预措施的效果。结果显示,虽然干预措施在短期内显著降低了青少年的吸烟率,但在长期维持方面效果有限。因此,BCW 的应用不仅帮助研究者全面评估了干预措施的效果,还为后续干预措施的改进提供了方向。

3. 指导行为改变干预措施的实施　BCW 还常被用于指导干预措施的实施,可以帮助实现:①优化实施过程:通过识别实施过程中可能遇到的障碍和挑战,提前制定应对策略。②提高实施效率:通过合理分配资源和优化实施步骤,提高干预措施的实施效率。③增强干预措施的适应性:根据目标人群的特征和环境条件,调整干预措施,使其更符合实际情况。例如,在一项社区健康饮食干预的实施性研究中,研究者在项目实施前,通过 BCW 分析了社区居民的饮食行为现状和影响因素,发现主要受能力(如烹饪技能不足)、机会(如健康食品价格高)和动机(如对健康饮食的重视程度低)的影响。基于此,研究者在项目实施过程中,通过开展烹饪技能培训(增强能力)、与超市合作提供健康食品优惠(改善机会)和健康饮食宣传活动(增强动机)等措施,优化了干预措施的实施过程,并增强其在社区中

NOTES

39

的适应性和可持续性。

4. 指导行为改变干预措施的调整　BCW 还可用于指导干预措施的调整,可以帮助实现:①识别干预措施的不足:通过评估干预措施的实施效果,识别其在能力、机会和动机方面的不足。②优化干预措施:根据评估结果,调整干预措施的内容和策略,提高其有效性和可持续性。③促进干预措施的持续改进:通过持续监测和评估,不断优化干预措施,使其更好地适应目标人群和环境的变化。例如,在一项针对糖尿病患者的饮食干预项目中,研究者在项目实施过程期间应用 BCW 对干预措施的效果展开评估,发现虽然患者在饮食知识和技能方面有所提升,但在长期维持健康饮食行为方面仍面临挑战。通过进一步分析,研究者发现干预措施在动机方面存在不足,患者对健康饮食的重视程度随着时间推移逐渐降低。基于此,研究者在后续干预中增加了定期的健康饮食动机强化活动,如成功案例分享、健康饮食奖励等,有效提高了患者的长期依从性。

5. 指导行为改变干预措施的推广　BCW 还可用于指导干预措施的推广,可以帮助实现:①评估干预措施的可推广性:通过评估干预措施在不同人群和环境中的适用性,判断其是否适合推广。②制定推广策略:根据评估结果,制定适合不同人群和环境的推广策略。③促进干预措施的广泛应用:通过优化推广策略,提高干预措施的接受度和应用范围。在一项孕妇营养干预研究中,研究者在项目实施过程中,应用 BCW 评估了干预措施的效果和可推广性,发现该干预措施在提高孕妇营养知识和行为方面效果显著,且具有较高的可推广性。基于此,研究者制定了包括线上课程推广、社区健康讲座和医疗机构合作等多渠道推广策略,有效提高了干预措施的接受度和应用范围。

(王红妹　宋　逸)

第四章 | 循证实践与实施策略

本章数字资源

　　本章介绍实施科学的重要概念:循证实践和实施策略。首先阐释循证实践的概念与内涵、选择与评价,循证实践适宜性调适的必要性、理论基础、操作步骤和报告框架;接着阐明情境在实施循证实践过程中的重要性,并阐述如何识别并应对实施中可能遇到的障碍和促进因素。随后介绍实施策略的开发和制定,以解决实施过程中的障碍因素,促进循证实践的采纳、推广和可持续使用。

第一节 | 循证实践

一、实施科学中的循证实践

　　循证实践强调运用最佳研究证据,结合专业知识以及患者意愿,制定和实施干预措施,从而实现更好的健康结局。循证实践的内容可以包含经验证有效的计划、实践、原则、程序、产品、药品或者政策(图 4-1)。与传统依赖经验或直觉的决策方法不同,循证实践强调科学研究和证据在决策中的主导地位。在医疗和公共卫生领域,循证实践广泛用于提高健康行为和改善健康结局。

　　图 4-1 展示了循证实践及相关概念之间的逻辑关系,阐释了效果评价研究、实施性研究、实施策略和主要实施结果的内涵。其中效果评价研究的重点是验证循证实践是否有用,即验证循证实践本身是否会对临床诊疗、疾病预防或其他健康结局产生显著影响;实施

已被证实有效的计划、实践、原则、程序、产品、药品、政策(7P)	=	循证实践
效果评价研究	循证实践 到底有没有用?	
实施性研究	如何帮助人们最好地使用 循证实践	
实施策略	为帮助使用 循证实践 而做的事情	
主要实施结果	人们使用 循证实践 的程度和效果	

图 4-1　循证实践及相关概念之间的逻辑关系

性研究的重点是如何尽可能好地应用循证实践并提升其在现实世界中的有效性,即如何更有效地开展循证实践从而达到最佳实施效果。实施策略是为促进合理利用循证实践而开发出的干预策略,主要目的是积极、科学地应对循证实践过程中所面临的障碍和促进因素。主要实施结果是指实际应用循证实践的程度与效果,如接受度、可行性、采纳率、渗透率、可持续性等,区别于效果评价研究中常用的临床/预防结果指标。

二、循证实践的选择

　　在卫生健康领域有成千上万被证明对疾病预防和治疗有效的干预措施,事实上大部分公共卫生问题的解决思路都有先例可循,可从卷帙浩繁的既往研究中找到可供参考应用的办法。实施科学正是强调如何将基于证据的干预措施在现实世界进行落实和应用的学科,而选择循证实践是开展实施性研究或实施实践的第一步。下面介绍循证实践的遴选步骤、标准,评估证据强度及操作实例。

NOTES

41

（一）遴选步骤

在实际工作中，遴选循证实践并不是一蹴而就的。在实施过程中若遇到问题，需评估循证实践本身的适宜性，并考虑是否需因地制宜进行调适。遴选循证实践的基本步骤见图4-2。

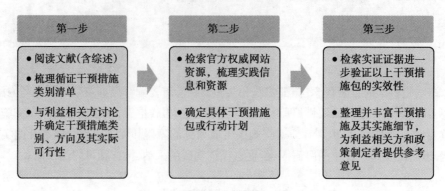

图 4-2 遴选循证实践的基本步骤

第一步：针对特定实践困境，先检索是否已有系统综述总结归纳了解决该困境的有效干预措施，并广泛收集和整理有效的循证干预措施，梳理干预措施类别清单。需要与利益相关者合作讨论，缩小干预措施类别的范围，最后选择与当地环境适配度最高且能有效解决实践困境的干预措施类别。例如，为降低育龄期女性宫颈癌相关疾病负担，先检索相关系统综述，提示有效干预措施类别包括医保报销或政府财政覆盖人乳头状瘤病毒（HPV）疫苗接种、倡导宫颈癌筛查、为重点人群提供健康教育科普、建立医疗人员奖励机制、培训提升医务人员的宫颈癌防控相关业务能力等，随后可与当地利益相关者讨论确定干预措施类别、方向及其实际可行性。需要注意的是，如果通过信息检索无法找到现有解决问题的干预措施，可以参考个案研究报告，或者自行研发创新干预措施解决实践问题。

第二步：在第一步的基础上，检索相关官方权威网站资源，并记录该类别中干预措施的实际应用情况，通常以干预措施包的形式呈现。此类网站往往可提供全面综合的实践信息和资源，如宣传材料、信息化工具、考核指标等，以支持其干预措施的实施。通过针对性地收集干预措施包信息提供具体实施指导，创建干预措施包清单，并与利益相关者合作，进一步遴选确定具体干预措施包。例如，在初步确定宫颈癌筛查这一干预措施类别后，进一步检索并遴选出《宫颈癌筛查计划》这一宫颈癌筛查干预措施包，该筛查计划需搭建基础设施平台，负责提供服务、跟踪异常结果、质量控制和效果评估。该干预措施包还可包括以下干预要素：通知重点人群何时进行宫颈涂片检查并及时告知检查结果，建立并增强供方和需方之间的沟通，确保及时随访异常结果人群等。

第三步：检索干预措施包相关的实证证据，重点关注在特定人群和/或情境中实施后的真实干预效果，例如某干预措施在中国人群中实施的效果。在实证证据检索中，首先重点关注最新的研究成果，随后关注其他研究者如何调整干预措施以及如何在特定人群和情境下实施。最后整理并丰富干预措施及其实施细节，为利益相关者和政策制定者提供参考意见。例如，进一步在 PubMed 和中国知网检索第二步中的《宫颈癌筛查计划》在我国或其他国家的实际应用情况、实效性证据和具体实施细节。

（二）遴选标准

遴选循证实践的目的是确定一项或多项经过验证能够改善健康行为或健康结局的干预措施。这个过程需要结合实际问题，依据科学的遴选标准，确保遴选出的循证实践在实际应用中具有可行性和有效性。本部分将从效果维度、实施维度、公平维度介绍遴选循证实践的标准。

1. 效果维度 评估某干预措施能否有效改善健康结局，效果证据可信度需综合考虑以下几个方面。

（1）研究方法：研究设计、样本量、结局指标等很大程度决定了证据强度，原则上应以证据强度最高的研究方法为佳。随机对照试验是确定干预有效性的"金标准"，但在缺乏随机对照试验证据的情况下，也可考虑来自非随机对照试验、单臂前后对照试验、自然试验的研究证据。除了研究设计，样本量和结局测量工具也是重要评估标准。大样本、经过信效度验证的结局指标通常比小样本、无信效度验证的结局指标的证据强度高。

（2）研究数量和研究结果的一致性：除了方法学，相关研究的数量、某特定干预措施（如患者提醒）结果的一致性也是重要遴选依据。当有多项研究均提示患者提醒可提高目标人群的宫颈癌筛查率，则提示该干预措施效果证据可信度较高；若不一致，则提示该干预措施效果证据可信度较低。

（3）实际效应强度：研究通常以 $P<0.05$ 为统计学差异标准，然而，即使某项干预措施的效果在统计学差异上是显著的，仍不足以支持广泛实施是合理的。比如，某宫颈癌筛查干预措施可使筛查率提高 1%，并在统计学上有意义，但其增幅较小，难以支持在全人群范围内实施该措施。因此，遴选过程应注意干预措施在人群中的实际获益程度。

（4）时效性：在系统综述中，干预研究开展时间和论文发表时间的跨度通常较大。为此要特别关注最新的研究成果，并考虑自发表以来的临床实践指南或社会政治环境是否发生变化，以及这些变化是否会影响干预措施的持续性。

2. 实施维度　评估循证实践在特定情境中的可行性。

（1）可接受度：各级利益相关者对循证实践的认同度、可用性、满意度等的看法和评价。如医护人员对执行手卫生的态度、评价；患者及家属对医护人员接触患者前后进行洗手操作的看法、意见；医院质控部门、感控部门对医护人员洗手依从性和规范性的考核评价。

（2）适宜性：循证实践与实际的实施场景、实施者和目标人群的适合性、相关性、兼容性等。如在医疗资源薄弱、社会经济发展较为落后的国家/地区，推广使用较昂贵的具有护肤功能的新型消毒凝胶可能面临财政压力；故在这种实施现场，使用经济实惠的皂液可能更适宜当地的社会经济背景。

（3）可调整性：为满足实际工作需要，循证实践能被调整、定制、改进或重塑的程度。

（4）采纳度：实施者或组织机构尝试或采纳某循证实践的意图、决定或行动。采纳度可分为三个层次，有使用意愿、计划使用和实际应用。如在医院引进新型消毒凝胶以提高医护人员的洗手依从性，医院感控管理者的采纳度经历了从怀疑消毒凝胶的洗手效果，到部分科室试点论证可行性，最后决定在全院推广实施的过程。

（5）可持续性：在研究或项目正式结束后，循证实践及其带来的效果（如个人健康行为改变）能够长期持续，并自发地融入日常实践中。即使在循证实践的具体形式或内容可能发生了变化的情况下，仍然可以对重点人群的健康继续产生积极影响。

（6）成本：由于实施循证实践而产生的增量成本或实施成本，干预措施的复杂程度不同，导致所需干预成本也不同。实施成本受三个因素影响，特定干预措施的成本、所使用的实施策略以及实施场景等。

3. 公平维度　干预措施可能无法平等惠及所有人群，比如弱势人群在研究中的代表性不足，导致干预措施在弱势人群中的有效性证据有限。为此，遴选循证实践时，需评估所纳入样本的人口统计学特征，证据是否支持干预措施在弱势人群中的有效性，分析评估不同人群之间的效果差异。在前期遴选循证实践的所有步骤环节中，均需考虑循证实践能否促进健康公平性。健康公平性既是循证实践实施效果的评价指标，又是循证实践是否值得推广应用的前提。

（三）评估证据强度

证据是实施科学的基础，可根据证据金字塔来评估证据质量（图 4-3）。理想情况下，用于指导实践或政策的证据应来自高质量的临床实践指南、建议或系统综述、荟萃分析，但有时不易获得此类证据。专家意见、病例报告等虽然数量较多，但证据强度较低（证据金字塔下层）；而荟萃分析、系统综述虽然较少,但属于高质量证据(证据金字塔顶端)。

在公共卫生领域的证据多为研究证据,研究设计质量与证据强度之间有着密切关系。循证实践的关键在于评估证据强度是否足以支持某项干预措施的效果。同时,应优先选择具备可行性,且政治和伦理上都能被接受的干预措施。此外,应避免因财政、时间或人力资源的限制而采纳缺乏证据支持的干预措施。如果没有强有力的证据支持,则须在项目启动时规划有力的过程评价和效果评价,以了解在不同环境下是否有效以及为什么有效。

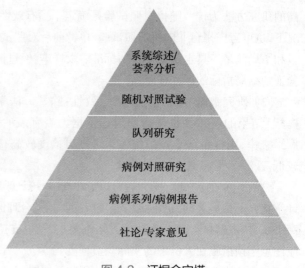

图4-3 证据金字塔

三、循证实践的局限性

首先,循证实践的实施面临许多障碍。尽管在多个领域已经开发出许多经过验证能够改善健康结局的循证实践,但大多数未能得到广泛应用。其原因在于,现有的循证实践开发和测试环境与实际应用场景存在差距,特别是由多种成分组成的循证实践,涉及个人、组织和社会多层面的干预,这对应用环境的匹配要求更高。将循证实践运用到新的场景和人群中需要做适宜性调适。

其次,循证实践本身的内容构成不够明确。在选择循证实践时,实施者往往需要综合考虑干预措施的特征、证据强度以及与目标人群和环境的潜在契合度。虽然一些网站或文献资源明确了特定循证实践的核心要素,但许多资源并未提供具体信息。因此,在评估现有循证实践是否适用于新的环境或人群时,确定哪些要素可以调整,哪些必须保持不变是一个挑战。

最后,由于循证实践过于强调证据的普遍性,难以应对个性化或弱势人群的问题。为此,需要摒弃"一刀切"的模式。重点应识别和解决弱势群体在接受循证实践时所面临的独特障碍,主动调整干预措施,以解决这些不平等问题。

四、循证实践的适宜性调适

(一)循证实践适宜性调适的必要性

成熟的循证实践由于核心组件和功能比较固定,在新的环境和人群中进行推广时可能会缺乏灵活性,无法发挥其最佳效果。此外,循证实践的有效性通常基于随机对照试验的结果,此类试验常因缺乏广泛的人群代表性、对实施环境控制过于严苛、干预措施执行质量比日常环境高等导致其可推广应用性受到质疑。故在实际应用过程中,需对循证实践进行评估和适宜性调适,以应对在现实世界实施过程中面临的复杂情境和影响因素。适宜性调适在促进健康公平方面尤为重要,生搬硬套可能会导致干预措施与实际情境之间的脱节,因地制宜的干预措施才能更好满足特定群体、社区和情境的独特需求。因此,对循证实践本身进行适宜性调适可一定程度上解决健康不平等问题。下面将介绍如何评估循证干预措施及是否需要进行适宜性调适。

(二)相关核心概念

干预修改是指对干预措施的任何改变,包括主动调整和针对突发情况的调整,其涵盖范围广泛,可以新增或摒弃某些基本要素来影响干预的效力和强度,例如在减重干预中加入戒烟相关措施。而干预调整则是在保持循证实践的基本要素和核心功能不变的基础上,有计划地修改设计或实施,以提升有效性和适宜性,例如将不适合视障人士的文字材料调整为广播形式但材料内容基本保持不变。核心功能指的是循证实践的核心要素,而外围组件则是对有效性影响较小的因素。干预保真度则用于衡量实际执行方案与原方案的一致性,包括研究设计、培训和实施等方面,常作为实施性研究的评价指标。

(三)适宜性调适目标

1. 循证实践的评估　在确定适宜性调适的目标并实施调适前,需要对循证实践本身进行评估,用以判断循证实践与当前实施情境及目标人群需求之间的鸿沟。在实施科学中,常用的循证实践评估方法包括利益相关者咨询、定量及定性等研究方法。

(1)利益相关者咨询:评估循证实践适宜性时需咨询利益相关者,了解原有循证实践内容与实际应用情况之间的差距。利益相关者可包括实施者、目标人群、社会组织意见领袖、一线工作人员、机构管理人员和决策者等。他们不仅可指出潜在的实施障碍和干预措施的调适改进方向,而且可以协助确定优先事项和评估维度。比如对某些利益相关者来说,在引入一项新的干预措施时,健康结局可能并不是最至关重要的因素,反而项目的可行性、可接受性、满意度才是最重要的。

(2)定量方法:定量评估方法,如标准化量表调查,可用于评估利益相关者对干预措施的接受度、适宜性、可行性等,即他们是否觉得某干预措施适合某特定人群或环境,以及成功实施的可能性。干预特征认知量表可用于评估干预措施本身,干预措施特征也会影响采纳度和实施效果,例如干预措施与人群或环境的兼容度,干预措施的复杂程度,干预措施对人群是否安全,以及新的干预是否比现行方案更好。

(3)定性方法:定性方法是通过对现象的深入探索和理解,揭示其本质特征、内在规律和意义。不同于定量方法强调数值数据和统计分析,定性方法更注重对文本数据进行深入的解释和分析,以获得对研究问题全面、深入的认识。例如对利益相关者进行个人访谈或者小组访谈,以收集更详细、多层面的文本信息。定性与定量方法可以联合使用互为补充,也可分别独立应用。

2. 适宜性调适目标的设定　完成循证实践评估后,需要与利益相关者共同制定适宜性调适的目标。调适目标的设定要考虑以下几个维度。

(1)人群适配度:将循证实践应用在不同人群时,需要考虑人群特征及循证实践和人群的适配度,以提升其在目标人群中的可接受性。许多循证实践经过适宜性调适后,可广泛适用于不同的年龄、性别或社会文化背景的人群。例如,原本基于非洲人群开发的人类免疫缺陷病毒(HIV)自我检测推广干预措施,经调整后也能有效推广至我国 HIV 感染高风险人群。

(2)文化适配度:将循证实践应用到不同人群中时,应考虑当地民俗、目标人群的社群文化及相关影响因素。文化适宜性调适是指从语言、文化和环境因素等维度对循证实践进行科学系统的调整,使其与目标人群的文化习俗和价值导向相兼容。由于干预措施开发及评估中通常忽略边缘人群及其社群文化,故其在边缘人群中的适用性有限是实施科学领域重点关注及需要解决的实施问题,需通过文化适宜性调适以提升干预措施的适配度。循证实践的文化适宜性调适包括表层调适(surface adaptation)和深度调适(deep adaptation)。表层调适是指对目标群体呈现的社会和行为特征做出的调适,包括语言适配;而深度调适则强调文化、社会、心理、环境和历史背景等因素的匹配,比如了解当地的社会规范(如性别角色、家庭结构)和文化信仰(如与精神疾病相关的社会污名),并将以上相关因素有机融入循证实践中,以提高干预措施的文化敏感性,从而促进实施和改善健康结局。

(3)情境适配度:由于实施地区的政策背景、实施机构内部政策条件、基础设施及人员配备等客观因素,60% 以上的循证干预措施均需在实施前进行适宜性调适。例如,由于资金和人力等资源有限,实施机构可能将原来的个人干预模式调整为小组干预模式,或者将线下实施改为线上实施。

(四)适宜性调适的理论基础和步骤

1. 适宜性调适的理论基础　适宜性调适设计模型(model for adaptation design and impact,MADI)是常用的适宜性调适理论模型,该模型可指导评估调整后的干预措施对结局的影响,探究调整过程中不同实施结局之间的关系。例如调适之后干预措施可行性可能有所提升,但其保真度会降低。该模型分为以下三大模块(图 4-4)。

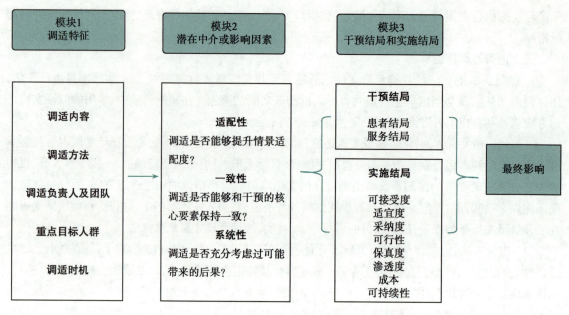

图 4-4　适宜性调适设计模型

（1）调适特征：①调适内容，包括要素、功能等；②调适方法；③调适负责人及团队；④重点目标人群；⑤调适时机。

（2）潜在中介或影响因素：模块 2 中的因素，可以帮助探索调适行为带来证明或者负面影响的可能性。这些因素包括：①适配性；②一致性；③系统性。

（3）干预结局和实施结局。

2. 适宜性调适和修改报告框架　适宜性调适和修改报告框架（framework for reporting adaptations and modifications-expanded，FRAME）可为系统性汇报调适和修改过程及结果提供思路，该报告框架包括 8 个方面：①何时在实施过程中进行了适宜性调适（即调适时间）；②适宜性调适是有计划的、主动的，还是计划外的、被动的；③哪些利益相关者参与了调适决策，以及如何调适循证实践；④调适了哪些部分，如调适的是干预内容还是交付方式；⑤在哪些层面做了调适，如个人、组织、机构和系统层面；⑥干预内容修改的性质，如调适外围组件、新增或摒弃某些要素、加强或缩减实施频率和强度等；⑦调适前后核心要素和功能异质性，即保真度；⑧进行调适的原因。

此外，还可汇报调适的主要驱动因素，如社会政治因素（文化与政策背景）、机构场景因素（机构经费和人员配备等），供方因素（性别、民族或专业技能等）或需方因素（个人收入或健康素养等）。适宜性调适信息收集方法包括观察法、自我报告法和访谈法（表 4-1）。

表 4-1　适宜性调适信息收集方法总结

信息收集方法	优点	缺点	最佳适用场景
观察法	相对准确，尤其是在多次客观观察的情况下	费时费力；需要专业培训的观察者	有充足时间和资源；需要精确地了解记录适宜性调适的真实情况
自我报告法	相对较快；可以以书面形式进行多次评估	信息相对较粗浅、信息量有一定局限性	可在开展问卷调研或反馈时
访谈法	频次较少；访谈者可生成文本记录	一线工作者可能有倾向性地报告或隐瞒部分信息	适用于需要对调整情况进行一般性总结时；或需对原因和方法更深入了解时

第二节 │ 实施策略的开发与制定

一、实施策略的概念

（一）实施策略的类型

实施策略是将循证实践的核心内容付诸行动的手段,是解决"如何做"(how to do)的问题,即如何让循证实践得到实际应用。实施策略可以分为三种类型:离散型、多元型和混合型。离散型策略指单一的策略,如在电子健康信息记录系统中设置自动提醒,提示医生进行特定操作;或通过培训会议向医护人员传达新的循证实践指南。多元型策略指多个单一策略相结合的实施策略,如将技术援助和人员培训结合起来,在为当地提供技术和设备的同时对当地人员进行培训,确保工作人员能够正确地使用这些设备。混合型策略相对复杂,通常针对多重障碍和需求,将不同层级的多个单一策略交织在一起形成一个完整的实施策略包。例如,全面的慢性病管理计划通过结合患者教育、个性化治疗、数据监控等措施,形成针对患者、医护和医疗系统多个层级的实施策略包,旨在全面改善患者的健康状况。需要注意的是混合型策略肯定会涉及多个策略,但并非所有多元型策略都属于混合型策略。

（二）实施策略的目标

实施策略的目标是确保循证实践能够在不同的环境和人群中成功推广、执行并持续使用。在以往的实践中,策略制定者往往倾向于依赖已有的惯例或使用"一刀切"的方法来推广循证实践。但这两种方法都未充分考虑实施环境的独特性,也无法灵活应对不同干预对象和利益相关者的偏好与需求,导致实施过程中面临诸多挑战。若实施循证实践过程未考虑以上因素,其实施效果可能远低于预期。实施策略通过克服实施过程中可能遇到的障碍,如人员培训不足或文化层面的不适应等,推进循证实践成功实施。

（三）循证实践和实施策略的关系

循证实践是经过科学验证有效的干预措施,可以是一种新的治疗方法、预防措施或者健康促进方案,通常被用来改善健康结局。实施策略则是将循证实践具体应用于临床或社区环境中的方法和手段。简单来说,循证实践是"做什么",而实施策略是"如何做"。例如,服用抗逆转录病毒药物是一种循证实践,研究显示定期服用抗逆转录病毒药物可以有效遏制 HIV 在体内的复制,从而预防 HIV 的进一步传播。然而,要让这一循证实践在特定社区成功实施,需要采用一系列的实施策略,例如培训社区卫生工作者,确保他们了解药物的作用和正确的使用方式;在感染者群体内进行教育宣传活动,介绍预防和治疗 HIV 的重要性,以提高目标人群的认知。通过这些实施策略,循证实践(即抗逆转录病毒药物的使用)才能得以有效推广和执行。实施策略不仅可以帮助循证实践的落地,还能提高循证实践的接受度和可持续性,从而实现更好的健康结局。

虽然循证实践和实施策略的定义与概念有所不同,但它们都可以看作是针对目标群体的干预,实施过程本身就是一种干预。循证实践是经过科学验证有效的直接作用于健康问题的干预,而实施策略则是为促进循证实践有效执行的间接干预。尽管人们可以在语言上将循证实践和实施策略区分开,但在实际操作过程中,两者之间存在潜在的重叠,例如当有足够证据证实实施策略的效力和效果时,它也可被视为循证实践。

二、实施过程影响因素

（一）实施情境评估

情境是循证实践实施过程中不可忽视的因素,它决定了某种循证实践能否顺利推行。情境通常是多层次的、广泛的、动态变化的。在一个情境下顺利开展的干预措施,可能在另一个情境下并不适用。事实上,正是由于实施情境存在差异,许多循证实践难以被直接复制或推广。因此,研究和理解情境对于解释循证实践成功或失败的原因至关重要。

影响实施的情境因素可分为障碍和促进因素。障碍因素往往给实施过程带来困难,比如经费和人员不足。促进因素则是那些有助于推动实施过程顺利进行的条件或资源,如强有力的领导支持或充足的培训资源。

一般来说,实施情境有以下四个特点。

1. **多层次性** 情境并非单一的因素,而是由多个层次的因素组成的。例如,个人、组织、社区和政策层面的因素都可能影响实施过程。

2. **双重作用** 情境因素既可以成为实施的障碍因素,也可以成为促进因素。例如,同样的组织文化,在某个环境下可能推动实施,而在另一个环境下则可能阻碍实施。

3. **动态变化** 情境因素并不是一成不变的,而是随着时间的推移而变化的。这意味着同一个因素在某个时间点可能是实施的障碍因素,但在另一个时间点可能是促进因素。

4. **可变性与不可变性** 一些情境因素是可以通过策略调整而改变的,例如培训可以提高工作人员的能力;而另一些情境因素则是无法改变的,比如既定的法律法规或地理位置。

(二)识别影响因素

准确识别影响循证实践实施的障碍和促进因素至关重要。这里介绍一套系统识别实施过程中障碍和促进因素的流程。该流程可帮助研究者和实施者在制定实施策略时不遗漏关键影响因素,并明确应优先解决的因素,从而提升实施的成功率。该核心流程包含以下四个主要过程:①集思广益;②使用理论框架;③收集新数据;④影响因素的排序。

第一步:集思广益。指团队成员和利益相关者基于以往的实施经验、服务需求以及已发表的文献,共同梳理出可能影响实施的因素。仅依靠研究人员的讨论可能会遗漏某些关键影响因素,或提出一些不符合实际情况的建议。因此,将集思广益成果与已有的文献资料进行交叉核对,有助于全面梳理出相关影响因素。

第二步:使用理论框架。实施科学知识体系中有多个理论框架可供分析和梳理影响实施过程的潜在因素。采用这些理论框架,实施者能够更系统地识别、分析和解释实施过程中可能遇到的挑战。例如,在乌干达,HIV 感染者面临较高的心血管疾病风险,高血压是心血管疾病的主要风险因素。根据专家建议,某研究小组在乌干达的艾滋病诊所内实施了艾滋病和高血压的整合护理模式,为就诊者同时提供高血压和艾滋病两种疾病的诊断和治疗服务。然而,项目实施后,在该诊所 1 649 名感染HIV 的高血压患者中,仅有 24% 的人成功控制了高血压。这一结果表明,虽然整合护理作为循证实践在诊所内被采用执行,但效果不佳,研究者需进一步理解实施情境,重新规划实施策略,以提高实施效果。为此,研究者采用 CFIR(详见第三章第二节)分析和总结了将高血压筛查和治疗纳入乌干达东部艾滋病诊所的障碍和促进因素(表 4-2)。

表 4-2 CFIR 识别循证实践中的障碍和促进因素

维度	内涵	影响因素举例
变革	被实施的循证实践,如药物、医疗设备、行为改变干预、服务、技术等	促进因素:在艾滋病诊所提供高血压护理服务简单易行
外部环境	组织所处的经济、政治和社会环境	障碍因素:缺乏在高血压/HIV 感染综合治疗中应遵循的具体标准操作程序或指南;缺乏针对高血压/HIV 感染整合护理服务的政策倡导
内部环境	实施过程中组织内部的结构特征、组织关系、组织文化和可用资源等	促进因素:高血压/HIV 感染整合服务与艾滋病诊所现有的工作流程相兼容和适应 障碍因素:许多 HIV 感染者不知道该诊所提供高血压服务,因此服务需求量很低;与 HIV 护理相比,医护人员对高血压管理的重视程度相对较低

维度	内涵	影响因素举例
个体特征	可以解释个人行为变化能力的概念,这些变化是支持实施工作的必要条件	障碍因素:HIV 诊所的部分医护人员,缺乏治疗高血压的知识,对自己开具高血压药物处方的能力缺乏信心
实施过程	为实现实施目标而执行的活动	障碍因素:高血压/HIV 综合治疗的准备和规划不足;医护人员和患者对高血压/HIV 整合护理的认识普遍较差

第三步:收集新数据。这是全面识别影响因素的重要步骤。由于影响因素大多是多层次、多维度的,在某个特定实施情境里可能有一定独特性,故需收集定量和定性数据。新的数据可以在实施前和实施过程中收集。具体的数据收集方法将在第六章中详细介绍。

第四步:影响因素的排序。优先考虑对实施最重要且可以改变的因素。下文将详细介绍如何确定影响因素的优先排序。

(三) 影响因素的优先排序

确定实施过程的关键影响因素之后,实施者会面对一系列复杂且多样的障碍因素。时间和资源的限制意味着实施者无法同时解决所有问题。因此,实施者需对影响因素进行整理和排序,从而更有效地处理最关键的障碍,确保实施顺利进行。

影响因素的优先排序可以从两个维度进行评估:重要性(importance)和可改变性(changeability)。重要性是指确定某一因素与实施之间的因果关系的强弱,即该因素是否是实施的必要条件。例如,某一障碍因素的存在是否必然阻碍最佳策略实施? 该因素与实施效果的关联性和一致性如何? 在成功实施中,该因素是被克服了还是依然存在? 可改变性是指改变一个影响因素的难易程度。在具体实践中,实施团队可以根据需要投入的时间、资源和努力程度进行判断。

对影响因素进行排序时,首先应优先考虑那些相对容易改变且重要的因素(图 4-5)。这些因素往往能在短期内对实施产生积极影响和有利条件。其次,较难改变但非常重要的因素也不容忽视(如实施环境、领导参与度等)。这些因素通常对实施成败至关重要,因此即使改善此类因素可能需要投入较长的时间和资源,仍然应优先处理。再次,某些因素可能很容易改变,但与实施的因果关系较弱,或者不直接影响实施效果,不属于关键因素,可以看作次要因素。最后,那些影响较小且难以改变的因素通常不会被列为优先考虑的对象,实施团队可以将这些因素暂时搁置,集中精力处理更为关键的问题。

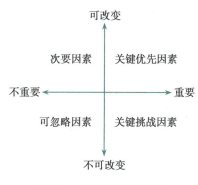

图 4-5　影响因素排序工具

三、实施策略的开发和制定

实施策略的开发和制定是实施科学的重要部分。通过上文的步骤,确定影响因素的排序后,需针对优先级别高的影响因素开发实施策略。实施策略通过解决障碍因素并增强促进因素的方式,使得循证实践更好地被采用和执行。本节将介绍如何根据影响因素来匹配选择实施策略,以及如何让实施策略更具可操作化。

(一) 实施策略匹配工具

CFIR 用于确定实施过程中的障碍和促进因素,实施变革专家共识(expert recommendations for implementing change,ERIC)则提供了较全面的实施策略列表。在 CFIR 和 ERIC 的基础上,开发出了 CFIR-ERIC 实施策略匹配工具,使用者可以针对特定的障碍和促进因素,选择适合的实施策略。CFIR-ERIC 实施策略匹配工具共列举了 9 个策略类别的 73 个实施策略,这 9 个策略类别包括:评估和迭代策略、互动性支持策略、因地制宜调适和定制策略、利益相关者合作策略、培训和教育策略、临床医生支持策略、目标人群参与策略、经济或激励策略、改变优化基础设施策略。实施策略的开发和选择不仅要考虑到组织内外的具体需求,还要具备灵活性,以适应不断变化的实施环境和新的挑战。实施策略的设计还应基于循证原则,参考现有的成功案例,确保策略具有实用性和可操作性。执行策略时,团队应持续评估其效果,并根据实际情况进行调整和优化,最终推动循证实践的成功实施。

例如,在撒哈拉以南非洲地区 HPV 疫苗接种率显著偏低,这与该地区宫颈癌高发病率和高死亡率形成鲜明对比,该国青少年女孩的接种率面临多重挑战。这些挑战主要包括社会文化障碍、医疗资源不足,以及在疫苗推广过程中遇到的复杂局面。一篇范围综述对撒哈拉以南非洲地区提高 HPV 疫苗接种率的实施策略进行了系统分析。所有纳入的研究都表明,为了有效应对这些挑战,研究者们普遍采用了多元实施策略,即结合了两种或两种以上的策略。这些策略包括建立联盟、改变服务地点、召开教育会议、分发和编写教育材料、分阶段扩大实施规模、使用大众媒体、定制策略和获取新资金等。在这些策略中,"培训和教育利益相关者"尤为关键。知识的缺乏,尤其是对 HPV 及其疫苗的了解不足,是推广过程中面临的主要障碍之一。通过广泛的教育和培训,这些策略有效地提高了利益相关者对疫苗重要性的认识,增强了社区和医疗人员的支持力度。另一关键策略是改变服务地点,属于"改变基础设施"类别中的核心措施。这一策略特别关注在传统医疗机构之外的场所,例如在学校提供 HPV 疫苗接种服务,以提高可及性。这种改变不仅缓解了医疗资源紧张的问题,还使得疫苗接种更容易被目标群体接受,提高了参与度。此外,在"调整和定制策略"类别中,促进适应性和定制策略是应对当地特殊情况的重要措施。撒哈拉以南非洲地区的疫苗推广需要针对文化背景不同、资源有限、医疗设施不足和知识匮乏等问题进行灵活应对。例如,文化适应性沟通策略的应用,有助于在疫苗接种的过程中赢得目标人群的信任和支持。

(二)规范实施策略报告

确定实施策略后,下一步是通过命名、解释和具体规划来细化策略方案。由于实施策略本质上是一种复杂干预,因此常常难以清晰描述、定义和测量。这种复杂性可能导致实施团队在执行策略时遇到沟通不畅或理解不一致的问题。为避免这些问题,团队需要为每个实施策略命名,并明确其具体内容和操作细节。这不仅能够帮助团队成员熟悉他们的任务,还能确保他们知道与谁合作、在何种情况下采取行动以及活动的频率。通过这种方式,团队能够就实施策略的关键要素达成共识,从而提高执行效果,减少实际操作中的偏差。同时,清晰的命名和定义为后续的评估和改进提供了依据,使团队能够更好地监测和调整策略,确保其有效性和适应性。为此,Proctor 等人提出了实施策略报告框架,该框架由以下三个部分组成。

1. **命名** 为策略赋予名称,可以参考实施变革专家共识(ERIC)中的现有术语列表,并将其调整为实施环境中熟悉的语言,或补充不在该列表中的策略。

2. **定义** 详细描述策略的内容,以便团队和利益相关者理解计划的核心内容,这也方便其他希望从中学习经验的人了解正在进行的工作。

3. **具体说明** 明确策略的关键组成部分,包括行动者、具体行动、行动目标、时间、剂量、实施结果以及理论依据。

(三)多阶段优化策略

循证实践和实施策略通常是多因素、多维度的复杂干预,很多时候人们无法明确哪些因素是有效且必要的,哪些因素是冗余甚至起反作用的,故需识别复杂干预中的有效要素并明确如何搭配组合是最经济有效的。多阶段优化策略(multiphase optimization strategy,MOST)是实施科学中一个重要的方法学理论框架,适用于分析多因素、多层次、多维度的复杂行为干预。MOST 用于明确多因素干预方案中的关键要素,通过析因设计去除无效或作用不大的干预要素,从而提升干预方案的有效性、可推广性并降低相应成本。

循证实践和实施策略都可以通过 MOST 进行优化和改进,提升干预的成本效果。优化干预需要在干预的有效性和其他方面之间找到平衡,包括干预的成本效果、可推广性和效率。具体来说,干预的成本效果指这个干预措施是否在尽可能少的预算内,产生了尽可能大的效果。可推广性指干预措施是否可以在不同的地方使用,而不需要大幅调整。效率则是指干预措施是否只包含那些真正有帮助的部分,没有多余的部分。

MOST分为三个阶段:准备阶段、优化阶段和评估阶段(图4-6)。准备阶段为优化干预措施奠定基础,该阶段包括开发(或改进)概念模型、确定可能的干预组分、进行预实验以及确定优化标准。在优化阶段,研究人员通过随机优化试验,测试不同的干预组分及各要素搭配组合的干预效果是否达到预期目标(如用尽可能合理的经费和时间投入,达到最理想的效果)。在评估阶段,通常会用一项标准的随机对照试验(RCT),将优化后的干预措施与对照组进行比较,以验证优化策略的效果。

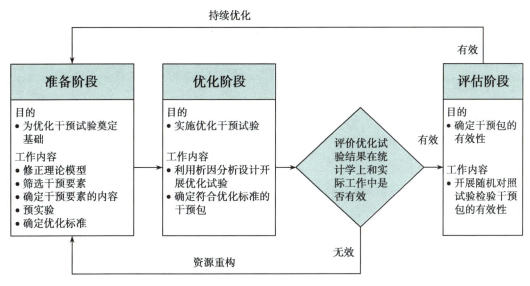

图4-6　多阶段优化策略

以电子药盒为例,电子药盒是一种帮助患者按时服药的设备。传统的方法可能会直接用RCT来测试这个药盒的整体效果,例如比较使用电子药盒的患者与不使用的患者在按时服药上的差异。在MOST指导下,研究者首先进行前期研究,找出电子药盒中哪些功能最为有效。随后,通过测试多种功能排列组合的效果:比如发送提醒、记录服药时间、与医生共享数据等,分析出最经济有效的功能搭配组合。最后,根据分析结果把以上功能组合在一起,并使用传统RCT对比评估其效果。

实施策略制定和开发只是开始,系统地评估实施策略的效果能够更好地了解哪些方面有效,哪些需要改进。这种反馈机制有助于人们在实际操作中及时调整策略,确保其在不同环境和情况下的适用性。此外,评估过程为未来的实施工作提供宝贵经验和参考,因此实施策略的评估应当是一个持续循环的过程,以确保循证实践不断迭代和优化。

四、制定过程要点

(一)健康公平

健康是人类的基本权利,世界卫生组织(WHO)提出"不分种族、宗教、政治信仰、经济或社会条件的社会成员都应享有可能达到的最高标准的健康权利"。因此减少健康不平等,保证社会全体成员获得公平有效的卫生服务是政府在卫生领域的重要目标之一。

健康公平是实施科学的核心关注点,其概念贯穿于实施科学的理论基础、实施环境、实施策略及实施结局。在实施科学中融入健康公平的视角,不仅要求关注特定人群的需求、文化和背景,还需深入分析和理解可能导致健康不平等的各种因素。此外,以健康公平为中心的实施策略依赖于更多利益相关者的深度参与和合作,充分利用现有资源,制定共同目标,整合知识和行动,从而实现干预措施获益的公平分配。下面将简要探讨如何在制定实施策略时融入对健康公平的考量。

1. 综合考虑社会决定因素与实施策略 在实施科学的情境评估中,除了准确识别影响实施的障碍和促进因素,还应关注并识别影响更广泛深远的社会决定因素。这些因素可能影响实施策略的采纳度、接受度和适宜性,从而导致实施效果的差异。在制定实施策略时,应将这些社会决定因素纳入考量,采用能够有效解决健康差距的实施策略。

2. 融入健康公平测量指标 现有的实施策略测量指标主要集中在健康状况差异的评估上,尚未直接衡量导致健康差异和影响健康公平性的关键因素。为了评估实施策略是否能成功改善群体层面的健康公平性,需要扩展传统的测量指标(例如行为风险因素、死亡率等),并更加关注上游因素,例如识字率、失业率、监禁率以及住房支出占家庭收入的比例等。为了更全面地衡量公平性,还需考虑实施情境中的历史因素,以及生命历程中深刻影响健康公平性的多层次指标。具体的衡量标准可参考 2022 年实施科学专家们根据结果导向责任制理论提出的四类公平性和实施科学衡量指标,其中第一象限为最低测量标准,第四象限为最高测量标准(图 4-7)。

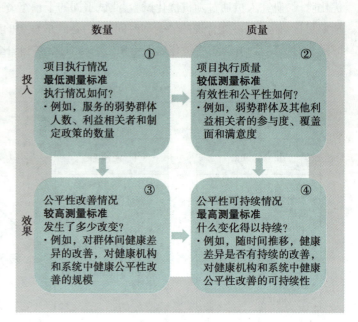

图 4-7 公平性和实施科学的四类衡量标准

3. 实施科学公平性理论基础 尽管目前已有超过百种理论模型可以指导实施性研究,但只有少数模型明确关注健康公平性。为了推动健康公平和实施科学的发展,需要探索现有理论模型中的不足,并分析如何改进模型,以纳入对健康公平的考量。这项分析可以从以下几个方面进行评估:①健康公平是否是理论模型的核心关注点(例如,健康公平是否是实施的最终目标);②是否关注社会决定因素;③模型中是否包含一套核心的健康公平定义和测量标准;④模型是否适用于资源丰富或匮乏的环境;⑤模型中弱势群体和社区利益相关者的代表性。

4. 为弱势群体设计和制定实施策略 弱势群体在面对健康风险时更加脆弱,例如老人/儿童、低收入群体、医疗卫生资源不足的农村和偏远地区居民,以及残障人士等。确保弱势群体被纳入健康服务是评估实施策略中人群代表性的重要指标。因此,实施策略的开发和使用应考虑各级利益相关者的意见,特别是弱势群体社群代表。弱势群体社群代表的参与可以帮助研究者理解该群体的需求及可能影响实施的因素。

5. 与健康领域之外的部门合作 人群健康在很大程度上受到社会和经济因素的影响,需要健康服务相关部门之间的密切合作。同时,健康差异的重要影响因素广泛存在于医疗保健和公共卫生之外的领域,如学校、社区和司法系统等,与它们的合作对于保障健康公平至关重要。

(二)社群参与

社群可以分为狭义和广义两种定义。狭义的社群是指受特定健康问题影响的目标群体,强调这些群体在自身健康维护和促进中的重要性,参与相关健康项目能够直接改善其健康状况。广义的社群则包括所有与该健康问题相关的利益相关者,如政策制定者、公共卫生医师、医务人员和科研人员等,强调在解决人群健康问题时各方的作用。尽管目标群体是自身健康的第一责任人,但在卫生政策和健康项目的推进中,他们往往处于弱势地位,因此需要特别关注对其赋能。社群参与是通过利益相关者的合作来解决健康问题的过程,其核心在于建立相互信任的关系和长期合作的机制。有效的社群参与需要各方共同决策、承担责任,并深入理解社群文化,以推动更广泛的健康影响。社群组织则是由个人或群体自愿组成的组织,通过协调资源和行为来实现共同的社会、经济、文化或政治目标,在推动社会合作、资源分配和解决问题方面发挥着重要作用。

社群参与在循证实践和实施策略制定过程中至关重要,它能确保干预与实施策略的可行性和适宜性;且社群具有独特的个人经验和视角,有助于明确健康需求,利用民间智慧提出切实可行的解决方案。故通过赋能社群、动员社群参与,可以提升目标群体对实施策略的接受度和信任度,最终达到提高实施效果、改善人群健康的目的。此外,社群参与还能增强目标群体对健康决策过程的理解和支持,有利于持续性实施并推广应用到更广泛的地区与人群。

1. 理论基础　主动社群参与(active community engagement)是指社群成员积极参与到社群事务、决策过程和活动中的行为和态度。这种参与不仅仅是被动地接受信息或服务,还包括积极地参与讨论、贡献想法、提供反馈,并共同努力解决社群面临的问题。关键特点包括参与决策、合作与共创、持续参与和赋权与责任。参与决策是指社群成员代表有机会并愿意参与到影响群体的决策过程,包括公共政策、社区发展、健康项目等领域的决策。合作与共创是指社群成员与利益相关者(如政府机构人员、非政府组织人员、医疗机构人员等)进行合作,共同制定和实施解决方案。持续参与不仅限于特定事件或项目,而是持续的、长期的互动过程,以确保社群的需求和利益始终得到关注和保护。赋权与责任则是指通过参与,社群成员不仅增强了自身的能力和影响力,也承担了推动社区积极发展的相应责任,他们不仅是被改变的目标群体,更是推动者。社群参与式研究(community-based participatory research,CBPR)是最广为人知、以社群参与为基础的研究导向型理论框架,强调研究过程中的平等合作与伙伴关系。在这种方法中,研究人员与社群代表和成员共同参与研究的各个阶段,包括研究问题确定、研究设计、数据收集、分析和研究结果传播等阶段,其核心原则是将社群视为合作伙伴,而非单纯的研究对象。该理论框架虽是以研究为主,但其最终目标是通过促进社会变革,提升人群健康、消除健康不平等,故具有普适性。

2. 社群参与的设计原则　社群参与成功与否受多方面因素影响。在设计、实施和评估社群参与活动时需考虑以下几方面:社群参与开始前需考虑的事项;促成社群参与的必要条件;确保社群成功参与的因素。下面分别进行阐述。

(1)社群参与开始前,需明确目标和群体。首先,确定社群参与目的,例如收集数据信息,或是征求建议和反馈完善项目设计与实施,或与社群建立合作伙伴关系、共同决策的机制。其次,明确主要参与群体,如特定患者群体、少数民族、低收入群体,或特定机构如社区组织、学校或司法系统。最后,动员社群时可能面临的文化、经济和社会网络等方面的挑战。例如,在一些贫困地区,推行健康饮食或运动计划时,由于当地居民长期习惯于廉价高热量食物,且缺乏经济条件参与健身活动,项目的实施可能受到抵制或参与度低。因此,需深入了解当地文化、经济状况、社会规范和政治结构,从社区角度权衡参与的利弊,力求在项目成功实施与不损害群体利益之间找到平衡点。

(2)促成社群参与的关键在于建立信任和取得意见领袖的支持。首先,遵循尊重、诚信和透明原则。深入社群、建立联系,构建信任并取得意见领袖的承诺与支持。在为群体做决策时,意见领袖需充分了解项目的影响和潜在风险,以便作出平衡利弊的决定。其次,严格执行医学伦理标准至关重要,确保决策者知晓参与可能带来的潜在危害。历史上,违反伦理标准的事件,如塔斯基吉梅毒实验(1932—1972),研究进行期间,研究人员在已知青霉素为梅毒的标准治疗用药(1947)的情况下,仍不对感染梅毒的患者进行治疗,甚至企图阻止患者接受青霉素治疗,对研究参与者造成巨大损害,最终被大众媒体揭发。此事在相关社群中造成了长期的不信任,严重影响了后续的社群动员。

(3)确保社群成功参与的因素包括建立稳定的合作伙伴关系、尊重多样性和实现长期参与。首先,通过意见领袖或其他决策者与社群建立稳定的合作伙伴关系,伙伴关系应基于共同目标的相互合作与责任共担。公平的伙伴关系和透明的权力分配机制有助于赋权社区,提升参与者的价值感,并为社区创造学习和能力提升的机会,从而转化为参与的内驱力。其次,尊重社群内部多样性,为不同亚群体提供参与的机会。由于不同民族、年龄、性别、区域的人群可能对特定健康问题的关注点不同,例如,老年人群体可能更关注慢性病管理和老年健康问题,而年轻人群体可能更注重心理健康、压力管理和亲密关系问题。因此,社群参与的过程、策略和方法应因地制宜,提升不同背景群体的参与感。最后,长期的社群参与和伙伴关系最有可能改善人群健康状况,但这依赖于识别和动员社群资产(community assets)与优势,并提高其决策能力和资源拓展能力,这包括动员个人、机构及资源网络,并通过提供专家支持和培训,增强社群的能力建设和基础设施。

(吴 丹　孙 鑫)

NOTES

第五章 | 研究设计

本章重点探讨实施性研究的设计类型。首先,根据侧重于评估干预的效果还是实施策略的效果,实施性研究可以分为复合Ⅰ型、Ⅱ型和Ⅲ型设计。本章将介绍这三类复合设计的特点和应用。其次,考虑到政策、伦理等带来的研究可行性问题,本章还会详细阐述实施科学中广泛使用的随机对照研究和准实验设计,以及这些设计的实施过程。

第一节 | 实施性研究的复合设计

实施性研究通常分为复合Ⅰ型、Ⅱ型、Ⅲ型三种研究设计类型,分别从循证干预的效果、实施策略的效果,以及同时结合两者的角度出发,探讨干预措施的实际应用情况(图5-1)。国内研究人员较多采用实施性研究的复合Ⅰ型设计,重点关注循证干预的有效性,在此基础上探索其在实施过程中潜在的障碍和促进因素。随着国内外学者在实施科学领域的深入交流,复合Ⅱ型和Ⅲ型设计在未来的实施性研究中将会越来越得到关注,并得到广泛使用。下面将重点对三种复合设计进行详细介绍。

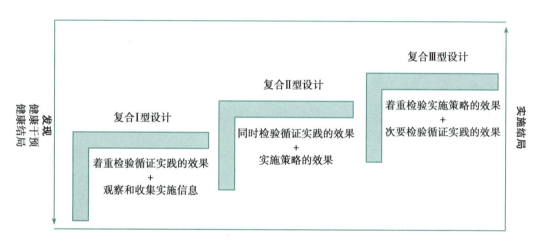

图 5-1　实施性研究的三种复合设计类型

箭头方向表明不同类型设计的侧重方向:从左至右上的箭头表明,从复合Ⅰ型设计至复合Ⅲ型设计,对实施策略和实施结局的侧重变大,更重视循证实践的实施;从右至左下的箭头表明,从复合Ⅲ型设计至复合Ⅰ型设计,对健康干预和健康结局的侧重变大,更重视循证实践有效性的评估。

一、复合Ⅰ型设计

(一)复合Ⅰ型设计的概念和适用场景

实施性研究复合Ⅰ型设计(type Ⅰ hybrid design)是一种将临床有效性研究与初步实施性研究相结合的研究设计。这种设计包含主要和次要两部分内容,主要部分是有效性研究,次要部分是收集实施过程数据的实施性研究。在有效性研究部分,研究人员会按照临床试验设计,如随机对照试验或准实验设计,来评估干预措施的效果;而在实施性研究部分,则会通过访谈、观察等方式初步收集关于实施过程的数据,广泛识别实施过程中的障碍和促进因素,为将来优化干预措施提供证据。

与传统临床试验相比(即解释性随机对照试验),复合Ⅰ型设计也致力于探究干预措施对健康的影响。传统临床试验是复合Ⅰ型设计的重要基础,为其提供了干预效果研究的思路和方法。比如在研究一种新的疫苗时,两种设计都需要观察疫苗的预防效果。但是,传统临床试验更注重在理想、严格控制的条件下,如设置严格的受试者纳入排除标准,以测试干预措施的效果,主要评估干预能否预防或治疗疾病。复合Ⅰ型设计更广泛用于真实场景下,即纳入排除标准没有传统临床试验那么严苛,而且,除了关注干预效果,还会在研究过程中收集干预在真实场景下实施的相关信息,比如人们对疫苗接种的接受程度、接种过程中遇到的困难等。因此,复合Ⅰ型设计的核心是在评估干预效果的同时,也把初步探索干预在现实场景中的"可实施性"作为次要研究内容,以便为干预后续在场景中更好地实施提供参考依据。同时,复合Ⅰ型设计适用于当一种预防干预措施的有效性证据还比较有限,需要进一步评估其效果,同时也需要探索其如何更好地在目标人群和场景中实施。

(二) 复合Ⅰ型设计的应用

某研究机构设计了一种新的预防青少年肥胖的干预措施,如"个性化营养配餐和定期体育活动"的综合干预方法,但尚不清楚它在实际应用中的效果,也还需要明确该采用哪些青少年更容易接受的干预实施策略,此时就可以采用复合Ⅰ型设计。在研究过程中,可以同时回答以下问题:这种干预措施在青少年群体中能有效预防肥胖吗? 在实施过程中,青少年、家长和学校对该干预的接受程度如何? 有哪些因素会阻碍或促进该干预的实施,是时间安排问题,还是资源不足的问题? 通过这样的研究,既能了解干预效果,又能为后续大规模推广干预措施提供实践经验。

(三) 复合Ⅰ型设计的价值与挑战

实施性研究复合Ⅰ型设计的价值在于,在主要评估干预措施有效性的基础上,进一步描述实施的整个过程中,该干预措施需要如何适应实施的情境,人员和场景如何支持该干预措施的实施等,为干预措施的进一步优化和实际应用提供全面信息。然而,这种设计也面临着一些挑战,如研究资源有限、数据收集和分析复杂等。此外,如何确保两部分研究的独立性和互补性也是研究人员需要关注的问题。

二、复合Ⅱ型设计

(一) 复合Ⅱ型设计的概念和适用场景

实施性研究复合Ⅱ型设计(type Ⅱ hybrid design)是一种将有效性研究与实施策略研究相结合的研究方法,也就是说它侧重于在评估干预有效性的同时,也需要明确评估实施策略的效果。换句话说,复合Ⅰ型设计更关注干预有效性,其次关注实施策略,而复合Ⅱ型设计对两个核心内容同等关注,即验证干预的有效性的同时,也评估实施策略的有效性。在设计中,复合Ⅱ型设计通常需要将有效性研究(如随机对照试验、准实验设计)与实施策略研究(如过程评价)在一个研究中同时进行。在数据收集过程中,需要通过整合来自不同研究部分的数据,提供对干预及其实施过程的全面理解。最后,还可以根据实施策略的评估结果,根据需要对干预或实施策略进行调整和优化,以提高其在实际应用中的效果。

复合Ⅱ型设计通常适用于当干预措施在某些场景或人群中有一定效果,但在当前研究场景或人群中效果不确定,且需要了解当前环境下实施策略有效性的情况。例如,某种预防老年人跌倒的干预措施在城市社区效果不错,但在农村地区效果未知,且针对农村地区设计了新的实施策略,此时用复合Ⅱ型设计,既能研究干预在农村的有效性,又能评估实施策略是否可行。

(二) 复合Ⅱ型设计的应用

例如,上文提及的预防青少年肥胖的复合Ⅰ型设计,即采用"个性化营养配餐和定期体育活动"的综合干预方案已经在城市青少年群体中显示出一定的预防肥胖效果,但在山区青少年群体中的效果还不确定。同时,为了在本地推行该干预方案,设计了新的实施策略,即利用社交媒体平台进行线上干预指导,同时结合学校组织的线下健康活动。此时,就可以采用复合Ⅱ型设计进行研究。在研究过程中,可以同时回答有效性和实施策略两方面问题。①有效性:这种"个性化营养配餐和定期体育活动"在本地青少年群体中能有效预防肥胖吗？具体来说，经过一段时间的干预，本地青少年的肥胖率是否有所下降，平均体重指数（BMI）是否降低？②实施策略：利用社交媒体平台进行线上干预指导，并结合学校组织的线下健康活动，研究这种实施策略是否可行？青少年对社交媒体平台上的营养知识推送和运动指导的参与度如何？学校组织的线下健康活动的参与率有多高？该实施策略能否提高青少年对干预措施的依从性？通过这样的复合Ⅱ型设计，不仅可以明确该干预措施在本地青少年群体中预防肥胖的效果，还能评估新实施策略的可行性和有效性，为在本地大规模推广该干预措施提供更全面的实践经验和决策依据。

（三）复合Ⅱ型设计的价值与挑战

实施性研究复合Ⅱ型设计通过同时关注干预的有效性和实施过程，确保干预在实际应用中能够发挥其最大潜力。同时，复合Ⅱ型设计可以促进证据转化，有助于将研究证据转化为实际可操作的实施策略，为政策制定者和实践者提供有力的支持。另外，复合Ⅱ型设计通过评估不同实施策略的效果，研究人员可以识别出最具成本效益的实施路径，从而优化资源配置。

实施性研究复合Ⅱ型设计的研究复杂程度较高，需要同时开展多项研究活动，包括有效性研究、实施策略研究以及数据整合分析等，这对研究团队的能力和资源提出了较高的要求。除此之外，数据收集与分析难度大。具体来说，在复合Ⅱ型设计中，需要对来自不同研究部分的数据进行复杂的整合和分析，以确保结果的准确性和可靠性。最后，伦理问题是复合Ⅱ型设计在实际操作中必须要面对的现实问题，如何平衡研究需求与参与者的权益保护，以及如何确保干预和实施策略在不同环境下的适用性等问题需要引起研究人员足够的关注。

三、复合Ⅲ型设计

（一）复合Ⅲ型设计的概念和适用场景

实施性研究复合Ⅲ型设计（type Ⅲ hybrid design）和前面两种设计的侧重点不同，其主要聚焦于实施效果，虽也收集与干预效果相关信息，但并非重点。复合Ⅲ型设计通常是在明确得到干预措施效果的基础上，评估实施策略对干预采纳、执行和维持的影响。它可以对比不同的实施策略，看哪种能更好地促进干预措施的实施，如评估干预措施的采纳率、执行保真度、可持续性等。

实施性研究复合Ⅲ型设计特别适用于干预措施已证明有效，但实施存在一定阻碍的场景。如当干预在实验室或小规模试验中表现出色，但在实际推广中遇到障碍时，可以通过实施性研究复合Ⅲ型设计来优化实施策略。在资源有限的情况下，复合Ⅲ型设计需要优先研究如何有效实施已证明有效的干预措施，以最大化资源利用效益。最后，当政策制定者希望快速推广某项干预时，复合Ⅲ型设计可用于评估不同实施策略的效果，从而为政策制定提供依据。

（二）复合Ⅲ型设计的应用

还是以预防青少年肥胖的干预措施为例。在上面的研究中已经证明，"个性化营养配餐和定期体育活动"的综合干预方案，在包括城市和部分山区在内的多个地区的青少年群体中，可以有效预防肥胖。现在，某科研机构想要在山区全面推广这一干预方案，并且有多种实施策略可供选择，此时就适合采用复合Ⅲ型设计。他们考虑了两种实施策略，策略一是与当地学校深度合作，培训学校教师成为健康指导员，由教师在学校内负责监督学生的营养配餐和体育活动执行情况，同时利用学校广播、宣传栏等渠道进行健康知识普及；策略二是引入专业的健康管理团队，定期到山区学校开展现场指导，为学生制定更精准的个性化方案，并且搭建线上交流平台，方便学生和家长随时咨询健康问题。在研究过程中，研究人员主要关注实施策略的效果，即主要结局，比较这两种实施策略，哪种能让更多山区青少年参与到个性化营养配餐和定期体育活动中。具体内容包括评估不同策略下学生对营养配餐的接受程度、体育活动的参与频率等。例如，统计在策略一和策略二实施后，每周参与体育活动达到规定时长的学生比例分别是多少；观察学生对营养配餐的反馈，计算不同策略下愿意长期坚持营养配餐的学生人数占比。哪种策略能更好地促使山区学校持续执行干预方案。同时，研究人员也观察干预措施的效果,即次要结局,在不同实施策略下,山区青少年的肥胖预防效果如何?对比采用策略一和策略二后,山区青少年的肥胖率降低幅度是否有差异,平均 BMI 的变化情况怎样。不同实施策略下,青少年的健康指标如体脂率、血压、血糖等是否有不同程度的改善?通过这些数据来评估不同实施策略对干预措施实际效果的影响。通过这样的复合Ⅲ型设计研究,能够确定在该山区推广干预方案时哪种实施策略更具优势,为在山区全面推广"个性化营养配餐和定期体育活动"的综合干预方案提供有力支持,同时也能进一步了解不同实施策略对干预效果的影响,为优化干预方案的推广方式提供依据。

(三) 复合Ⅲ型设计的价值与挑战

实施性研究复合Ⅲ型设计作为实施科学领域的一种重要研究设计,可以系统地评估不同实施策略对干预采纳、执行和维持的影响,为循证实践在真实世界中的应用提供有力支持,但其面临的挑战需要所有研究人员予以重视。首先,复合Ⅲ型设计复杂度高,需要重点关注实施层面的诸多指标,如干预的保真度、可接受度、可持续性、受试者的依从性等方面,这使得研究设计更加复杂。研究人员需要精心规划研究方案,确保能够收集到高质量的实施数据。其次,数据收集与分析难度大。复合Ⅲ型设计涉及多个层面的数据收集(如实施过程数据、干预效果数据等),数据处理和分析的难度也相应增加。研究人员需要具备较高的统计学和数据分析能力,以准确解读研究结果。最后,复合Ⅲ型设计的实施可控性受到挑战。在实际研究中,实施策略的可控性往往受到多种因素的影响(如政策环境、组织文化等)。这可能导致实施策略的效果不如预期,甚至产生负面效应。因此,研究人员需要在设计研究时充分考虑这些因素,制定灵活的应对策略。

第二节 | 实验性设计

一、实效性随机对照试验

实效性随机对照试验(pragmatic randomized controlled trial,pragmatic RCT)是针对真实世界复杂环境中的干预效果(effectiveness)进行评估的一种研究设计。在实施科学领域,实效性随机对照试验是实施性研究在评估循证干预效果过程中最常用的,也是最高证据等级的设计方法。在复合Ⅰ型、Ⅱ型、Ⅲ型设计中,若研究人员采用随机对照试验评估干预效果,通常指的是实效性随机对照试验。

(一) 实效性随机对照试验的概念

在传统的解释性随机对照试验(explanatory randomized controlled trial,explanatory RCT)中,通常评估的是干预的效力(efficacy),该试验类型通常在严格控制的条件下进行,目的是评估干预在理想状态下的效果。而实效性随机对照试验则侧重于评估干预措施在现实场景中的有效性,目的是可以向健康服务提供者、政策制定者以及其他利益相关者提供科学严谨的证据。

实效性随机对照试验强调的是外部效度(external validity),即干预措施能否在多样化的、动态的真实环境中推广和应用。为了实现这一目的,实效性随机对照试验往往在干预实施过程中保留一定的灵活性,并允许临床医生或参与者根据具体情况做出调整,从而更贴近日常工作和生活的真实状态。比如,针对糖尿病管理的干预研究,传统的解释性随机对照试验可能会严格控制参与者的饮食和运动,但在实效性随机对照试验中,干预可能会允许参与者根据个人习惯和需求进行灵活调整,以评估干预在不同人群中的实际效果。

(二) PRECIS-2 工具

PRECIS-2(pragmatic-explanatory continuum indicator summary-2)工具是由全球 80 多名研究人员、临床医生和政策制定者共同改进的随机对照试验评估工具,用于判断随机对照试验是更倾向于在理想条件下评估干预措施(解释性),还是更倾向于在现实世界条件下评估干预措施(实效性)。这个工具在初代版本基础上进行了更新和优化,以便于研究人员更好地使用。PRECIS-2 工具包含 9 个评价维度,每个维度都可以从解释性(explanatory)和实效性(pragmatic)的角度进行评估,以确保研究设计与试验目的一致。在评估过程中,研究人员可以对每个维度进行评分,分数从 1 分(强解释性,very explanatory,说明该维度非常偏向解释性试验,即在高度控制、理想条件下评估干预效果)到 5 分(强实效性,very pragmatic,说明该维度非常偏向实效性试验,即接近现实医疗环境中真实发生的情形),从而判断该随机对照试验的解释性和实效性。PRECIS-2 工具的 9 个维度如下所述(图 5-2)。

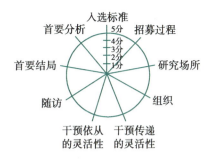

图 5-2 PRECIS-2 工具的 9 个纬度

1. **入选标准**(eligibility) 主要是指试验中受试者和可能接受干预的常规人群的相似程度。如果是强实效性的设计(5分),就会尽可能多地纳入各种可以接受干预的常规受试者,几乎没有什么排除标准。比如,研究一种预防流感的疫苗效果,如果采用实用的纳入标准,那么不管是老人、小孩,还是有其他疾病的受试者,只要符合接种疫苗的基本条件,都可以纳入试验。而强解释性的设计(1 分)则会有很多排除标准,只选择特定的、不具代表性的受试者。例如,只选择身体健康、年龄在特定范围、没有其他疾病的受试者参加试验,这样就把很多在现实中可能接种疫苗的受试者排除在外了。

2. **招募过程**(recruitment) 是指在招募受试者时所付出的努力与常规场景下的差异。强实效性的招募方式是通过最为常规的就诊渠道,比如在人们正常去诊所看病时进行招募,不做额外的宣传或提供特殊激励机制。就像在社区卫生服务中心,医生在给患者正常看病时,顺便邀请符合条件的受试者参加某种预防措施的试验。而强解释性的招募则会采用很多特殊手段,如在社交媒体做广告,给受试者提供现金、礼品等激励措施,这些在常规场景中是很少见的。

3. **研究场所**(setting) 是指比较试验进行的实际场所和预期场所的相似程度。强实效性的设计会选择常规的场所进行试验。比如,研究一种针对社区高血压患者的预防管理方案,就在社区卫生服务中心进行试验,这样的环境和实际应用场所一致。如果试验地点是非常特殊的、不常见的地方,与常规的场所差异很大,那就是强解释性的设计,比如只在大型专科医院进行针对社区高血压患者的试验,这样的结果可能无法推广到普通社区。

4. **组织**(organization) 是指试验中提供干预的资源、人员专业知识和组织方式与常规做法的差异。强实效性的组织方式是利用现有的医疗人员和资源,就像在常规环境中一样进行干预。比如在研究一种新的预防糖尿病的饮食干预时,使用社区卫生服务中心原有的医护人员和设备来开展试验。如果试验中增加了很多额外的资源,如增加医护人员、提供特殊的培训、使用额外的设备等,那就属于强解释性的组织方式。这种方式可能今后无法得到更好的推广。

5. **干预传递的灵活性**(flexibility-delivery) 是指干预措施在试验中的实施方式和常规实施方式灵活性的差异。强实效性的设计会让实施者(如医生、护士等)根据实际情况灵活决定干预的具体细节,就像在常规干预传递中一样。比如,在进行心理预防干预时,允许心理治疗师根据受试者的具体情况调整治疗方法和流程。而强解释性的设计会有非常严格的干预方案,对干预的剂量、实施步骤、时间安排等都有详细规定,实施者几乎没有自主调整的空间。

6. **干预依从的灵活性**(flexibility-adherence) 是指在确保受试者依从干预措施方面的差异。强实效性的设计不会采取特殊措施来监督和强制受试者依从干预,只是一般地鼓励受试者配合。例如,在进行一项预防肥胖的生活方式干预试验时,不会严格规定参与者必须怎么做,只是给予一些建议和指导。而强解释性的设计则会有很多措施来确保参与者严格依从干预方案,比如定期检查、对不依从的受试者进行警告甚至排除出试验。

7. **随访**(follow-up) 是比较试验中对受试者的随访强度和常规服务中的差异。强实效性的随访方式和常规服务一样,不进行额外的随访,或者通过常规的医疗记录等方式获取结果数据,不额外打扰受试者。例如,研究一种预防心血管疾病的药物效果,只通过医院的电子病历系统查看受试者的相关数据,不专门安排额外的随访。如果试验中的随访比常规服务更频繁、时间更长、收集的数据更多,那就是强解释性的随访。

8. **首要结局**(primary outcome)　是指试验的首要结局对受试者的相关性和重要性。强实效性的设计会选择对受试者来说显而易见的重要结局,并且测量方式和常规服务相似。比如,研究一种预防青少年近视的干预措施,首要结局就选择青少年视力的变化情况,这对青少年和家长来说都很重要,而且测量视力的方法也是常规的。如果选择的首要结局和患者的直接利益关系不大,或者测量方法在常规服务中很少使用,那就是强解释性的设计。例如选择测量眼睛内部某种细胞的变化作为首要结局,这对患者来说不太直观,而且在常规服务中也不会这样测量。

9. **首要分析**(primary analysis)　是分析首要结局时,对所有数据的纳入程度。强实效性的分析方法通常是采用意向性分析,把所有受试者都纳入分析,不管他们是否完全按照干预方案进行。例如,在研究一种预防感冒的干预措施时,不管受试者有没有按时使用干预措施,都把他们的数据纳入分析。而强解释性的分析方法可能会只分析那些完全按照方案进行干预的受试者的数据,排除那些不符合要求的受试者,这样就不能很好地反映实际情况。

(三)实效性随机对照试验的优势与挑战

实效性随机对照试验的最大特点就是高度贴合现实。这类试验是在贴近临床实际或社区真实场景的环境中开展,所以其研究结果往往更具应用价值,政策制定者在拟定公共卫生政策,或临床工作者在为患者规划诊疗方案时,都能将这些试验结果作为重要参考依据。不仅如此,实效性随机对照试验还具备较高的外部效度。因为参与试验的人群、采用的干预措施以及选择的研究地点等,都充分考虑了现实中的多样性和代表性,所以得到的研究成果能够推广到更广泛的人群和更多不同的场所,让更多人从中受益。此外,它的多样性和灵活性也非常突出。在干预措施实施的过程中,若遇到实际情况发生变化,是可以根据具体状况进行调整的。这样一来,最终得出的研究结果就能更真实、准确地反映出干预措施在实际应用中的效果。

不过,也不能忽视实效性随机对照试验存在的一些挑战。它可能会影响内部效度,因为研究设计相对灵活、干预措施的实施也并非完全标准化,这使得其在判断因果关系(即内部效度的严谨性)方面会面临更多挑战和困难。另外,开展实效性随机对照试验时,因为其复杂性较高,成本往往会有所增加。一般来说,这类试验需要更大规模的研究受试者群体,随访的时间也会更长,这就必然需要投入更多的人力、物力和财力。而规模越大、随访时间越长,数据收集的难度也就越大。在真实的研究环境中,受试者可能会由于各种原因无法很好地配合,数据的完整性也可能难以保证,这些都给后续的结果分析工作带来了不小的挑战。

二、整群随机对照试验

(一)整群随机对照试验的概念

整群随机对照试验(cluster randomized controlled trial,cRCT)是一种特殊的临床试验设计。在常规随机对照试验里,随机分配的对象是个体,而整群随机对照试验则把集体或群体,比如学校、社区、诊所等,作为观察单位,在实施过程中把这些群体单位随机分配到干预组或对照组。这种设计非常适用于实施性研究,尤其是研究者想评估在实际公共卫生或医疗系统的某些群体里实施干预措施的效果时,它就能派上用场。例如,想评估学校层面开展的健康项目(如新型课间操对学生身体素质的影响)或社区层面的疾病预防干预(如社区戒烟行动对居民吸烟率的影响),整群随机对照试验能够精准反映出干预在群体内的实际影响。因此,它为实施科学提供了一种有效的手段,来评估复杂的干预措施在真实场景中,是如何影响目标群体的健康行为和健康结局的。

(二)整群随机对照试验的设计

1. **群体的定义**　整群随机对照试验中的群体指的是自然形成或基于特定目的划分的、具有一定共同特征的一组个体集合。例如,一个学校的所有学生、一个社区或村子里的居民,可看作一个群体。群体具有一些独特的特点。一方面,群体内个体之间存在一定程度的同质性。比如在同一所学校里的学生,年龄范围相近,接受相似的课程体系和校园文化熏陶;同一社区的居民,在生活习惯、文化背景等方面可能具有相似性。这种同质性使得群体内个体对干预措施的反应可能存在一定的一致性。另一方面,不同群体之间又存在异质性。比如不同学校的教育理念、师资力量、学生素质等各不相同;不同社区的经济发展水平、人口结构、文化传统等也存在差异。这些群体间的异质性会对干预措施的实施和效果产生显著影响。

研究人员在设计整群随机对照试验时,必须仔细考虑群体内的同质性和群体间的异质性,只有充分了解这些群体的特征,才能合理地选择群体,更好地评估干预在不同环境中的效果。

2. 干预实施的复杂性

(1)干预措施多元化:实施性研究里的干预措施通常较为复杂,涉及多种因素同时发挥作用。在实施性研究环境中采用整群随机对照试验时,往往干预措施不是单一的,而是多种措施的组合。以社区慢性病防控项目为例,干预措施可能包括健康知识讲座普及慢性病预防知识,为居民提供免费体检以便及时发现健康问题,设立健康生活方式指导小组帮助居民改善饮食、增加运动等。每一项干预措施都有自己的实施方式,这就要求研究人员合理规划每项措施的开展时间、频率和具体内容,确保各项措施能有序推进,共同服务于整体研究目标。

(2)群体内的异质性:群体是由独立的个体构成,因此个体存在的差异可能对干预实施过程造成影响。比如在学校开展心理健康干预项目,学生们在年龄、性格、家庭背景以及心理健康状况等方面各不相同。性格内向的学生可能对面对面的心理咨询更为抵触,而家庭环境复杂的学生可能需要更个性化的心理辅导方案。这种个体差异使得干预实施不能采用"一刀切"的方式,而是需要量体裁衣,设计个性化的干预措施,这样就大大增加了干预实施的难度。

(3)群体间的异质性:不同群体在各个方面存在的差异也会影响干预的实施。不同社区的文化背景、经济发展水平和人口结构不同。在文化氛围浓厚的社区开展健康干预,可能需要融入当地文化元素,以提高居民的接受度;而经济欠发达社区可能更关注干预措施的成本和实用性。又如不同学校的教育理念和教学资源不同,在实施教育干预时,需要根据学校的实际情况调整干预方案,这使得干预实施过程更为复杂。

(4)实施环境的复杂性:真实世界中的各种不确定因素同样对整群随机对照试验的实施造成影响。在社区开展环保行动干预,可能会遇到恶劣天气影响活动开展,或者社区突发事件导致居民注意力分散,无法有效参与干预活动。此外,社区基础设施、管理模式等也会对干预实施产生影响,如社区缺乏活动场地,会限制一些线下环保宣传活动的开展。这些不确定因素往往需要研究人员事先想好应对措施,这也是将来推广这个干预措施时,如果遇到突发情况,所能采取的备用方法。

(5)干预策略的相互作用:不同干预策略之间可能存在相互影响,这种相互作用难以预测和把控。在医院实施提高医疗服务质量的干预,同时采用加强医护人员培训和优化就诊流程两项策略。加强医护人员培训可能会提高医护人员的工作效率,但如果就诊流程不合理,仍可能导致患者等待时间过长,影响整体干预效果。反之,优化就诊流程后,若医护人员专业能力不足,也无法满足患者需求。所以,研究人员需要深入分析不同干预策略之间的相互关系,合理安排干预顺序和力度,以达到最佳干预效果。

3. 样本量估计 在整群随机对照试验中,样本量的估计和统计分析需要考虑群体内的相关性。因为群体内部的个体往往受相似的环境因素影响,即群体内部的个体和个体间具有很高的相似性,导致群体内的所有个体都好像一个人一样,这就大大增加了研究结果的相关性,因此需要更多的群体数量以增加样本的代表性。这种相关性通过组内相关系数(intraclass correlation coefficient,ICC)来量化。ICC越高,需要的样本量越大。因此,在设计整群随机对照试验时,需要考虑组内相关性,正确计算样本量,这是确保具备足够统计效力以评估干预效果的关键。

4. 多层次分析 在整群随机对照试验中,多层次分析是指同时从多个层面,即群体层面和个体层面,对干预效果进行评估的一种分析方法。这种分析方法充分考虑到了群体和个体之间的层级关系以及它们对干预效果产生的不同影响,既需要考虑以群体为单位进行分析,也需要考虑以个体为单位进行分析,这两种分析的结果虽然是不一样的,但是可以得到更全面、准确的研究结论。也就是说,整群随机对照试验允许研究人员同时评估群体和个体层面的干预效果。

从群体层面分析时,主要关注的是干预措施对整个群体的影响,比如在社区健康干预研究中,分析社区整体的健康指标变化,如社区居民整体的肥胖率、慢性病发病率等。这有助于了解干预措施在宏观层面的效果,判断干预是否对整个群体的健康状况起到了积极的推动作用,为公共卫生政策的制定和调整提供宏观依据。从个体层面分析时,主要聚焦于干预措施对个体的影响,比如在学校心理健康干预研究中,分析每个学生在干预后的心理健康状况,如焦虑、抑郁等情绪指标的变化。这能深入了解不同个体对干预措施的反应差异,有助于发现个体特征(如性格、家庭背景等)与干预效果之间的关联,为个性化的干预提供参考。

在整群随机对照试验的多层次分析中,常用的统计模型有混合效应模型(mixed effect model)和广义估计方程(generalized estimating equation,GEE)。混合效应模型可以将干预对结局作用中的固定效应和随机效应相结合。固定效应代表那些对所有个体都有相同影响的因素,比如干预措施本身;随机效应则反映个体或群体之间的差异,如不同社区的基础健康水平差异、不同学校的教育环境差异等。通过混合效应模型,可以同时估计干预措施在不同群体和个体层面的效果,考虑到群体内和群体间的变异情况,使分析结果更贴合实际。广义估计方程主要用于处理具有相关性的数据,在整群随机对照试验中,由于同一群体内的个体存在相关性,广义估计方程能够有效地调整这种相关性,从而对干预效果进行准确估计。它通过设定工作相关矩阵来描述数据之间的相关性结构,在分析时可以同时考虑群体层面和个体层面的因素,得到可靠的统计推断。

(三) 整群随机对照试验的应用

在实施性研究过程中,通常在以下几种情况时会采用整群随机对照试验的设计方法。

1. 干预措施针对群体实施 当公共卫生干预措施需要以群体为单位实施时,如社区饮用水加氟预防龋齿项目,因为这些措施难以在个体层面进行差异化实施,以社区、学校、工作场所等群体为单位进行干预和评估更为可行和有效。当需要在以地区或机构等群体层面推广新的政策时,如不同城市实施新的医疗保险政策,对比实施和未实施城市的居民健康和满意度等,采用整群随机对照试验的设计方法是比较合适的。

2. 存在群体内相关性 在研究某个医疗服务模式对患者的影响时,患者之间某些特征可能很相似,因此会存在群体内相关性,如在同一医院接受治疗的患者可能受到相同医疗环境、医护团队等因素的影响。此时采用整群随机对照试验,以医院为整群单位进行随机分组,可以更好地控制这种群体内相关性,准确评估医疗服务模式的效果。或者,在学校中研究某种教学方法或课程改革对学生的影响时,同一班级或学校的学生可能因为共享相同的教学资源、学校文化等因素而存在相关性。整群随机对照试验可以以班级或学校为整群进行分组,有效处理这种相关性,从而更准确地评估教育干预的效果。

3. 个体随机不可行或涉及伦理方面的问题 在应对突发公共卫生事件时,如流感大流行期间研究某种社区隔离措施的效果。若对个体进行随机决定是否隔离,可能导致病毒在未隔离个体中传播,增加疫情扩散风险,不符合公共卫生伦理和防控要求,因此不可以对个体进行随机。以社区为群体单位进行随机分组是比较可行的办法,即部分社区实施严格的隔离措施,部分社区采取常规防控措施,观察比较不同社区的疫情传播速度、感染率、重症率等指标,为公共卫生应急决策提供科学依据。

4. 考虑成本和可行性 在进行大规模的社会调查或健康调查时,以个体为单位进行随机抽样和干预可能需要耗费大量的人力、物力和时间。尤其是在研究资源有限的情况下,如在偏远农村地区推广某项健康干预措施,这时采用整群随机对照试验,以家庭、社区、村庄等为群体单位进行随机分组和调查,可以大大降低研究成本,提高研究的可行性和效率。

5. 研究群体层面的影响 为了研究不同社区养老模式对老年人生活质量和社会融合的影响,最可行的方法就是将不同的社区作为整群,分别实施居家养老服务模式、中心医院和社区卫生服务中心联合照料模式和老年公寓集中养老模式等不同的养老模式,观察评估各个社区老年人的生活满意度、社交活动频率、心理健康状况等群体层面的指标,分析不同养老模式对老年人整体生活状态和社区养老生态的影响。这时采用整群随机对照试验的设计方法可以发现不同养老模式在群体层面的影响,从而为优化社区养老服务提供参考。

三、阶梯式整群随机对照试验

(一)阶梯式整群随机对照试验的概念

阶梯式整群随机对照试验(stepped wedge cluster randomized trial,SW-CRT)是整群随机对照试验的一种特殊类型。它是一种将多个整群(如学校、社区、医院等)按一定顺序逐步引入干预措施的研究设计方法。在试验过程中,所有整群最终都会接受干预,但接受干预的时间点不同,通过比较不同时间点整群接受干预前后的结果数据,来评估干预措施的效果。这种设计结合了时间序列分析和随机对照的原理,能有效控制时间趋势、季节性等混杂因素的影响,同时充分利用所有整群的数据信息,提高研究效率和统计效能。

(二)阶梯式整群随机对照试验的设计

1. 随机分组与时间序列安排　所有群体按随机分配的时间顺序先后接受干预,即每个群体开始进入干预组的时间是随机分配的,每个群体对应一个开始实施干预的时间点,形成阶梯状的干预实施模式,最终所有群体均接受到干预。例如,假设有 4 个时间组,第一个群体在研究开始时就接受干预,第二个群体在经过一段时间间隔后接受干预,第三个和第四个依次类推(图 5-3)。

2. 复杂的数据结构　除了整群随机对照试验的数据多层次、群体内个体间较高相关性的特点之外,阶梯式设计的数据还具有时间序列的特点,即每个群体在不同时间点都有观测数据。随着时间的推移,数据可能会呈现出趋

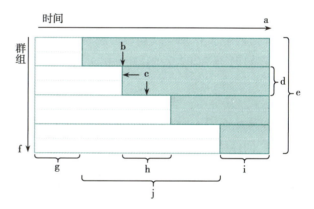

图 5-3　阶梯式整群随机对照试验设计的实施过程
a. 试验持续时间;b. 交叉点;c. 第 2 组步骤;d. 第 2 组的集群数量;e. 组数;f. 集群总数;g. 推出前时期;h. 第 2 组和第 3 组交叉点之间的时间;i. 推出后时期;j. 推广期。

势性、季节性等变化规律,需要运用专门的时间序列分析方法来处理,以准确捕捉数据中的动态信息。所以,在分析阶梯式整群随机对照试验的数据时,通常需要使用混合效应模型考虑固定效应和随机效应,将整群效应和个体效应进行分离,有时又需要比较不同时间点各群体之间的差异,因此模型的构建、参数估计和假设检验等过程都相对复杂,需要研究人员具备较高的统计学知识和技能。

(三)阶梯式整群随机对照试验的优势与挑战

阶梯式整群随机对照试验的优势在于其适应性强,能够有效地利用资源,充分考虑到伦理问题,而使实际操作更可行。通过不同群体在不同时间点接受干预,能够有效控制时间趋势、季节性等混杂因素对研究结果的影响。另外,该设计利用所有群体在不同时间点的数据,增加了样本量和数据的丰富性,相较于传统的整群随机对照试验,能更充分地利用数据信息,从而提高统计分析的效能,更准确地评估干预措施的效果。

然而,阶梯式整群随机对照试验也面临一些挑战。由于干预的实施是逐步进行的,需要经历多个时间阶段才能完成整个研究,因此研究周期通常比传统的随机对照试验更长,可能需要投入更多的时间和人力成本进行跟踪和数据收集。同时,需要严格控制每个群体接受干预的时间点和干预质量,确保干预的标准化和一致性,同时要准确记录和处理不同时间点的数据,还要防止先实施干预的群体将

干预措施泄露给其他正处于对照组的群体,因此对研究的组织和管理要求较高,实施过程中任何环节出现偏差都可能影响研究结果的准确性。

四、析因设计

实施性研究中的干预往往是包含不同模块的综合干预,如某戒烟干预包括提升戒烟知识、减少戒烟阻碍、同伴经验分享等模块,每个模块的效果如何,不同模块之间的效果是否相互影响,如何组建最有效的干预包? 同样的问题也存在于实施策略构建中,对循证实践的实施通常包括多个要素,应该如何组合来构建最有效的实施策略? 传统的随机对照试验可以研究其中某个模块的效果,但无法在一个研究中同时回答这些问题。这时候,可以采用析因设计来评估不同干预模块或实施要素的有效性,以及它们的最佳组合。

(一)析因设计的概念和设计原理

析因设计(factorial design)是一种多因素、多水平进行的交叉分组实验性设计。通过将两个或两个以上处理因素的各水平进行全面组合,以分析各处理因素的效应以及各因素间的交互作用。最简单的析因设计为 2×2 析因设计,如图 5-4 所示:研究中有 A 和 B 两个因素,每个因素都有 1、2 两个水平,其全面组合形成四个组,研究对象随机接受 A1B1 至 A2B2 中的任意一组干预,称为 2×2 析因设计。

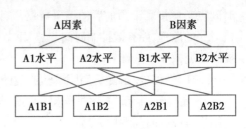

图 5-4　2×2 析因设计示意图

实施性研究中,"因素"可以是实施策略或干预模块,例如前文中的提升戒烟知识;因素"水平"是指各因素的不同状态,例如提升戒烟知识有"是"和"否"两个水平。如果将"提升戒烟知识"(是、否)和"同伴经验分享"(是、否)两个因素的两个水平全面组合,研究对象随机接受四个组合中的一个,即为析因设计。研究者能够系统地探索两个因素对结局的影响,具体而言,能够评估每个因素的有效性,还能分析两个因素之间的相互影响(即交互效应,指相互拮抗或协同的作用),并得到不同因素的最佳组合,这些信息将有助于研究者在不同干预模块或者实施策略中选择最佳的内容。

(二)析因设计的应用场景和局限性

析因设计能够同时研究多个策略的效果,研究效率较高。在实施性研究中,析因设计可以与本书前面所提到的多阶段优化策略(MOST)相结合,用于优化干预措施。在筛选阶段,研究者可以采用析因设计,同时比较不同策略的效果,以筛选出具有显著效果的策略;在优化阶段,研究也可以采用析因设计,探索不同策略的最佳组合,从而实现干预效果的最大化,同时兼顾成本和资源限制。

但析因设计在应用中也存在局限性。图 5-4 示例的是析因设计中最简单的情况(两个因素,每个因素两个水平),当研究设计涵盖多种干预或实施策略,干预或策略分别有多个水平时,分组数量会大幅增加,所需的样本量和研究成本也会急剧增加,在这种情况下即使是析因设计也可能因分组过多、资源负担过重以及现实操作过于复杂而变得不切实际。因此,研究者在设计实施性研究时,需要根据专业知识有效平衡析因设计的优势与资源限制之间的矛盾。

五、序贯多重随机试验

如前文所述,面对众多循证干预,实施性研究需要探索干预措施的组合方案。除了析因设计外,还可根据受试者的个体反应情况,探索可动态调整的一系列干预措施组合。例如,受试者首先应该使用哪一项干预? 如果首次实施的干预没有达到效果,下一步应该怎么做? 在首次实施的干预有效的情况下,接下来应该怎么做? 此时,常规的随机对照试验无法回答上述问题。在这种情况下,可以采用序贯多重随机试验(sequential multiple assignment randomized trial,SMART)设计。

NOTES

（一）SMART 设计原理

SMART 设计是一种通过多次随机分配,评估不同阶段的干预策略对干预对象效果的设计方法。如图 5-5A 所示,研究对象首先被随机分至初始干预 A 或者 B 中的任一组,经过一段时间后,研究者评估所有受试者是否对初始干预有效(即响应),响应者根据决策规则进一步接受 C 或者 D 干预(也可维持原干预不变),未响应者进一步随机化,初始 A 干预组分别接受 E 或者 F 干预,初始 B 干预组分别接受 G 或者 H 干预。根据研究需要,响应者也可以被随机分至不同组,如图 5-5B 所示。在 SMART 设计中,研究者在试验过程中可根据受试者对干预措施的反应来多次调整干预的实施,识别最佳决策规则,从而探索最优干预策略组合。

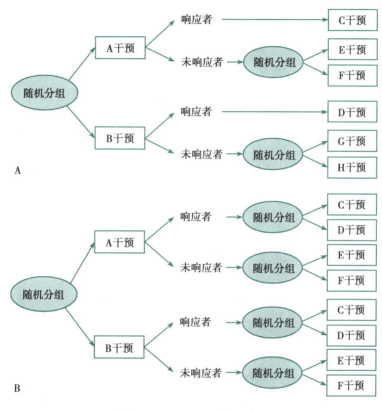

图 5-5　SMART 设计示意图

在 SMART 设计中,对同一批受试者进行多阶段随机试验,受试者在每个阶段随机分配一种干预措施,通过预先指定的变量来测量受试者对某个干预的响应,每个阶段对应一个关键决策点,每个决策点有多个备选干预包,根据决策规则(一般为受试者是否达到某种干预效果)来调整受试者下一阶段接受的干预。因此,SMART 设计允许研究者在面对众多循证实践时,以整体思维考虑问题,而不是孤立地考虑单一干预。在实施性研究中,SMART 设计也可以整合到 MOST 过程中,在优化阶段进行干预策略组合的效果评价和选择。

SMART 设计有四个关键元素:①序贯决策点(sequence of critical decision),每个决策点对应一个机会,允许研究者调整后续干预策略;②干预集(set of treatment options),在每个决策点上有一组干预的集合,研究者可比较这些不同干预的效果;③干预选择的触发变量(tailoring variables),指用于决定下一步干预的标准,例如结局变量的水平;④序贯决策规则(sequence of decision rules),这些序贯规则需明确规定受试者在特定状态下应选择哪种干预。

（二）SMART 设计的应用情境和注意事项

在以下情况中可以优先考虑使用 SMART 设计:①需要多次决策的干预:在实施过程中,如果干预措施需要在不同时间点根据参与者的反馈或状态变化进行调整时,使用SMART设计能够允许研究者在每个关键决策点根据预先定义来调整干预措施。②开发自适应干预策略:当研究目标是开发基于个体特征或响应情况的自适应干预策略时,SMART设计可以通过随机试验来确定最佳决策规则。③优化干预效果:在实施性研究中,目标往往是最大化干预的效果。SMART设计通过对不响应初始干预的个体采取不同的后续干预措施,有助于发现更有效的干预路径。

SMART设计主要的优势在于它允许根据个体对干预的响应动态调整干预策略,这种灵活性使得该设计特别适用于优化复杂的干预方案,并且能提供更精确和个性化的干预建议。但SMART存在令研究设计、实施和分析复杂的问题,在应用中研究者需注意:①要预先定义清晰的干预方案和决策规则,干预集、决策规则的制定应基于科学证据;②每个阶段的分组都应遵循随机化,以减少分配不均衡带来的偏倚;③需要考虑干预措施在实际环境中的可行性,包括资源、时间和人员需求等。

第三节 ｜ 准实验设计

一、准实验设计概述

在现实场景下,实施性研究中对干预性或实施性结局的评价往往由于伦理、经费、现实可行性、社会或者文化限制等方面的原因,无法对受试对象随机分组,即无法采用实验性研究设计。例如,政策制定者想了解向低出生体重新生儿提供综合医疗服务对降低新生儿死亡率的影响,如果通过随机分组使部分低出生体重新生儿无法获得这些综合医疗服务,将有悖伦理。又如,某地政府已规划在某年度全面推广社区人群的慢性病管理,其安排和推进时间一般无法由研究者控制,因此也无法通过对社区居民随机分组以比较慢性病管理的效果。此外,在某些紧急情况下,如自然灾害或突发公共卫生事件中,研究者可能没有时间或条件进行随机化。但在这些情境下,研究者还是需要结合具体情况尽可能选择合适的设计和分析方法,制造"反事实"(counterfactual)对照,来科学评价干预的结局。这时候可以采用准实验设计。

(一) 准实验设计的概念

准实验设计(quasi-experimental design),又称为类实验设计,是指在没有严格随机分配研究对象的情况下,通过其他手段(例如前后比较、统计控制等)尽量控制潜在混杂,以评估干预对目标群体的影响。在某些情况下,准实验设计可视为观察性研究设计。和实验性设计相比,准实验设计由于缺乏随机分组,研究者对潜在混杂因素的控制能力较弱,因此需要借助特定的设计方法或者数据处理方法来评价干预效果。由于准实验设计更加适合在非严格控制的情境下评价干预的效果,在实施科学、公共卫生和临床医学等研究中都非常重要。

(二) 准实验设计的类型和特点

实施性研究中常用的准实验设计包括:①非对等对照组前后设计(nonequivalent control group pretest-posttest design),该设计有自然状态下的干预组和对照组,在干预前后都有结局测量。由于研究对象非随机分配,组间一般有初始差异,因此无法直接分析数据以判断干预效果。然而,该设计形式常见且对数据收集点的要求不高,只需要干预前后各收集一次,因此较为实用。数据处理上,可以采用匹配(matching,如基于倾向性评分)、双重差分(difference-in-difference)、工具变量、多变量回归模型等方法以控制混杂;②中断时间序列设计,该设计可不需要平行对照组,研究者在一段时间内多次测量同一群研究对象的某结局变量,通过分析干预前后的趋势变化,评估干预的效果;③断点回归设计,该方法同样不需要平行的对照组,可以通过分析当一个连续型的指示变量(例如收入、健康指标等)跨过某个临界值(断点)时,是否会引发结局变量有统计学意义的变化来判断干预的效果。

准实验设计具有适用于复杂的现实环境、可减少伦理问题、可进行因果推断以及结果的外部效度强等优点;但同时,由于缺少随机分配,组间可比性差,内部效度可能较低,给因果推断中的混杂控制带来挑战,证据的力度一般弱于实验性设计,也带来数据分析上的复杂性。本节将介绍三种常用的准实验设计方法及其注意事项。

二、中断时间序列设计

在实施性研究中,有时政策在大规模人群中实施,或者需要回顾性评估已经实施的健康干预政策或措施,此时因缺乏随机化分组和对照人群的设置,无法直接采用前述章节的随机分组方法。此外,在大规模的人群干预项目中,往往只能获得不同时间点的群体水平数据(如人群的高血压患病率),而非个体水平数据。针对上述情况下的干预结局评价,可以采用中断时间序列分析方法。

(一) 中断时间序列设计的基本概念

时间序列(time series)是对研究人群连续观察等间隔的一段时间后所获得的数据,例如过去五年某地的每月流感报告病例数、某医院连续三年的日门诊量等。中断时间序列(interrupted time series,ITS)则是一种通过获得时间序列数据来评估政策措施效应的方法。该方法在政策实施前后的多个时间点收集数据,假设数据在政策实施前是相对稳定的,通过对比政策实施前后的数据变化来判断政策的效果。中断时间序列分析中常用的模型是经典分段回归(classic segmented regression,CSR),其中分段的含义是基于政策实施将时间序列分为干预前、后两段,进而拟合两段线性回归模型。

中断时间序列的干预效应一般有以下三种:①即时效应,如图 5-6A 所示,政策实施后出现序列的突然变化,例如禁烟政策实施后,某地公共场所吸烟率迅速降低;②斜率效应,如图 5-6B 所示,政策实施后序列的趋势发生变化,如禁烟政策实施后,某地的肺癌发生率没有短期效应,但随时间推移,人群的肺癌发生率逐年减低;③两者同时存在,如图 5-6C 所示。通过检验上述效应的统计学意义,来说明政策措施是否具有相应效应。

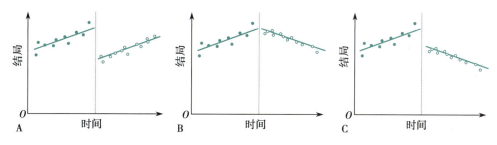

图 5-6　中断时间序列的干预效应模型示意图
A. 即时效应;B. 斜率效应;C. 即时和斜率效应。

(二) 中断时间序列设计的应用和注意事项

中断时间序列分析能够在不设置对照人群的情形下,评估政策措施实施的效果,通过使用时间序列数据来实现类似实验设计的效果。然而,该方法同时存在自相关性、季节性和过度离散等问题,其控制方法可参阅有关书籍。除此之外,在开展中断时间序列分析时需要注意:首先,需要明确干预的时间点,以准确分析干预的效应;其次,需要确保有足够多且等距的时间点进行多次结局的重复测量,同时具备足够的样本量,以便进行回归、自相关等统计检验,以确保分析结果的可靠性。此外,需要根据专业知识判断是否存在其他潜在的混杂因素,若有,须对分析模型进行相应控制,以获得准确的结果。

三、断点回归设计

在实施性研究中,有时干预措施的实施依赖于某些标准或阈值,例如社会福利政策依赖于家庭收入水平、健康筛查政策依赖于居民健康评分、疫苗接种依赖于年龄等。此时,可采用断点回归,评估上述阈值附近的个体接受干预后的结局变化。

(一)断点回归设计的概念和原理

断点回归设计(regression discontinuity design,RDD)的基本思想是利用在某个分配变量上存在的断点来评估一项干预或政策的因果效应。具体来说,存在一个连续的分组变量(如年收入),当个体在该变量上的取值达到某个临界点时(如1万元/年),个体被分配到不同的干预组(年收入低于1万元则获得政府提供的慢性病特殊门诊补贴,否则不获得该服务即作为对照组)。由于该分组变量在临界点两侧是连续的,临界点附近的个体在该变量上的取值落入该临界点任意一侧是随机发生的,即个体的年收入为10 001元或9 999元的微小变化是随机的。临界点上下相邻两侧的个体在本质上并没有区别,但因为政策人为设定了临界点,特征类似的个体被分到了干预组或者对照组,因此在临界值附近构成了一个准自然实验。然后,通过比较在临界点两侧个体的结局变量来推断干预措施与结局变量的因果关系。在众多准实验方法中,断点回归设计相比其他准实验方法更接近于随机对照试验,具有更强的因果推断力。

断点回归设计可以分为两类:第一类为精确断点回归(sharp regression discontinuity,SRD),即在临界点一侧的个体都接受了干预,而在临界点另一侧的个体都没有接受干预,等价于接受干预的概率从临界点一侧的0跳转到另一侧的1,如图5-7A所示。第二类为模糊断点回归(fussy regression discontinuity,FRD),即在临界点附近,接受干预的概率是单调变化的,如图5-7B所示。数据分析时,对断点两侧个体分别拟合回归模型,观察结果变量是否在断点处存在非连续性(跳跃),断点处的跳跃量通常体现为两条回归线的截距差异,这个差异即为干预的估计效应。

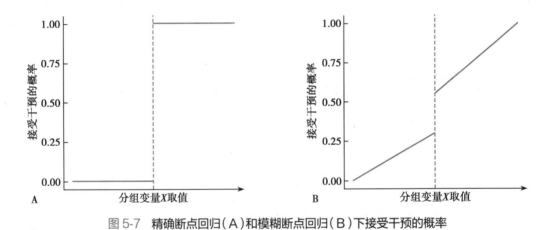

图 5-7　精确断点回归(A)和模糊断点回归(B)下接受干预的概率

(二)断点回归设计的应用和注意事项

断点回归设计适用于能够通过某个连续变量清晰地界定哪些人群受到干预、哪些人群没有接受干预的情境,断点附近的个体分配可以被视为接近随机化,组间的可比性较强。因此,断点回归设计比其他方法更接近随机对照试验,其因果推断能力较强。然而,它的缺点在于结果往往只适用于断点附近的研究对象,研究结果的外部有效性较低。此外,数据分析时要求断点附近有较大的样本量,如果断点附近样本较少,估计的结果可能不稳定。此外,选择合适的带宽(即用于分析的分组变量范围)是断点回归分析中的一个关键步骤,带宽太窄会导致样本量不足,带宽太宽则可能引入更多的噪声,影响估计结果的精确度。

在开展断点回归分析时还需要注意:①设计时明确定义断点回归的各要素,包括结局变量、分组变量和临界点;②绘制分组变量与结局变量的散点图后,在临界点两侧进行回归模型拟合,以评估结局变量在临界点处是否存在跳跃,并量化其程度;③需要在临界点两侧检验协变量是否存在跳跃,确保分组前后的样本特征相似。

四、工具变量法

如前所述,实施性研究由于受限于实际条件往往无法展开大规模 RCT,而需要借助观察性研究来评估干预对结局的效果,此时需尽量避免混杂因素的影响。虽然在分析过程中可通过匹配和校正的方法控制混杂因素,但是由于无法识别所有的混杂,因此,观察性研究往往无法避免未观测混杂因素的影响。为避免未观测混杂因素的影响,可使用工具变量法。

(一)工具变量法的基本原理

工具变量(instrument variable)方法的基本思想为:通过选择有效的工具变量来分析某干预和结局之间的关系,通过工具变量控制未知混杂,达到"类似随机化"的效果。工具变量是与干预相关、与混杂因素无关,并且和结局变量无直接关系的一类变量。由于工具变量直接影响干预的分组,但不会直接影响结局,依据工具变量可将患者"分配"到干预组或对照组,使得混杂因素在干预组与对照组之间的分布均衡,从而获得类随机化的效果。采用专门的分析方法(两阶段最小二乘法)来分析干预与结局之间的关系。

如图 5-8 所示,工具变量须满足以下三个条件:①工具变量 Z 与干预分组 X 具有较强的统计学关联;②工具变量 Z 必须独立于各种混杂因素 C,即 Z 与 C 之间无任何关联;③工具变量 Z 必须只通过干预因素 X 而影响结局 Y。在公共卫生和医学领域常用的工具变量有地理距离、地区医疗水平、医疗机构使用某种治疗技术或药物的比例、医生处方偏好等。

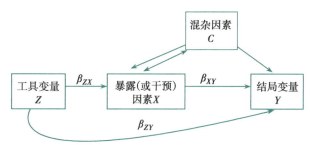

图 5-8　工具变量法中变量间关系示意图

(二)工具变量的应用、优势和挑战

由于实施科学常常涉及评估复杂干预在实际环境下的效果,非随机的环境中混杂控制非常关键,因此工具变量法在这样的场景下有广泛应用。例如,拟研究某医疗干预(如健康管理计划)对患者健康结局的影响,该医疗干预的使用可能与患者特征有关,患者主动参与该干预可能是由于其面临更大的健康风险。可以选择医疗机构地理位置等与干预分配有关但不直接影响健康结局的变量作为工具变量,通过两阶段最小二乘法来分析医疗干预对健康结局的作用。

工具变量法的优点是能够控制实施性研究效果评价中未观测到的混杂因素,在随机对照试验不可行的情况下,提供了一种估计因果关系的方法。工具变量法可灵活应用于多种不同的研究设计和数据类型,但是其最大的问题是完全满足三个条件的工具变量往往难以找到,使用不合乎条件的工具变量可能导致结果出现偏倚,最终导致统计推断不准确,出现弱工具变量问题。因此,在选择工具变量时需参照工具变量的条件仔细辨别所选变量是否符合工具变量的条件。

(田懋一　顾　菁)

第六章 | 数据的采集、处理和分析

　　本章介绍了健康实施科学中常见的用于数据采集、处理和分析的定量、定性及混合方法,及其应用场景。其中,重点描述了健康实施科学领域相对其他领域更常用的优劣尺度法、离散选择模型等用于实施性研究中评价影响因素或决策选择的定量方法,影响因素探索、过程评价、结果解释常用的定性方法,以及用于指导总体研究设计或实施性研究各阶段具体问题解决的整合定量和定性数据的混合方法,并详细讲解了上述常用方法的数据采集、处理和分析的要点及应用案例。这些常用方法为健康领域的实施性研究提供了坚实的方法支持。

第一节 | 实施性研究中的数据概述

　　数据是可以用于支持决策、评估和改进实施的信息。在实施科学领域,常用的数据可以分为定量数据、定性数据和混合数据。数据提供了项目或干预措施实施过程及效果的实证信息,对决策者制定基于证据的决策至关重要,是衡量实施成功与否的关键。数据的质量决定任何分析或研究的质量,可通过以下四个维度来评估:完整性,即数据的广度、深度及范围;准确性,即数据的可靠性以及是否包含异常或错误信息;一致性,即数据是否以统一形式呈现,并能与历史数据兼容;时效性,即数据当前的价值和适用性。

一、定量数据

1. 定义　定量数据(quantitative data)是以数值形式呈现的数据,能反映事物的数量特征,并可用于开展数学计算和统计分析。常见的可用定量数据刻画的事物特征包括年龄、收入、体重、血压、对于某种疾病的认知水平得分等。定量数据可以通过问卷调查、临床检验等方式来收集,并通过描述性统计方法来展现事件或特征的水平和分布,通过推断性统计方法来检验假设的各类因素与疾病或健康水平间的关系是否具有统计学意义。

　　健康实施科学中定量数据的来源主要包括问卷调查、病历资料、临床检验、既往文献、统计报告等,既有个体层面的数据(例如,年龄、体重、疾病相关指标),也有机构层面的数据(例如,机构数量、人员数量、人员构成等)。从统计学分析角度,定量数据可分为四种尺度的数据:①名义尺度,即没有内在排序关系的数据(例如,出生性别可以分为男性和女性);②次序尺度,可以按照一定标准或属性进行排序和比较的数据,但类别之间没有确切的度量单位(例如,目标人群对某实施策略的满意度分为非常满意、比较满意、一般、不满意、非常不满意);③区间尺度,即可以进行排序和比较并推断出数值之间差异的数据,其零点没有绝对的意义,可以做有意义的加减运算,不能做乘除运算(例如,气温);④比率尺度,包含区间尺度的所有特点,但其零点具有绝对的意义,既能做加减运算也能做乘除运算(例如,某健康服务的价格)。

2. 数据特点　定量数据主要具备四个特点:①演绎性(deductive):定量研究通常遵循从一般到特殊的逻辑,研究的重点在于使用定量数据来验证假设,一般有较为严密的逻辑架构。②客观性(objective):定量数据可以用具体指标表达,用概率统计的方法进行检验。与定性数据相比,定量数据不易受研究人员主观偏见的影响,具有较好的客观性和科学性,有较强的说服力。③可靠性(reliable):定量研究的标准化和精确化程度较高,具有严密的逻辑架构,这确保了所收集到的定量数据的一致性和可重复性,是可靠的。④可推广性(generalizable):定量研究通常采用概率抽样方法选取样本,并通过统计分析得出对总体的推断结论。这种从样本到总体的外推能力,使得定量数据具有很强的适用性。

3. **在实施科学中的应用**　定量研究方法源于自然科学领域,主要用于回答有多少、关联程度有多大等问题。定量数据可用于健康实施性研究的所有环节和阶段。具体而言,定量数据可主要用于:①量化实施阶段和过程:由理论模型框架定义的实施阶段和过程可以使用定量数据来刻画(例如,某实施策略在目标人群中的接受度、覆盖率和可持续性),并使用统计方法来量化描述其水平和分布。②分析实施的影响因素:促进和阻碍实施过程和效果的各类因素可以使用定量数据来刻画(例如,目标人群的人口统计学特征和相关知识态度水平),并使用统计方法来验证各类影响因素的假设是否成立。③评估实施策略的效果:定量数据可用于评估实施策略的结果(例如,某实施策略减少目标人群某疾病发病率的幅度及其成本效果)。④汇总研究发现:在系统综述和荟萃分析中,通常会总结和整合多个相似研究的定量发现,计算得出合并后的量化估计值(例如,汇总同一实施策略在不同国家研究中得出的干预效果值,得出干预效果的合并估计值)。

二、定性数据

1. **定义**　定性数据(qualitative data)通常是指文字描述等非数值性质的数据,侧重描述和解释现象的本质,不以数值来衡量,而是通过深入的文字描述来揭示内在含义,可用于探索和深入了解循证实践实施过程中的障碍和促进因素,实施策略成功或失败的原因等,还可以帮助设计干预措施。定性数据通常采用个人深度访谈、焦点小组讨论、观察法等方法收集,可通过书面文字、视频和音频等方式记录。

2. **数据特点**　与定量数据的演绎性、客观性、可靠性和可推广性不同,定性数据具有以下特点:①归纳性(inductive):不仅能够实现从具体案例到广泛概括的过渡,同时也适用于理论或假设的构建与发展。②主观性(subjective):涉及调查者的主观衡量。③有效性(valid):能获得研究对象的真实感受和观点,从而对特定的概念进行准确的评估。④不可推广性(ungeneralizable):通常采用非概率抽样的方法选择研究对象,分析的是少数研究人群的特殊情况。

此外,由于实施科学以行动和变化为核心,通常在较短时间内开展干预,并专注于干预措施和实施策略的变化情况,因此,实施科学领域中的定性数据有其专有特点。①数据收集的时限性:与传统定性方法通常在较长的一段时间内收集数据不同,实施科学中的定性数据收集通常在单个或间断的时间点(例如,实施前、中、后)快速地收集数据。②涉及多个利益相关者:实施科学往往在复杂环境(例如,不同的医疗卫生机构)中面向多个利益相关者(例如,提供者、管理员)开展。③更快速的数据分析及结果报告需求:实施科学中的定性数据分析通常针对特定的、聚焦的研究问题,过程要求更为迅速,也需在较短时间内报告定性研究结果,以指导后续干预策略的开发、干预措施的调适或结果解释等。

3. **在实施科学中的应用**　定性研究方法源于社会科学领域,尤其是人类学和社会学,这些学科关注研究人类行为和经历。由于实施科学的核心在于揭示实施过程是如何作用于不断变化的环境因素,并同时受到环境因素的影响,为了深入理解这些过程,研究者需要收集各类定性数据,深入探讨个人和集体(如医疗卫生组织或其他相关环境)的行为模式和经验。在实施科学中,定性数据发挥着不可或缺的作用。

具体而言,在健康实施科学中,定性数据主要用于:①收集利益相关者的观点,通过挖掘理解与实施过程有直接利益关系的个体的观点,确保干预措施能优先解决具有高优先级的问题,并采用在现实世界实践中可行且可接受的方法。②指导干预设计与实施,通过定性了解利益相关者对干预目标和过程实施的理解,为干预措施的设计和实施提供指导。③了解实施背景,由于不同实施地点的背景可能存在显著差异,理解这些背景及其与干预实施的关系至关重要。④实施过程评价,定性数据对于实施过程评价具有重要价值。⑤研究实施效果及其影响因素。⑥探究变化机制,以及理解理论假设与实际变化机制之间的关系,这涉及识别和解释哪些干预措施导致了变化。⑦促进理论发展,在实施科学中,定性方法推动了理论、模型和框架的概念化、编目和讨论。

三、混合数据

1. 定义　混合数据(mixed data)是通过定量数据与定性数据整合而成,综合不同类型数据的优势来回答研究问题,实现研究目标。混合数据整合定性与定量优势,能够比使用单一方法更深入、更全面地理解研究问题,提升结果可靠性和解释力。混合方法研究中有3种核心设计:解释性序列设计、探索性序列设计和聚敛式设计,相关内容将在本章第四节展开详细阐述。

因为实施性研究的全流程涉及循证实践的现状探索、需求调查、实施策略的开发/优化、效果评估与过程评价等,同时也涉及复杂的理论、模型和框架,所以在实施性研究中,从总体研究设计到不同阶段具体问题的解决,均需要综合发挥定量数据和定性数据的优势。通过混合数据分析,可揭示不同类型的因果路径和结果,使研究更为全面和深入。因此,混合数据在实施性研究中的使用十分广泛。

2. 数据特点　混合数据具备以下特点:①综合优势:整合了定量研究和定性研究,既有定量数据的客观性、准确性,也有定性数据所具有的能提供丰富、深入的研究发现的特质。②方法论的融合:在混合方法研究中,研究者运用归纳法和演绎法,能反复迭代地探索和解释实施性研究中的复杂现象。③复杂性:相较于单一的研究方法,混合方法在研究设计、数据收集和分析上都更加复杂。④投入高:混合方法应用不同类型的研究方法会相应增加对资源的投入,包括时间、资金和专业知识。研究者需要精通定性和定量研究技能,以确保研究设计的严谨性和数据分析的准确性。

3. 在实施科学中的应用　混合数据源自混合方法,混合方法以实用主义为理论基础,在实施性研究中展现出多样性和灵活性,使研究者能够根据特定的研究目标和需求调整并应用这些方法。混合方法在实施性研究中被广泛采用,包括但不限于以下几种情形:①提供过程与结果的深入理解。使用混合方法能在开展干预研究时通过定量数据评估其效果和影响,同时运用定性研究深入理解实施过程、参与者之间的互动以及过程的动态变化。②开展探索性与验证性相结合的研究。在研究初期阶段使用定性方法探索现象、生成假设或概念模型,随后通过定量方法对这些假设或模型进行检验和验证。③评估内容与背景。使用定量数据评估干预措施的内容和效果,使用定性数据评估实施的环境背景因素,以理解实施成功或失败的原因。④解释与扩展现有的干预措施。在定量分析基础上,使用定性数据对结果进行更深层次的解释,从而获得对干预措施执行过程中出现的问题和解决方案的深入见解。⑤开发新工具和干预措施。定性研究可以用于生成新工具、概念模型或生成干预措施,然后通过定量研究进行检验和评估,以确保其有效性和可行性。⑥识别目标样本。在实施性研究中,可以先使用定量数据来识别特定样本,然后通过定性研究了解研究对象的具体情况。

第二节 ｜ 定量数据的采集、分析和应用

一、实施科学常用的定量数据采集方法

(一)问卷调查

问卷调查是在实施科学中使用最多的定量数据收集方法。通过问卷调查法,研究者可以评估研究对象(如个人或者组织)的基本信息、对研究现象的知晓程度、态度和偏好、自身相关行为、干预实施的过程指标和结局指标等。问卷调查通常使用纸质问卷或电子问卷,可以由研究对象自己填写或者由调查员询问填写。电子问卷调查能简化收集问卷的过程,减少数据录入错误。相比于调查员询问填写,自填问卷可以减轻研究对象对于敏感问题的回答负担,保护研究对象隐私,但更难控制问卷质量。

问卷题目主要包括封闭式问题和开放式问题。封闭式问题是由调查者预先定义题干和选项的问题,数据结构化,可以直接进行定量分析,但容易限制问题的范围和深度。开放式问题可以让研究对

象有机会自由地、更有深度地回答,但数据结构化程度较弱,不易直接进行定量分析。一般来说,健康实施性研究中的问卷调查以封闭式问题为主,需注意问题数量不宜太多,以免造成研究对象回答负担过重、应答率低、问卷质量不高等问题。

（二）病历数据回顾

病历数据回顾是指由研究人员直接调用临床病历数据库中的数据来评估验证目标个体的健康状况,用于评价干预措施实施的效果以及分析可能影响干预实施的相关因素。例如,既往一项研究通过对某个国家全科患者的病历记录进行回顾性分析,发现在 8 401 名全科医生管理的 1 000 名患者中,过去一年内共发生了 211 起不良安全事件(例如诊断错误、用药错误等),其中 58 起不良安全事件直接影响了患者的健康结局,研究建议未来需大力加强全科患者安全管理策略的实施。

病历数据回顾通常分为 4 个步骤:①研究的启动,包括制定研究计划、与病历数据提供方达成合作、伦理审查等。②根据国际疾病分类(ICD)编码构建算法,包括确定目标疾病的 ICD 编码、构建算法和计算样本量。③病历检索,通过将病历标识号码与患者编号相关联进行检索。④病历信息提取和判定,通常由 2 名经过培训的专业人员分别独立提取病历信息并进行交叉验证。病历数据信息主要包括人口统计学信息、诊断信息、既往疾病史、药物治疗及手术信息、住院天数及费用信息、病情转归及死亡信息等。若不同人员提取的信息不一致,可由 1~2 名相关方向的临床专家进行裁定。

（三）临床检验数据

除了病历数据,临床检验数据也是健康实施科学中定量数据的主要来源之一,已被多项实施性研究使用。临床检验数据是由医院、诊所、医学实验室等机构产生的海量医疗检验数据,包括影像学检查、病理检查、实验室检查等多种数据,可以为科研工作提供强有力的数据分析和支持。通过对临床检验大数据的分析和整理,可为实施策略的开发和评价提供许多有用的信息。例如,一项在英格兰东北部开展的实施性研究,收集了当地全科诊所糖尿病患者的临床检验数据(空腹血糖、糖化血红蛋白、胆固醇等),通过比较干预组和对照组患者的糖化血红蛋白水平和胆固醇水平,来评价电子登记系统这一干预措施对提升糖尿病患者健康管理的有效性。

（四）文献资料

健康实施性研究还可使用各种文献资料作为定量数据的来源,包含已发表的期刊文献、专业技术资料、政策文件、统计报告、会议记录等。该方法已用于多项实施科学的研究。例如,一项研究为探究助推策略能否有效提高医生提供的卫生服务质量,整理了 2016—2018 年的相关文献进行综述分析。研究结果表明,助推策略在改善卫生服务质量方面的效果与遵循循证指南所设计的干预措施的效果相当。此外,各类统计报告数据也是实施性研究中定量数据的重要来源。例如,国家统计局每年发布的《国民经济和社会发展统计公报》《中国统计年鉴》,国家卫生健康委员会发布的《我国卫生健康事业发展统计公报》《中国卫生健康统计年鉴》等,为开展实施科学相关研究提供重要的宏观层面及机构层面的数据支持。

二、实施科学常用的定量分析方法和应用

健康实施性研究在收集定量数据后,主要通过数理统计的方法来量化实施阶段和过程、分析实施的影响因素、评估实施策略的效果和汇总研究发现,其主要使用的数据分析方法和流行病与卫生统计学中所讲授的数据分析方法基本一致,包括描述性分析和统计推断,本书不再系统介绍。

除了流行病与卫生统计学研究中常用的数据分析方法,实施科学还经常使用个体偏好/优先级筛选相关的数据分析方法(例如,离散选择模型、优劣尺度法)和群组干预试验涉及的数据分析方法(例如,广义线性混合模型、广义估计方程等)。前者通过解读个体偏好和决策机制,为实施策略的设计和优化提供依据;后者通过评估实施策略的实际效果,为实施效果的改善提供证据支持。

（一）个体偏好/优先级筛选相关的数据分析方法

实施科学聚焦从证据至实践的转化差距,主要研究差距的大小、导致差距的原因以及能够消除这

些差距的策略。在这个过程中,经常需要通过数据分析,对各类影响证据转化的因素进行重要等级排序以及了解目标人群对不同实施策略的偏好,并分析影响排序和偏好的各类因素,离散选择模型和优劣尺度法是其中常用的两种数据分析方法。

1. 离散选择模型

(1)方法概述:离散选择模型(discrete choice model,DCM)是离散选择实验(discrete choice experiment,DCE)中主要使用的定量数据分析方法。离散选择实验是一种测量决策者对于不同干预措施、产品或政策偏好的研究方法,是研究行为决策最有力的工具。它可以定性描述受访者的选择偏好,如"某一类群体相比其他群体更喜欢门诊",也能定量测量受访者的行为意愿并分析其影响因素。由于离散选择实验中,结局变量(也称因变量,即决策者对备选方案的选择)通常是离散变量,包括二分类变量(取值为0、1)和多分类变量(例如取值为1、2、3),因此通常采用离散选择模型来分析结局变量的影响因素。

在实施科学中,离散选择模型主要用于分析目标群体偏好及其影响因素,识别影响因素的重要等级,评价及优化干预策略。例如,一项实施性研究通过离散选择模型,分析识别影响医务人员使用电子病历这一新工具意愿的最重要影响因素。在该研究中,研究者为医务人员列举了可能的影响因素供其选择(包括相关硬件设备是否方便使用、使用界面是否灵活友好、是否获得了决策支持、是否获得技术支持、上级主管是否持支持态度、是否有相关绩效反馈),通过离散选择模型中的Logit模型进行了数据分析,发现使用界面是否灵活友好是影响医务人员使用电子病历意愿的最重要因素。

(2)方法原理:离散选择模型的基本概念主要涉及一次选择行为通常包含的四类要素——决策者、备选方案集、备选方案的属性和决策准则。①决策者(decision maker):即做出选择行为的主体,可以是个体、家庭、企业、政府机构等,决策者自身的属性(例如个体的年龄、性别、收入等)可能会对选择的结果产生影响,通常可作为自变量纳入模型分析中。②备选方案集(alternatives):即供决策者选择的选择集,也就是模型的因变量,通常会有多个方案供决策者选择,例如医务人员在考虑如何记录病历时,可能会考虑手写病历、使用电子病历、结合手写和电子输入病历3个选项。③备选方案的属性(attributes of alternatives):决策者的选择结果会受到每个备选方案自身属性的影响,例如医务人员在选择病历记录方式时,可能会考虑到记录方式的便利性、准确性、耗费时长、是否有相关设备支持、单位的要求、上级的态度等多重因素,每一种因素称为一个属性(attributes),可作为自变量纳入模型分析中。④决策准则(decision rules):不同的决策者在做出方案选择时的行为准则不尽相同,有人比较"随意"(即随机性选择),而有人比较理想,可能会综合利用各种信息资源做出一个对自己最为有利的选择。常见的理性决策方式包括优势准则、下限准则、多重排序准则、效用最大化准则,不同的决策准则会导致不同的选择结果。

离散选择模型的划分有多种方法,根据备选方案的数量(即因变量的取值范围)可以将离散选择模型分为二项选择模型(binomial choice models)和多项选择模型(multinomial choice models)。二项选择模型指有两个备选方案,例如使用手写病历或使用电子病历;多项选择模型指有两个以上备选方案,例如使用手写病历、使用电子病历、结合使用手写和电子病历。

按照备选方案的特征也可以将离散选择模型划分为无序离散选择模型(unordered DCM)和有序离散选择模型(ordered DCM)两大类。无序离散选择模型适用于因变量是名义尺度的数据。例如,对于医务人员的病历记录方式来说,"手写病历"与"电子病历"没有等级差别。有序离散选择模型适用于因变量是次序尺度的数据。例如,对于疾病治疗效果等级来说,"完全治愈"比"部分治愈"更佳,"部分治愈"比"未治愈"更佳。

按照连接函数划分,离散选择模型可分为Logit模型和Probit模型。Logit模型也称Logistic模型,假设随机变量服从逻辑概率分布,可进一步分为多项Logit模型、嵌套Logit模型、混合Logit模型。Probit模型假设随机变量服从正态分布,按照因变量的数据类型,可进一步分为二分类Probit模型、有序多分类Probit模型和无序多分类Probit模型。当因变量是名义尺度变量时,Logit模型和Probit模型没有本质的区别,一般情况下可以换用;当因变量是次序变量时,只能用有序多分类 Probit 模型。

2. 优劣尺度法

(1)方法概述:优劣尺度法(best-worst scaling,BWS),也称"最大最小标度法""优劣极值测量法"等,是一种基于理论的优先级排序方法,旨在精细地测量个体的意愿和偏好,用于确定研究的优先级。优劣尺度法基于随机效用理论(random utility theory,RUT),要求受访者在不同的选项组合中,选出他们认为的"最佳项"和"最差项",而后对其进行赋值,计算得分并排序,由此评估受访者偏好的优先顺序,可以弥补传统量表方法中存在的报告偏倚等缺陷。相较于离散选择实验,优劣尺度法发展较晚,但更易于选择,仅需较小样本就可获取更丰富信息,并且能弥补离散选择模型统计效率不足的缺点。

在实施科学领域,优劣尺度法可以应用于多种情境,如评估科研项目的优先级、选择技术方案、评价不同政策的效果、优化干预措施等。例如,一项实施性研究使用优劣尺度法研究了 A 型血友病患者对治疗方案的偏好,评估了患者对于治疗方案属性(如效果、风险和给药方式)的偏好和这些属性对其选择决策的影响。又如,一项在我国开展的实施性研究,围绕基层医疗卫生服务机构开展糖尿病共享门诊创新医融合服务试点,使用优劣尺度法评估了利益相关者对服务内容和方式的偏好,并基于评估结果进一步优化了干预措施。

(2)方法原理:优劣尺度法的使用通常包括以下几个基本步骤。①基于对研究问题的初步理解,选择最合适的优劣尺度法类型。②通过文献回顾以及预调研,准确识别和描述研究的测量对象及其属性,以及每个属性的不同水平。③制定合理的实验设计框架,为优劣尺度法的实施提供明确的指导。④设计问卷核心内容,即优劣尺度法题目,确保它们能够有效地收集研究所需的数据。⑤根据问卷的长度和复杂性,决定是否采用分块等方式将问卷划分为几个部分,并添加辅助内容以进一步完善问卷设计。⑥发放问卷并收集数据。⑦制定数据整理方案,包括数据清洗、缺失数据处理等步骤。⑧确立完整的数据分析方案,包括选择构建合适的统计模型等。⑨对数据分析结果进行详细解释,并探讨其在实际应用中的意义。

优劣尺度法主要可以分为三种类型:对象型(object case)、组合型(profile case)和多重组合型(multi-profile case),其中多重组合型优劣尺度法与离散选择实验的方法原理基本一致。对象型优劣尺度法是优劣尺度法的经典形式,本书将着重进行介绍。该方法由 Finn 和 Louviere 等学者创立,最先使用在食品卫生方面的研究。该方法关心的是所研究的不同对象属性之间的相对价值,所以仅需要确定属性的相对重要性,不需要具体设定等级水平,呈现给受访者的选择集上仅需在属性上有所变化。例如,对象型优劣尺度法可以用来评估促进健康干预措施实施的不同策略的相对重要性,收集数据时无须深入描述每个策略的具体属性或等级水平,呈现给受访者的选择集上仅在属性上有所变化,对象型优劣尺度法的数据收集工具示例见图 6-1。

(3)分析方法:对象型优劣尺度法收集的数据可以用计分数据作为结果变量进行分析,或者用选择概率数据作为结果变量进行分析。当用计分数据作为结果变量时,可以统计每个对象被选为"最好"(best)和"最差"(worst)的次数,然后用该对象被选为"最好"的总次数减掉其被选为"最差"

最有效果	激励干预	最没有效果
请从以下激励措施中,选择您认为能够更好地促进您实施流感疫苗简短干预的最有效果和最没有效果的措施)?(请在相应要素后面打√)		
☐	1. 为实现干预实施的绩效考核目标,组织科室聚餐	☐
☐	2. 当机构在今年的疫苗接种周期内达成了既定目标时,向科室发放一次1 000元的绩效奖励	☐
☐	3. 当机构在今年的疫苗接种周期内达成了既定目标时,向科室发放一次办公用品奖励	☐
☐	4. 由当地卫生健康委组织,向实现既定目标的机构颁发"健康教育优秀集体"荣誉证书	☐

图 6-1 对象型优劣尺度法数据收集工具示例图

的总次数,从而得到该对象的"分数"。另外,还可以使用每个对象被选为"最好"的总次数除以其被选为"最差"的总次数,再将结果开平方,得到一个"商值"作为结果变量。得到上述分数或商值以后,可以使用多项 Logit 模型等统计分析方法,来分析"分数"的影响因素。

当使用选择概率数据作为结果变量时,可以计算受访者选择特定一对选项作为"最好"和"最差"组合的概率。计算该选择概率的常用方法有三种,体现受访者选择行为的三种心理活动假设,即两两对比、同时选择和序贯选择。①最大化差异(MaxDiff)方法(两两对比),即受访者从所有可能的两两组合中,选择特定一对"最好"和"最差"组合的概率;②同时选择方法,即受访者从所有选项中选择特定某项作为"最好",同时还从所有选项中选择特定的另一项作为"最差"的概率;③序贯选择方法,假设受访者选择"最好"和"最差"的过程存在时序性,该方法计算先从所有选项中选择特定某项作为"最好",再从剩余选项中选择特定某项作为"最差"的概率。通过以上不同的决策机制计算出概率以后,可以运用条件 Logit 模型等统计分析方法,来分析"概率"的影响因素。

(二)干预效果评价相关的数据分析方法

在实施性研究中,以整群随机对照试验为代表的、涉及群体和个体等多水平数据的干预评价方法十分常见,涉及的统计方法主要包括广义线性混合模型和广义估计方程等。此外,中断时间序列设计和断点回归设计等准试验设计也在实施性研究中十分常见,本节将介绍相应的数据分析方法。

1. 广义线性混合模型　广义线性混合模型(generalized linear mixed model,GLMM)是广义线性模型和线性混合模型的扩展,能够处理因变量服从非正态分布且存在随机效应的复杂数据结构,特别是能够处理纵向数据(重复测量数据)和多层次结构数据(既有个体层面数据,也有群组/机构层面数据)。GLMM 的核心在于它可以同时包含固定效应(fixed effects)和随机效应(random effects)。公式见式 6-1:

$$Y=X\beta+Z_\gamma+\varepsilon \tag{6-1}$$

其中,$X\beta$ 是固定效应,指在模型中对所有个体或实验条件都相同的效应,X 为自变量的设计矩阵,β 为已知自变量的回归系数构成的向量。Z_γ 是指随机效应,即随个体或实验条件变化而变化的效应。ε 是体现随机效应的未知误差向量。GLMM 能够考虑数据内的相关性和非独立性,以及潜在的异质性。在 GLMM 中,连接函数用于将因变量的期望值与线性预测变量联系起来。例如,对于因变量服从二项分布的数据,可以使用 Logit 模型连接函数;对于因变量服从泊松分布的数据,则可以使用对数连接函数。

既往的实施科学相关研究使用广义线性混合模型评估了干预措施的有效性。例如,一项在美国开展的实施性研究,评价了一项定制性实施策略对促进社区心理门诊使用某基于证据的关怀服务措施的效果。该研究采用整群随机对照试验,将 12 家诊所随机分配至定制性实施策略干预组或标准对照组,开展基线、5 个月和 10 个月随访调查,使用 GLMM 进行数据分析,比较了实施策略组和标准对照组在关怀服务措施使用率上的差异及其随时间的变化趋势。

2. 广义估计方程　广义估计方程(generalized estimating equations,GEE)是专门用于处理纵向数据等重复测量资料的统计模型,擅长处理不均衡的纵向数据(例如,研究对象失访、重复测量间隔时间不同所导致的不均衡)。公式见式 6-2:

$$U(\beta)=X^TV^{-1}(Y-\mu)=0 \tag{6-2}$$

其中,X 是自变量的设计矩阵,T 是纵向数据收集的不同时间点,V 是观测数据的协方差矩阵,Y 是因变量的响应值,μ 是响应值均值,β 是回归系数值。对于重复测量数据,协方差矩阵 V 考虑了观测单位内和观测之间的相关性。例如,如果测量来自同一观测单位的多个时间点,V 可以包含时间点内的方差和时间点间的协方差。既往的实施性研究使用广义估计方程来评估干预措施的有效性。例如,一项在加拿大开展的实施性研究评估了医生培训项目对促进急性呼吸道感染治疗医患共同决策的影响。该研究通过多中心整群随机对照试验收集数据,使用 GEE 比较了干预组与对照组在参与共同决策行为方面的差异。结果显示,干预组的共同决策行为得分显著提高,表明该干预措施能有效促进急性呼吸道感染治疗场景下的医患共同决策。

3. 中断时间序列分析　本书第五章介绍了中断时间序列的设计方法。在该研究设计中,常用的统计分析方法包括分段线性回归模型、自回归积分移动平均模型和差分自回归移动平均模型,本节主要讲解分段线性回归模型。

分段线性回归(segmented linear regression,SLR)常用于干预前后数据点呈线性或近似线性的序列,是将干预前后两段数据同时拟合线性回归模型,见式 6-3:

$$Y_t=\beta_0+\beta_1\times t_1+\beta_2\times x+\beta_3\times t_2+\varepsilon_t \tag{6-3}$$

其中,β 是回归系数,t_1 是时间计数变量,x 为干预变量,t_2 为干预后时间计数变量,ε_t 为 t 时刻的残差,表示没有被回归模型解释的变异。具体而言,β_1 是干预前的斜率,β_2 是即刻水平改变量,β_3 是干预后斜率与干预前斜率之差;若 β_2 和 β_3 均有统计学显著意义,则可以认为干预有中断效应,不仅影响了目标变量的水平,还改变了其随时间的变化趋势;如果 β_2 的统计学意义不显著而 β_3 显著,则表明干预对目标变量的即时水平没有显著影响,但影响了其随时间的变化趋势;如果 β_2 显著而 β_3 不显著,说明干预对目标变量的即时水平有显著影响,但对其随时间的变化趋势没有影响。

既往的实施性研究常使用中断时间序列设计来评估干预措施的有效性。例如,在一项研究中,研究者使用分段线性回归模型评估了"美沙酮维持治疗门诊可及性维护资助计划"对减少美沙酮维持治疗患者脱失的效果。结果显示,在接受了资助计划的门诊中,微型和小型门诊的治疗患者数量有所增加,中型门诊的治疗患者有所下降,提示除公共资金的投入外,仍需要进一步加强人力资源的投入才能减少患者的流失。

4. 断点回归分析　断点回归设计(RDD)中的数据分析是基于样本在临界值周围分布的随机性,使用两侧数据分别进行回归,从而避免潜在混杂因素的干扰,为因果关联的推断提供强有力的证据。分析步骤包括:①模型设定和拟合模型,包括检验是否存在内生分组、协变量的分布是否有跳跃等。②结果的稳健性检验,包括比较三角核函数和矩形核函数的估计结果、估计不同带宽的结果、在方程中加入协变量进行估计以减少扰动项方差、进行安慰剂检验等。断点回归分析的基本数学公式见式 6-4:

$$Y_i=\alpha+\beta D_i+\gamma(X_i-c)+\delta D_i(X_i-c)+\varepsilon \tag{6-4}$$

其中,α 是斜率,D_i 是处理变量,由 X_i 是否超过某断点 c 决定($X_i\geqslant c$,$D_i=1$;若 $X_i<c$,$D_i=0$)。β 是处理效应(核心参数),即在断点阈值处结果变量的"跳跃",反映处理的因果效应。X_i 是用于分组的连续变量(运行变量),c 为断点阈值(处理分配的临界值),γ 是运行变量在未处理区域($X_i<c$)的斜率,控制处理前的趋势;δ 是处理区域($X_i\geqslant c$)与未处理区域的斜率差异,反映处理对趋势的影响。ε 为残差,包含其他未观测因素。

既往实施性研究曾使用断点回归分析来评估干预措施的有效性。例如,一项既往研究使用 RDD,探究了空气质量预警措施对 7 种健康指标(心血管相关疾病死亡率,呼吸系统相关疾病死亡率,因急性心肌梗死、心力衰竭、脑卒中、哮喘和慢性阻塞性肺疾病入院或急诊就诊)的影响,分析发现,空气质量预警能够显著减少因哮喘导致的急诊就诊,对其他健康指标的影响没有统计学显著意义。

第三节 ｜ 定性数据的采集、分析和应用

一、实施科学常用的定性数据采集方法

定性研究在实施性研究中可用于多个环节具体问题的解决。根据绪论部分介绍的实施性研究一般范式,在对研究问题识别和定义过程中,可使用定性研究方法,通过各利益相关者的访谈,了解现状与工作困境;在基于选择的循证实践开发/优化相应的实施策略时,可应用定性研究方法,采用参与式设计,共创或优化实施策略;在效果和过程评估中,部分评估指标可采用定性研究方法获取,如 RE-AIM 中的实施过程、可持续性等。因此,在一项高质量的实施性研究中,定性研究部分几乎必不可少。

NOTES

(一) 资料收集方法

定性研究作为一种研究范式,在多个学科领域应用非常成熟。其资料收集方法在不同学科领域可能有较多差异。在实施科学领域,各阶段拟研究的具体问题及对应的理论框架发展较成熟,定性研究在此领域结合归纳与演绎的逻辑,主要解决聚焦且较细节的问题,因此,资料收集方法主要使用个人深度访谈、焦点小组访谈和观察法。此外,实施性研究中,定性研究通常需要在较短时间内高效完成,以指导后续干预策略的开发、干预措施的调适或结果解释等,因此也常用快速定性研究方法进行资料收集与分析。

1. 个人深度访谈 个人深度访谈是研究者向受访者收集定性资料的常用方法,其主要作用是细致而深入地了解受访者的经历和行为、对事物持有的观点,以及情绪和感受,引导受访者充分表达出其所知道的事物状况并予以解释。深度访谈为研究者探索现实问题提供了一个开阔和全面的视角,帮助研究者多角度、多层次地理解研究对象的各个方面。研究者和受访者在访谈中围绕研究问题进行互动,从而形成对问题的解释性理解;随着研究的深入,研究者可能发现新的问题,深度访谈能够帮助研究者继续追踪和探索,从访谈信息中做到见微知著。如基于CFIR,采用个人深度访谈,对不同利益相关者访谈获取信息,探索干预措施实施的障碍和促进因素,以为进一步促进政策实施提供依据。

2. 焦点小组讨论 焦点小组讨论(focus group discussion),也称为焦点团体、专题小组、集体访谈等,是由1~2位研究者同时对一群人(4~12人)进行访谈,通过群体成员之间的互动来对研究问题进行探讨。焦点小组讨论重要理论基础是群体动力学,即在群体讨论中,受访者可以更加愉快地思考,提出更多观点。运用焦点小组讨论可以在较短时间内针对访谈主题收集到大量互动资料和小组成员对某一聚焦问题的想法和思考。在关于社区慢性阻塞性肺疾病(简称慢阻肺)健康服务的需求和设计研究中,一部分研究内容采用焦点小组讨论的方法,分别对全科医生和慢阻肺患者进行焦点小组讨论,探讨全科医生和慢阻肺患者对慢阻肺和肺康复的认知,以及慢阻肺的管理现状,以期为后续设计慢阻肺的肺健康服务提供依据。

3. 观察法 观察法是指研究者利用感觉器官或借助其他工具、手段,有目的、有系统地对社会现象进行感知和描述,以获取研究资料的一种活动。观察法有以下优势:①在保持观察对象正常社会活动的条件下收集第一手资料;②能够把握现场的整体气氛,排除语言交流或人际交往中可能发生的误会或干扰;③可弥补仅靠访谈所获得的资料不足或误导,分辨理想行为和实际行为的差异。实施性研究经常会在研究问题的识别、实施的障碍和促进因素探索方面借助观察法关注实施现状与实施环境。

(二) 访谈对象的选择

定性研究中访谈/观察对象的选择通常采用目的性抽样,选择能够为研究问题的理解提供准确和丰富信息的人群,其对访谈的主题较为熟悉且有一定的表达和交流意愿。在目的性抽样原则下,实施性研究中的定性研究部分常用的抽样策略包括最大差异抽样、关键个案抽样、方便抽样和滚雪球抽样等。

1. 最大差异抽样 亦称为异质性抽样、最大变异抽样,使所抽取的研究样本能够最大限度地反映研究现象的各种不同情况。在具体操作中,研究者可以先找出该现象中具有最大差异性的特点,将这一特点作为抽样标准进行筛选。例如,在一项低钠盐相关研究中,以衡量低钠盐使用量的尿钠水平这一指标,将研究对象分为低钠盐摄入高、中、低三组,再在各组中选择研究对象进行访谈,得到不同层别人群对使用低钠盐的看法、行为及影响因素。

2. 关键个案抽样 选择对事情发生起决定性影响的个案进行研究,目的是将从个案中获得的结论推论至其他个案。推论逻辑是:如果这件事情在这里发生了,那么它就一定会在其他地方发生;反之,如果这件事情没有在这里发生,那么它就不会在其他地方发生。例如,如果计划通过一个创新干预策略促进干预措施的实施,可以选择一所被认为可以开展这项干预策略的社区/医院进行试点。如果这个"理想"的社区/医院都不能成功实施并取得预期效果,那么可以推断,其他社区/医院将更加难以取得相应的效果。但是这种个案通常处于一种比较理想的状态,不代表一般情况。

3. 方便抽样　方便抽样是研究者在确定的研究场所范围内，出于易于接触到更多潜在受访者考虑的抽样方法。例如，为了研究患者接受基层医疗卫生机构药学门诊服务后的感受和看法，研究者事先无法获知哪些人有基层药学门诊的就诊经历，故可以直接前往社区卫生服务中心的药学门诊，等待患者就诊结束后邀请患者参与访谈。

4. 滚雪球抽样　滚雪球抽样是研究者邀请已完成访谈的受访者推荐其他潜在受访者参与研究的方法。若研究对象涉及一些隐秘人群，如性工作者、药瘾者、艾滋病人群等，则可以采用滚雪球的方式进行抽样。研究通过一些渠道找到一位知情人士，向他询问或请他介绍其他符合条件的人，通过一环套一环往下追问，样本量就如雪球一样越滚越大，直至信息饱和。

（三）访谈提纲的设计

研究者需根据研究目的选择适当的访谈方法并设计访谈提纲。访谈提纲应罗列出研究者认为在访谈中应该了解的主要问题。访谈提纲的问题应该开放、简明易懂，且可操作性强，一般由研究者根据自己的经验或查阅文献编制形成。

实施性研究中，访谈提纲的设计相对容易，因为在实施性研究的不同环节，已经有很多成熟的理论框架。可根据所选理论框架，结合研究目的，列出访谈提纲，更具有系统性和逻辑性。例如，可基于CFIR 或 RE-AIM 中涉及实施过程的部分探索障碍和促进因素，根据 CFIR 或 RE-AIM 的不同维度，结合受访者的具体角色，分别列出访谈提纲。

（四）资料收集流程

由于访谈是一个双方互动的过程，因此需要研究者与研究对象建立起相互信任、相互理解的关系，才能获得较高的访谈质量。在正式访谈前，研究者通常需要做一些必要的准备工作，包括熟悉访谈对象及访谈主题、列出访谈提纲、联系访谈对象、预约时间和地点等。

访谈通常会以几分钟的闲聊开始，以营造轻松、舒适的氛围，消除受访者的紧张情绪。例如，受访者担心自己的回答不符合要求，研究者需要使受访者相信自己是研究主题方面的专家，他们的回答没有对错之分，研究者只需了解他们的个人体验或感受。之后研究者可进行自我介绍，表明身份和角色，重申研究目的，并从简单问题入手开始访谈。在进入访谈主题后，研究者需要把握访谈的方向和焦点。在访谈时，研究者和研究对象之间的互动会对访谈效果产生影响。此外，为保证访谈资料质量，研究者还应注意运用提问、追问、倾听和回应等技巧。通常针对实施性研究中聚焦的研究问题，一次个人深度访谈的时间大约 40~60 分钟。

二、实施科学常用的定性数据分析方法

定性研究中的资料收集、整理和分析是一个相互交叉螺旋迭代的过程，通常在定性研究资料收集的过程中就需要一面收集，一面整理和分析。定性研究资料分析方法因不同方法论而异，如现象学方法论下一般采用现象学分析，扎根理论指导下的研究一般采用扎根理论分析。而在实施性研究的定性研究部分，通常关注比较聚焦的问题，且有理论框架的指导，因此，主题分析法是实施性研究中的定性研究常采用的数据分析方法。

主题分析法（thematic analysis）是一种常用的定性数据分析方法，可应用于各种类型的定性数据，如访谈记录、焦点小组讨论、观察法等。该方法通过对定性数据进行系统化的编码，提取出核心主题，并描述这些主题在研究数据中的重要性及其相互关系，旨在识别和分析数据中的主要主题或模式。Braun 和 Clarke（2006）提出了主题分析法的六阶段程序，包括熟悉数据、形成初始编码、寻找主题、复查主题、定义和命名主题、撰写报告分析。这个分析过程并非线性的，而是一种往复的过程，即在分析过程任何阶段都可返回以往的阶段。另外，实施性研究中通常涉及多学科的合作，为了便于多学科人员共同合作进行定性研究的分析，Catherine 等（2023）提出实用主题分析指引，简化为迭代往复的阅读、编码和形成主题三个步骤。

NOTES

三、快速定性研究方法

快速定性研究（rapid qualitative research，RQR）是一种在短时间内（通常几周到几个月）进行数据收集和分析的方法，旨在提供及时、情境化和深入的理解，以支持决策过程。在开展实施性研究的过程中有多个环节需要应用定性研究的方法探索现状、需求、障碍和促进因素、实施结局的部分维度情况，甚至过程评价等。这些环节的研究结果需要及时地为后续实施策略的开发、修正等决策提供依据，因此，也对传统定性研究耗时的数据收集与分析过程提出了新的要求。

快速定性研究通常通过聚焦问题、迭代设计、参与式方法、多方法结合、团队合作与时间规划等加速数据收集和分析过程：①聚焦问题：快速定性研究设计目的是在短时间内完成研究以提供及时的见解以告知决策，因此研究问题需要聚焦；②迭代设计：数据收集和分析并行进行，需要研究人员在研究过程中不断审查、综合数据并识别数据空白；③参与式方法：利益相关者在研究设计和实施中积极参与，确保研究问题和成果与利益相关者的需求密切相关；④多方法结合：结合多种数据收集方法（如访谈、焦点小组、观察），并在分析过程中进行三角验证以增强数据的可信度；⑤团队合作：通常由研究团队共同进行，以便在短时间内覆盖更多领域并对数据分析作出贡献。Cochrane 快速系统评价方法学小组发表的《快速民族志：实用指南》《进行快速定性研究》，Kowalski 等（2024）发表的《快速定性分析严谨性规划与评估框架（PARRQA）：设计、实施与报告共识框架》详细介绍了快速定性研究的设计、实施、资料分析与报告要点，可供学习参考。

四、应用案例

实施性研究中采用定性研究解决多个环节具体问题的研究非常常见。本研究案例为公开发表的关于疫苗接种实施情境分析的研究，总体研究设计是一项基于 CFIR 整合定性与定量的混合方法研究。该项目的定性研究部分采用描述性定性研究方法，遵循目的性抽样原则，采用滚雪球抽样策略选择受访者。对在某项目中发挥重要作用的不同利益相关者，包括区级卫生健康部门和教育部门人员、学校人员、学生父母进行访谈。

根据 CFIR，为不同的利益相关者（相关管理人员、社区卫生服务中心、家长）分别设计了半结构化访谈提纲。访谈团队由流行病学、呼吸道传染病、定性方法学、心理学专家和硕士研究生组成。所有访谈均由具有定性研究和深度访谈经验的研究人员进行，至少有一名笔录者。对所有访谈内容录音并逐字转录，去除可识别身份的信息，按特征标记受访者和采访者，仅保留对话用于数据分析。数据收集在没有识别出新主题时，即达到信息饱和后停止。数据分析与数据收集同时进行。早期访谈的数据分析在招募和访谈后续受访者之前或期间进行，为后续的访谈提供信息。采用归纳法和演绎法，在编码软件的辅助下，对访谈转录稿进行编码，进行主题分析。提炼出的主题与 CFIR 中的相关理论要素联系起来（演绎法）。

该研究基于 CFIR，阐述了项目实施的主要障碍因素，包括："外部因素"维度下"重大事件"要素的影响，以及"当地条件"要素中协调入校时间的困难；"内部因素"维度下"知识和信息的可及性"要素中未提供给校医足够与学生或家长沟通的知识和技巧；"个体"维度下父母的需求等。

第四节 ｜ 混合数据的采集、分析和应用

一、实施科学常用的混合数据采集方法

Johnson 和 Turner（2003）确定了 6 种混合方法研究（mixed methods research）中常见的数据收集方法，包括观察法、个人访谈法、焦点小组讨论法、实物资料分析法、视听/媒体法、问卷调查法。在考虑混合数据的采集之前，应先明确混合数据在实施性研究中用于解决什么问题。无论是聚焦于各阶段问题解决，还是从总体研究设计角度涉及的混合数据采集，均需分别采用严格的定性和定量研究方

法进行数据采集。此处更多强调混合数据中定性和定量数据问题确定、样本关系和数据采集的时序性和逻辑性。

（一）混合数据拟解决问题的确定

在明确混合数据采集方法前,需先结合研究拟解决的问题,选择合适的设计类型,再明确混合数据中定性和定量数据的关联和内涵。

1. 解释性序列混合方法研究（explanatory sequential mixed methods research）　为先收集和分析定量数据,再基于定量结果收集和分析定性数据来解释初始定量研究的结果。适用情况如下:①利用定量数据判断趋势、关系和效应大小,并要解释这些趋势、关系和效应背后的机制或原因;②需要定性数据来解释定量的显著(或不显著)结果、异常结果,或意料之外的结果;③根据定量结果对样本进行分组,然后对这些小组进行进一步的定性研究等。

2. 探索性序列混合方法研究（exploratory sequential mixed methods research）　初始定性数据收集和分析以探索现象为目的,基于定性研究结果,后续在更大样本收集与分析定量数据,检验趋势或者关系。适用情况如下:①如果研究者初始没有测量工具,需要开发测量工具并进行测试;②在变量未知的情况下需要找出重要变量以供定量研究使用;③计划把定性研究结果推广至不同群组,或检验新理论、新分类原则的多个方面;④计划更深入地探究某一现象并测量其属性的变异程度;⑤计划推广、评估或检验定性探索的结果来考察结果能否推广到某一样本或群体。

3. 聚敛式混合方法研究（convergent mixed methods research）　指在一项研究中,同时进行定量和定性数据的收集,并分别独立进行定量、定性数据的分析,而后在整体阐释阶段整合定量、定性结果。其数据收集和分析的时间常常同时进行,但也可不完全同步。该设计类型旨在结合定量、定性方法,使定量方法(大样本量、趋势、效应)与定性方法(小样本量、细节、深度)能够相互弥补、取长补短（Patton,1990）。适用情况如下:①互证:通过比较定量统计结果和定性发现进行定量和定性结果的互证;②解释说明:利用定性发现说明定量研究结果;③互补:综合互补定量和定性结果,来获得对现象更全面的理解等。

（二）研究对象的抽样

研究对象的抽样是定性、定量和混合方法数据采集过程中不可或缺的组成部分。定量和定性数据采集的研究对象抽样策略截然不同,应遵循各部分规范的抽样策略。混合数据采集准备阶段考虑的研究对象抽样问题主要关注研究对象抽样的时序性和样本关系。

1. 抽样时序　抽样时序是指选择研究对象收集定性和定量数据的时间关系,通常包括同步或非同步。同步时序一般应用于聚敛式设计,即由于聚敛式设计中其中一种方法数据的收集不受另一种方法数据结果的影响,因此定性和定量部分的研究对象可以同时确定,互相不受干扰。而序列式设计中,一种方法的研究对象的确定需要基于另一种方法的结果来确定,因此通常采用非同步的序列设计进行抽样。

2. 抽样关系　抽样关系定义为定性和定量部分的研究对象相互关联的方式,通常有相同、巢式、扩增或独立的层次关系(图 6-2)。在相同抽样关系中,定性和定量数据均从相同样本中收集。在巢式抽样关系中,定性样本来源于较大范围的定量样本,这种抽样类型主要应用于聚敛式或解释性序列设计中。在扩增关系中,由最初的定性样本,进一步扩增,最终构建为一个由原始定性样本和其他样本组成的更大定量样本,通常出现在探索性序列设计中。独立关系中,定性和定量数据是从完全不同的样本中收集的。

（三）数据采集流程

在混合方法数据采集中,应分别遵循定性和定量方法的严谨流程进行数据收集。但混合方法数据由于应用多种方法进行数据采集,且定性与定量部分可能还会涉及不同的数据采集方法,尤其在实施科学中,还会涉及不同阶段不同类型数据的采集。因此,在确认研究问题与研究设计类型后,梳理拟采集数据的来源非常重要,可帮助研究者明确在什么阶段进行哪些类型数据的收集。确认不同数

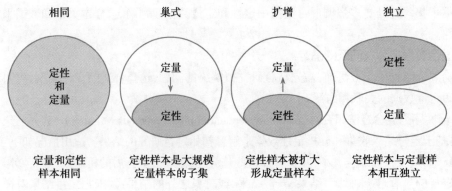

图 6-2　混合方法数据采集中的抽样关系

据来源后,定性与定量研究的数据采集流程与本章前面定量与定性数据采集流程一致,此处混合数据的采集流程更关注不同设计类型的混合方法研究中数据采集的流程。

解释性序列设计中,首先进行定量研究部分的设计与实施,基于定量研究结果确定拟对哪些结果进行解释,提出定性问题,进行定性部分的设计与实施。在结果部分,分别总结并解释定量、定性研究结果,并讨论定性研究结果在何种程度、以何种方式有助于解释定量研究结果。具体实施流程见图 6-3。

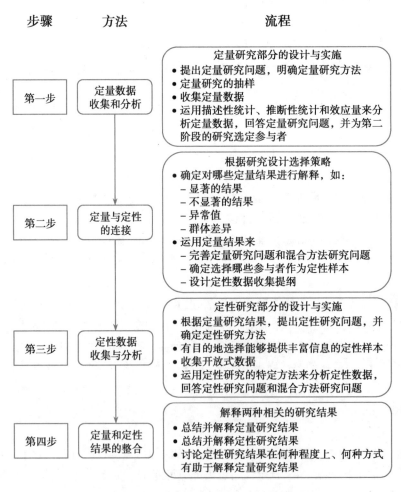

图 6-3　解释性序列设计混合方法研究实施流程

探索性序列设计中,首先进行定性部分的设计与实施,基于定性研究结果完善定量研究问题或假设,进行定量部分的设计与实施,结果部分分别总结并解释定性、定量研究结果,并讨论定量研究结果在何种程度、以何种方式推广或检验了定性研究结果。

聚敛式设计中,同时收集与分析定性与定量数据,结果部分分别总结并解释定性、定量研究结果,并讨论两类数据的关系,在何种程度上、以何种方式整合(相同、相异、相关、相互补充,甚至相互矛盾,并/或生成更全面的理解)。

二、实施科学常用的混合数据分析方法

混合方法研究中数据分析涉及定性、定量和混合数据的分析,主要包括 7 个步骤。

第 1 步:基于数据清单梳理已有数据　混合方法研究中涉及的数据来源丰富,尤其在实施性研究中,涉及不同阶段、不同方法来源的数据。因此,建议在研究实施过程中,使用数据清单,同步开展数据收集与整理工作,整理不同来源实际收集获得的数据,并检查数据质量和资料的丰富程度,思考是否需要收集更多定性数据,或是否基于现有定性主题建立定量数据收集工具。

第 2 步:根据研究目的构建分析框架　结合研究设计阶段的研究目的,以及基于数据清单梳理的实际获得的资料,拟定分析框架。即需要考虑实际获得的资料能否足够回答研究设计阶段提出的研究问题,思考是否需要进行分析框架的调整。

第 3 步:描述数据模式　混合数据描述性分析中,定量分析涉及描述性分析,比如均数、中位数和表格,以提供研究人群的基本特征和研究问题的描述性信息。定性分析涉及迭代性地收集和检查研究资料,在资料收集和检查过程中,对已收集到的数据资料进行迭代性编码,以更全面地理解和解释研究所关注的现象。

描述性分析定量与定性数据后,混合数据分析的重点在于寻找定性和定量数据之间联系的分析策略。密歇根大学 Michael Fitters 教授基于多位学者的总结,提供了三种分析方法:螺旋式比较分析、遵循主线分析和往复交换分析。其中螺旋式比较分析是常用方法。螺旋式比较分析是指循环往复地考虑对定性和定量数据进行方法内分析,并通过对两类数据主题、维度或领域内的不断比较,逐步发现定性和定量数据之间的关联和共性,指向一个聚焦的点,形成共同的结构,最后产生主要结果。

第 4 步:结构性汇总研究结果　联合展示(joint display)是结构性汇总混合数据结果的常用方法。联合展示拟通过可视化的方法将数据整合在一起,获得比单独分析和展示定性或定量数据更多的信息(Fetters 等,2013)。通常使用列表的方式展示出某一个构念下定量结果、定性结果,及定量与定性结果之间的关系及解释。

第 5 步:核查研究结果的一致性　观察定性和定量数据的关系分析,包括聚敛、互补、扩展和/或发散。在聚敛式设计中,定性和定量数据的发现有时也被称为验证,即两部分数据阐释了相同结果。当定性和定量数据的发现有所不同,但也不冲突时,可认为是互补。当定性和定量数据结果既有核心重合,又提供了更宽泛的非重叠解释时,可认为是扩展。因此,扩展表示验证和互补的混合。当定性和定量数据之间是相互矛盾的解释时,就会出现分歧,有时也称为不一致。研究者可以通过以下方式处理分歧或不一致的结果:①收集额外的数据;②重新分析现有的数据看是否能解决差异;③从理论角度分析是否能解释这种分歧或不一致;④检查研究结果的效度;⑤识别潜在的偏倚来源;⑥进一步开展研究来解释。

第 6 步:组织研究结果　考虑如何重新排列、排序、可视化或整理混合数据,以使读者更好理解研究结果。研究者可根据自己所擅长的领域,使用并列表格、年轮图、旭日图或箱式图与文字结合等方式呈现容易让读者理解的整合定性和定量结果的可视化图表。

第 7 步:撰写研究结果并解释研究发现　混合数据分析的最后一步涉及使用逻辑组织结构撰写对混合数据结果的阐释。根据关键发现撰写有意义的叙述或报告。有两种方法可以使用:①连续结构,指在论文结果的不同部分分别报告定性和定量结果,对于定性和定量研究结果的阐释在第三部分

83

报告,也可在讨论部分报告。这种结构常用于解释性或探索性序列设计中。②交织结构,对于每个研究发现的主题均呈现定性和定量发现,并将一系列具有定性和定量结果的构念依次呈现。这种结构常用于聚敛式设计中。

　　总的来说,混合数据在实施性研究中应用广泛,甚至已经成为一项高质量的实施性研究中必用的方法。现将三种核心设计类型的特点总结为表 6-1,以便于研究者根据所要解决的问题,选择合适的设计类型。

表 6-1　三种核心设计类型的特点

维度	解释性序列设计	探索性序列设计	聚敛式设计
定义	先收集、分析定量数据,在定量结果基础上进行定性数据收集和分析	先收集、分析定性数据,在定性结果基础上进行定量数据收集和分析	同时进行定量和定性数据收集,分别进行定量和定性数据分析,并整合
设计目的	需要解释定量研究结果	需要验证或测量定性的探索发现	需要更全面地了解研究主题 需要互相验证或证实
定量、定性的时序	先定量后定性	先定性后定量	同时间段或同步进行
整合发生的关键环节	抽样、数据收集和结果阐释阶段	数据收集阶段,结果阐释阶段有时会发生	数据收集、分析和结果阐释阶段
常见的样本关系	巢式抽样	验证定性发现:扩增抽样 工具开发:独立抽样	定性和定量样本相同 定性和定量样本独立 巢式抽样
主要的整合策略	连接定量、定性部分:在第二阶段基于定量研究结果决定定性研究问题、样本和数据收集	连接定性、定量部分:在第二阶段基于定性研究结果决定定量研究问题、样本和数据收集	结合定量、定量部分:分别分析两类数据之后,对两类结果进行进一步比较或转换分析
结果的呈现形式	连续的:先呈现定量结果,再呈现定性结果,结合定量和定性结果阐释 说明定量研究结果对后续定性研究的作用	连续的:先呈现定性结果,再呈现定量结果,结合定量和定性结果阐释 说明定性研究结果对后续定量研究的作用	交织的:对于研究结果各主题/维度分别进行定量、定性(顺序可调)、混合结果的表述
应用文献举例	一项减少老年人使用苯二氮䓬类药物策略的研究中,首先开展定量研究,分析处方剂量减少情况;根据定量结果,分为处方剂量多组和处方剂量少组,对不同组进行定性访谈,解释因素,提出干预策略	一项探索患者报告建立信任的关键卫生提供者行为研究中,先用定性研究,访谈患者,收集相关行为;基于定性结果,构建定量问卷,在更具代表性的大样本中测量各行为的定量分布以供后续制定干预策略	一项探讨待确诊但目前无癌症特异性症状患者的生活质量和经历的研究中,数据收集的工具为定量量表和与其维度对应的定性访谈提纲。量表调查 838 人,定性访谈 21 人。定性访谈结果证实、解释并进一步扩展了定量结果

三、应用案例

　　在已发表的文献中,有大量实施性研究在设计阶段从方法论的角度强调了混合方法研究的概念。这些采用混合方法研究作为总体方法论的实施性研究,与混合方法研究中的干预设计、多阶段设计以及脚手架式设计不谋而合,通常在研究项目的多个环节采用核心的混合方法研究设计解决具体的研究问题。图 6-4 是一项在实施科学领域开展的从设计层面采用多阶段混合方法研究设计,并在干预策略优化阶段采用解释性序列混合方法研究设计,结局报告阶段基于 RE-AIM 采用聚敛式混合方法研究设计,收集与分析定量和定性数据的研究文献案例。

该研究方案于 2017 年发表于 *Implementation Science*，研究主题关注儿童肥胖预防，在方案设计层面采用整合定性与定量的混合研究方法，主要关注实施策略促进干预措施实施效果的复合Ⅲ型设计。本研究分为三个阶段，各阶段系统收集定量和定性数据，以全面评估 WISE 项目的实施情况及"增强型"实施策略的应用效果。

第一阶段旨在确定既往 WISE 项目实施中的障碍和促进因素。研究者使用观察法对实施 WISE 项目四个核心要素的情况进行定量评分，计算总保真度评分。同时，研究者根据保真度评分选出实施效果最好和最差的参与者，进行半结构式访谈，收集定性数据。在此阶段，定量数据反映了项目实施的总体情况和个体差异，为访谈抽样提供依据；而访谈法收集的资料则有助于进一步了解影响项目实施的具体因素。两种数据收集方法的结合，可以更准确地诊断 WISE 项目实施中的问题所在。

第二阶段主要目的是开发"增强型"实施策略。研究者采用问卷调查法，邀请利益相关者对潜在实施策略的重要性和可行性进行定量评分。同时，研究者使用焦点小组访谈，引导利益相关者就策略开发进行讨论。通过问卷调查收集定量评分数据，研究者初步筛选出关键利益相关者普遍认可的策略；而焦点小组访谈获得的资料，则有助于揭示不同策略的具体优劣和实施条件。两种数据收集方法获得的资料进行三角验证，为确定最优先考虑的实施策略及其要点提供依据，进而制定具有针对性且可行的"增强型"策略方案。

第三阶段聚焦"增强型"实施策略的效果评估。研究者采用问卷调查法，收集儿童的饮食摄入和 BMI 等定量结局指标。同时，研究者运用观察法和访谈法，通过定性过程评估深入探讨"增强型"策略实施情况及利益相关者的反馈，以评估策略的可行性、可接受性和保真度。在此阶段，问卷调查获得的定量数据体现了实施策略的公共健康影响；而现场观察和访谈收集的定性资料则有助于说明策略发挥作用的过程机制。

综上所述，本研究综合运用观察、访谈、问卷调查等多种数据收集方法，在三个阶段中系统获取和整合定量和定性数据，以期全面评估 WISE 项目实施和优化的过程与效果。这种整合定量和定性数据、过程结果并重的研究设计，能够为后续数据分析奠定良好基础，增强 WISE 项目的科学性和实用性，为项目进一步推广完善提供重要的循证依据。

（陈亚红　罗思童）

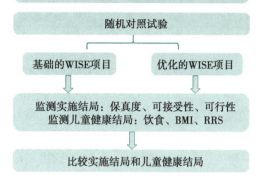

图 6-4　混合方法研究应用案例的研究设计图
WISE，We inspire smart eating，我们鼓励智慧饮食；EBQI，Evidence-based quality improvement，基于证据的质量改进；RRS，Resonance Raman spectroscopy，共振拉曼光谱。

第七章 | 实施性研究的结局评价

本章重点探讨了实施结局评价的定义、框架和模型、评价指标和测量方法。首先,介绍了实施结局评价的定义,阐述了狭义和广义实施结局评价的区别与联系,并进一步介绍了实施结局评价的目的和意义、视角以及步骤。接着介绍了实施结局评价的主要框架和模型,并结合案例进一步体现了其应用情况。最后,列出了实施结局评价指标的概念框架,并进一步介绍了实施性研究结局指标的分类,即实施结局指标、服务结局指标、健康结局指标。

本章内容为后续章节案例中对实施结局评价框架和模型、评价指标的实际应用介绍提供了理论基础。

第一节 | 实施结局评价概述

一、实施结局评价概述

评价(evaluation)通常被定义为系统地收集有关实施项目(包括干预措施、指南、政策、服务和产品等)的活动、特征和结果等信息,旨在对实施项目的结局进行评估,以提高其有效性,并为深入理解项目和制定未来的项目规划提供决策依据。评价是一个持续的过程,涵盖丰富的概念模型、框架和测量方法,涉及多种实现路径。评价过程主要包括初始的需求评估、形成性评价、持续的过程评价以及最终的总结性评价,这些环节相互交织,并为主要利益相关者和决策者提供反馈。

在实施性研究中,评价不仅专注于特定环境中对干预结果的评价,而且寻求理解实施过程、识别背景因素,并评估外部效度,这种全面、系统的对实施结局的评估即被称为实施结局评价(implementation outcome evaluation,IOE)。在本书中,实施结局评价是指对某项干预措施、政策或服务等循证实践及促进循证实践的实施策略在现实环境中被应用的成效和可行性进行全面评估,旨在确保新的治疗、干预措施、政策和服务能够在真实世界环境中被有效采纳和持续性应用。具体来讲,实施结局评价的最终目标是明确以下关键问题:即在何种环境或社会背景下,哪些项目(干预措施、服务、产品或政策)及其组成部分,采用何种策略,由谁执行,能够产生何种结果,对哪些人群(包括特定亚组人群)产生影响和影响的程度,以及项目的实施成本和可持续性。通过开展实施结局评价不仅有助于识别有效的实施策略,还能优化资源配置,确保有效的干预措施、政策、服务等循证实践在不同环境中得以高效且可持续地应用。

开展实施结局评价的关键问题是如何概念化和评估循证实践。通过对实施结果的有效性进行概念化和测量,可以促进对循证实践实施过程的理解,并提高实施性研究的效率。为此,实施性研究采用多种方法来评估新的循证实践(如新的治疗方式、方案或服务)的实施结局。其中,部分研究通过测量需求方(如患者)层面的临床结局来判断干预措施在现实环境中的有效性,而另外一些研究则侧重于评估实际目标的达成情况,例如量化与新的治疗方案相关的理想提供者行为。尽管一些实施性研究采用服务过程改进、健康结局改善等指标来评估实施结果,但有研究指出,单纯使用服务结局和健康结局指标评估实施有效性存在明显不足,包括缺乏实施结局的详细信息、缺乏多样化概念框架的使用以及多采用二分类而非连续性变量测量实施结局等。在这一背景下,Proctor 等人于 2011 年提出了"实施结局"(implementation outcome)的概念,将其与服务结局和健康结局区分开来,将实施结局定义为实施新治疗、方案、服务所产生的有益且有目的的行动影响。这一概念的提出有助于明确实施性研究的目标,提供了一种更为系统化和标准化的方法来衡量和报告实施结局,从而推动实施科学的进一步发展和应用。

二、狭义和广义实施结局评价的区别与联系

在进行实施结局评价时,主要存在三种类型的结局指标:实施结局、服务结局和健康结局。在本书中,狭义的实施结局评价指对实施结局的评估。实施结局通常包括对循证实践的接受度、适宜性、可行性、采纳率、成本、保真度、渗透率及可持续性的改善;这些指标在理论上能够促进循证实践在常规工作中的嵌入和常态化。实施结局是实施性研究中最关注的结局评价指标。实施结局具有三个重要功能:①衡量实施项目是否成功的评价指标;②反映实施过程的近端指标;③作为与治疗有效性和医疗服务质量研究中服务系统或临床结局相关的关键中间结果。如果一项干预措施或治疗没有得到很好的实施,将无法产生预期的实施成效。实施结局是服务结局和健康结局的前置因素,实施结局可作为实现临床或服务结局有效性的必要前提条件。因此,在循证实践本身证据充分的情况下,实施性研究可只采用实施结局作为主要结局指标进行实施结局评价。

而广义的实施结局评价则涵盖对实施结局、服务结局以及健康结局的综合评估,其中服务结局和健康结局是传统健康干预研究所强调的。健康结局(患者健康的改善)是评估实施有效性的重要标准。临床治疗研究主要关注患者个体层面的健康改善情况(包括服务结局和健康结局),而实施性研究则关注服务提供体系内人群层面的健康改善情况(实施结局)。通过综合考虑不同类型的结局指标,研究者能够更全面地理解和提升健康干预的整体成效。实际应用中,狭义和广义的实施结局评价往往不被严格区分和界定,研究者可以根据其研究设计和具体需求灵活选择适合的评价指标类型。

三、实施结局评价的目的和意义

实施结局评价是实施性研究中一个复杂而关键的环节。通过开展实施结局评价能够确保新的治疗、干预措施、政策、服务能够在真实世界环境中被有效地采纳和持续性地应用。实施结局评价的目的和意义主要体现在以下五个方面。

1. 评估循证实践的实际应用成效　尽管某些治疗方式或服务在临床试验中表现出色,但在真实世界中,其成效可能会受到组织文化、资源可用性、从业人员的技能水平以及患者的接受度等多种因素的影响。通过开展实施结局评价,能够帮助研究人员、政策制定者和实践者理解新方法或举措在真实环境中的应用情况,了解前述相关因素如何改变干预措施的实际成效,从而确保在不同环境中实现预期的干预目标。

2. 确保循证实践的可持续性应用　通过开展实施结局评价,研究人员可以识别并分析影响干预措施实施的障碍和促进因素,为优化实施策略和干预的可持续性应用提供依据,从而制定出更具针对性和适应性的策略。这不仅可提高干预措施的整体成效,还可增强其在多样化环境中的适应性和可持续性,最终推动更广泛的健康改善。

3. 支持政策的制定　实施结局评价可为政策制定者和实践者提供实证依据,支持其在资源分配和优先事项设定方面做出更明智的决策。实施结局评价通过揭示有效的干预措施在哪些环境条件下能够发挥最大效用,并能持续应用,帮助决策者优化资源利用,确保有限的资源能够最大化地服务于人群健康需求。

4. 提高卫生服务的质量和效率　在医疗和社会服务领域,资源通常是有限的。因此,确保每一项新措施都能最大限度地发挥其潜力是至关重要的。通过系统地评估实施结局,研究人员和决策者可以识别出最有效的策略,并据此进行必要的调整,以提高整体服务质量。这种评估过程不仅有助于优化资源配置,避免浪费,还能显著改善患者的服务体验。

5. 推动创新　在快速变化的社会和技术环境中,创新是保持组织活力和竞争力的关键。实施结局评价可以帮助组织更好地理解创新过程中的挑战和机遇,从而更有效地推动创新。

四、实施结局评价的视角

1. 内部评价　内部评价是指由干预项目内部的参与者,如项目管理人员、项目执行人员等,对实施过程和结局进行的自我评价。这一视角下进行的评价主要有以下几个优点:首先是理解度高,内部评价者通常对干预项目的背景、实施过程和目标有深入的了解,能够提供更为细致的反馈;其次是反馈迅速,内部评价便于快速收集意见和建议,以便及时调整项目实施方式;最后是成本低,内部评价通常不需要额外的评价资金,节省了外部评价的费用。其缺点主要体现在以下方面:首先是主观性强,内部人员可能会受到个人情感和既得利益的影响,导致评价结果偏向乐观;其次是偏见风险,项目内部人员对自己或项目团队表现的评价往往缺乏客观性,可能掩盖问题所在。

2. 外部评价　外部评价是指由与干预项目无直接利益关系的第三方,如专业评估机构或专家等进行的独立评价。这一视角下进行的评价主要有以下优点:首先是客观性更强,外部评价者由于与项目无直接利益关系,通常能够提供更加中立和客观的评价;其次是专业视野,外部评估机构或专家通常具备丰富的评估经验和专业知识,可以引入更为科学的评价方法和标准;最后是可信度高,外部评价的结果更容易获得各方的信任,有助于提升项目的公信力。其缺点主要体现在以下方面:首先是成本较高,外部评价通常需要支付一定的评估费用,可能增加项目的成本;其次是时间延迟,外部评估的过程通常相对较长,可能导致反馈不够及时,影响项目的及时调整;最后是缺乏对背景的理解,外部评估者可能缺少对项目具体情况的深入理解,评价结果可能无法完全反映真实状况。

五、实施结局评价的具体步骤

实施结局评价是一项复杂且重要的工作,它不仅需要系统的规划和执行,还要求对多种因素进行综合考虑。这一过程通常包括以下步骤。

1. 确定评价目标　首先,要明确通过实施干预措施拟达到的具体目标(如改善健康结局、提升医疗服务质量等)。其次,要考虑不同利益相关者(如患者、医生、卫生行政管理者等)对实施结局的关注点,从而确保评价目标的相关性。再次,在制定评价目标过程中,要同时考虑干预措施的短期和长期影响。最后,要确保评价目标符合伦理标准,尊重参与者的权利和隐私。

2. 选择评价框架或模型　首先,要充分了解已有的实施结局评价框架和模型的核心内容、适用范围和优缺点(具体内容见本章第二节)。其次,要结合数据类型和数据来源的可及性,选择一个能与数据采集方法兼容的评价框架或模型。最后,要考虑需要评估的具体维度(如过程、结果、影响等),选择一个能全面覆盖相关维度的框架。

3. 设定评价指标　首先,要基于前面选择的评价框架或模型,结合评价目标,确定研究中需要纳入的评价维度。其次,要确保评价指标符合具体(specific)、可测量(measurable)、可实现(achievable)、相关(relevant)、有时间限制(time-bound)。再次,邀请利益相关者参与评价指标的设定过程,确保指标体系的全面性和相关性。最后,要广泛查阅相关领域的研究文献,充分参考已有的实施结局评价指标,确保指标的科学性和有效性。

4. 评价数据的收集与分析　首先,要确定拟采用的数据收集方式(定量方法、定性方法还是混合方法),并制定相应的数据收集工具。其次,要确定实施结局评价研究的样本量大小和抽样方式,关键是确保样本的代表性。再次,要制定详细的数据收集工作时间表和步骤,确保在适当的时间和地点收集数据。最后,在评价数据收集完成后,经过数据库的建立、清洗和整理后即可采用适当的统计软件和分析方法进行数据分析,以评估干预的有效性和影响力。相关数据收集和分析方法的详细介绍见第六章。

5. 反馈和调整　首先,应将评价结果反馈给利益相关者(如政策制定者、医疗服务提供者、患者等),征求他们对于干预项目或措施的改进意见。其次,要根据评价结果和利益相关者的建议,调整和完善实施方案,提高干预措施在特定环境中的适应性和可持续性。

6. 长期监测和评估　建立持续的监测和评估机制,以跟踪干预策略的长期效果。要定期更新监测数据和评估结果,确保干预的持续改进和优化。

第二节 | 实施结局评价的框架和模型

复杂干预措施在医疗服务和公共卫生实践中的应用日益增多,给实施结局评价带来了巨大挑战。在评估复杂干预措施时,一个关键问题是实际有效性的测量,即干预措施在日常实践中是否有效。充分了解干预措施的影响范围、其在项目受益者不同地点和时间上的变化,以及导致这些变化的原因至关重要。同时,影响干预措施持续、有效实施的障碍可能出现在卫生服务提供的多个层面:患者、提供者团队、组织和政策层面。因此,实施结局的评价需要综合考虑上述层面的因素。国内外广泛使用的一些实施结局评价框架和模型在指导和评估研究成果转化方面发挥了重要作用。本节将对这些框架和模型进行介绍。

一、常用的评价框架和模型

(一)格林模式(PRECEDE-PROCEED)

格林模式中的 PRECEDE 是教育/生态诊断和评估中涉及的预测、强化和促进结构的首字母缩写(predisposing, reinforcing and enabling constructs in educational/ecological diagnosis and evaluation)。PROCEED 是教育和环境开发中的政策、监管和组织结构的首字母缩写(policy, regulatory and organizational constructs in education and environmental development)。格林模式是将因果评估、干预规划和评估结合到一个总体框架中的最为全面的模型之一。该模式旨在解释与健康相关的行为和环境,并设计和评估影响健康相关行为及其社会和环境条件所需的项目。由于这一经典模式的灵活性和可扩展性,它已在不同场景中得到了广泛的应用和检验,特别是在公共卫生项目和政策方面。

格林模式有两个主要组成部分。第一个组成部分"PRECEDE",由社会评估、流行病学评估、教育和生态评估、确定影响可实施内容的管理和政策因素等四个方面组成,旨在生成需要评估或干预的信息。这一组成部分用于识别项目规划之前需要进行评估的内容。由于这一部分跟实施结局评价没有直接联系,所以这里不展开介绍。第二个组成部分"PROCEED"是 20 世纪 90 年代早期增加的,它强调了环境、背景和遗传因素(2005 年增加)作为健康和健康不平等的决定因素的重要性。这一部分聚焦于项目的实际实施和评估,具体也包括四个阶段:即实施(执行干预);过程评价(确定项目组成部分按计划实施的程度);影响评价(评估覆盖到目标群体的程度);以及结果评价(确定项目对第一阶段中提出的总体目标或结果的影响以及生命质量指标结果)。

虽然格林模式在实施性研究领域建立之前就已经发展起来,但其仍然与大多数实施性项目非常相关,强调采用跨学科的途径对影响实施和健康结局的诸多因素进行评价。

下面举例简要说明这个模式的应用。在青少年肥胖率逐年上升并导致多种健康问题的背景下,某研究团队决定使用格林模式设计和实施一项干预项目。该团队首先进行了预先评估(即 PRECEDE 阶段),包括以下方面:一是通过问卷调查和定性访谈开展社会评估,了解青少年肥胖的影响及相关社会因素;二是通过流行病学评估分析肥胖的流行病学数据,识别高风险群体;三是通过教育和生态评估,识别需要改变的知识、态度和技能;四是通过行为和环境评估调查青少年饮食习惯和身体活动水平,识别影响因素(如家庭、学校环境)。然后进入实施阶段(即 PROCEED 阶段),包括以下几个步骤:一是设计一项综合干预措施,包括健康教育课程、学校健身活动和家庭参与活动;二是进行干预实施,并定期开展过程评价;三是收集干预前后的 BMI、饮食习惯和身体活动水平的数据,通过统计分析评估干预成效。

(二)现实性评价(realist evaluation)模型

现实性评价是一种反传统的观点。它反对将评估目标定位于确定患者、环境、时间、工作人员等方面的"平均效应"的观点。相反,现实性评价是基于如下的假设:即同样的干预措施不会在任何地

NOTES

89

方、对任何人都有效。这种评价方式高度依赖于具体背景,并采用复杂性理论和系统思维方法来评价复杂情况下的复杂干预,其核心是关注背景(context,C)、机制(mechanism,M)和结果(outcome,O)之间的关系,用公式可表达为 C+M=O。

在现实性评价中,背景是指一个项目引入时的条件特征。项目所处的背景会影响并塑造其运行机制以及所达到的结果。机制描述的是项目中能够带来影响或变化的因素。结果包括项目的预期和非预期后果,这些后果是由不同背景下不同机制的激活(或缺乏激活)所导致。

现实性评价所关注的高度背景化的问题是:通过什么潜在过程机制运作的什么(复杂)干预措施在什么条件下为谁产生什么结果? 这种评价方法建议开发一个适应性强的"项目理论"(例如,可以是一个识别机制、背景和结果的工作逻辑模型),然后形成和检验有关在何种情况下什么可能对谁有效(或无效)及其结果的假设。这个过程会持续进行,直到复杂性被理解为止。

下面举例简要说明这个模型的应用。在某城市实施了一项旨在改善青少年心理健康的干预项目,包括社交技能培训、心理咨询和家庭支持。研究团队希望评估该项目的实施成效及其适用性,并按照以下步骤进行了评价。第一步是通过识别影响青少年心理健康的因素(如社交支持、情绪管理能力及家庭环境),进而确定干预的核心机制。第二步,研究团队构建了一个关于干预如何产生影响的理论框架,认为社交技能培训能提高青少年的自信心,从而改善心理健康。第三步,研究团队采用关键人物访谈、问卷调查及焦点小组讨论等方式,收集参与者(青少年、家长和教职工)的反馈,了解干预过程中不同情境下的参与体验和结果。第四步,通过定性和定量数据分析,识别出哪些因素在何种情况下促进或阻碍了干预的成效。例如,研究团队发现家庭支持在提高青少年参与度和干预成效方面起到了关键作用。最后,基于数据分析结果,研究团队总结出哪些机制在特定情境下有效,并提出改进建议。

(三) 实施结局"再瞄准"框架和棱镜模型

实施结局"再瞄准"框架(RE-AIM)是实施性研究项目中应用最广泛的评价框架之一。由于在第三章已经详细介绍过,这里结合棱镜模型(practical,robust implementation and sustainability model,PRISM)进一步拓展阐述。RE-AIM 包括覆盖人群、干预效果、机构采纳、干预实施、效果维持五个维度,其优点是有助于平衡实施项目对内部和外部效度的关注。相关学习资源可以参考 RE-AIM 官方网站。

RE-AIM 在过去 20 年中不断发展,纳入了更多定性和混合方法评估、实施前和实施中的适应性评估、多重利益相关者视角下的成本评估以及涵盖 RE-AIM 各个维度的评估,融合了棱镜模型中的情境性因素。棱镜模型是 RE-AIM 的一个扩展部分,旨在帮助识别和评估在特定环境中成功实施和维持项目所需的情境因素及其影响。它着眼于考察实施循证实践时,项目设计、外部环境、组织特征和目标人群如何影响项目的有效性。根据棱镜模型,事关实施和可持续发展的基础条件(如监测和支持项目成功的资源和系统等因素)是项目成功和维持的重要决定因素。如图 7-1 所示,棱镜模型关注与项目相关的多水平情境因素,并结合 RE-AIM 中的维度来评估项目实施结局。

RE-AIM 的实际应用可以参考第十章第一节的案例。

(四) 复杂干预设计与评价框架

复杂干预设计与评价框架是英国医学研究理事会(Medical Research Council,MRC)就复杂干预措施的设计和评价定期发布的专家小组制定的指南。2008 年更新发布的新指南重点纳入了利益相关者识别有关复杂干预措施的关键问题,并基于多元化的观点和方法来设计和开展研究。这与实施科学尤其相关,因为其评估的大多数干预措施都是复杂的,应该包括不同利益相关者。

新指南考虑了源自干预组成部分及其与实施环境的相互作用所产生的复杂性。该框架将复杂的干预研究分为四个阶段:①复杂干预的开发或确定;②干预的可行性评价;③干预的正式评价;④有影响力的实施。这些阶段并不一定是线性的发展过程。在每个阶段,需要考虑六个核心要素来决定研究是应该继续到下一个阶段,回到前一个阶段,重复这个阶段还是干脆停止(图 7-2)。以下是对这

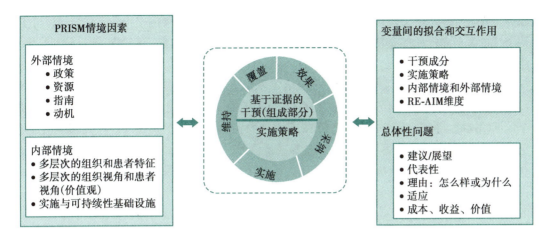

图 7-1 基于 PRISM 扩展后的 RE-AIM

六个核心要素的分析需要回答的问题。

（1）考虑干预背景：干预如何与背景相互作用？

（2）开发、完善和检验项目理论：支撑项目理论的基础是什么？

（3）使利益相关者参与其中：如何在研究中纳入不同利益相关者的观点？

（4）确定关键的不确定性因素：什么是关键的不确定性因素？

（5）更完善的干预措施：如何才能完善干预？

（6）经济方面的考虑：将干预的资源消耗和产生结局比较的结果是什么？

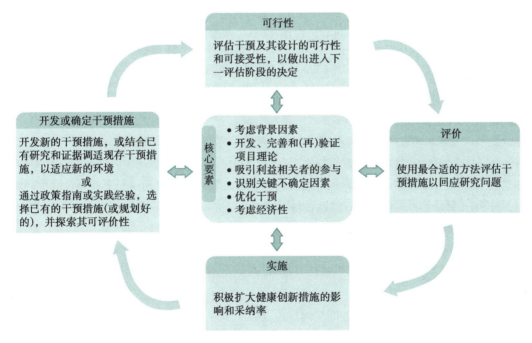

图 7-2 英国医学研究理事会提出的复杂干预研究的阶段和核心要素

复杂干预设计与评价框架的应用可以参考第九章第二节的案例。

二、评价框架和模型的共同关注点

上述框架和模型已经在实施性研究中得到了广泛的应用。此外，实施性研究综合框架（CFIR）、健康服务实施研究行动（PARIHS）框架、理论域框架（TDF）等框架也可用于指导实施结局评价实践。虽然每个评价框架和模型都有其独特的优势和局限性，但实施科学的评价框架和模型有以下几个共同关注点。

首先，实施在很大程度上依赖于环境，研究者需要理解并保持对实施地点条件、历史和资源的敏感性。其次，项目实施时一般不会严格按照效力研究中的设计或测试去进行，因此如何确保实施质量是一个常见的挑战。再次，实施往往是复杂的、多水平的，不易用简单的模型来解释，也很难用简化的设计进行评估。最后，传统的评价方式往往忽视或低估了以下方面：①关键实施因素的重要性，如目标受众的接触和参与；②需要对实施背景、提供人员、组织和个人因素及其互动进行实际的评价，并且使其可操作化；③实施成本的问题以及外部有效性。因此，对于项目开发和评估人员而言，选择适合他们的问题和需求的评价框架或框架组合，然后使用其来持续评价实施结局就显得非常重要。

三、评价框架和模型使用过程中需要考虑的若干关键问题

（一）理解实施背景

背景包括不属于循证干预或方案本身的任何因素（例如，组织、政策、工作流程等）。理解项目开展的背景对于实施的成功至关重要，并且对保真度和适应性具有重要影响。背景是动态和迭代的；因此，在项目实施过程中，识别和评估不同水平和时间的背景因素非常重要。此外，有必要评估项目如何随时间与背景发生相互作用，以便评估实施结局中有多少可归因于项目，有多少可归因于背景。

（二）纳入利益相关者

临床研究正从传统上由研究者主导的模式，转向更具包容性，且由患者和利益相关者驱动的模式，涵盖研究项目的整个过程。因此，纳入利益相关者有助于确保研究主题的相关性，聚焦提出合理的评估问题，并改善研究结果和可持续性的潜力。此外，利益相关者的观点和对优先事项的考虑，有助于增强研究与目标群体的相关性，有助于确定研究设计中应包括哪些文化相关问题，有助于明确结局测量指标及其优先顺序。因此，在研究过程中，需要评估哪些利益相关者以何种方式参与，以及为了达到何种目的和产生何种结果。

（三）健康公平的考量

在不同人群和背景中公平实施循证项目正在逐渐成为一种共识。如果要有效实施循证项目，需要从健康公平视角出发，充分考虑边缘群体和卫生服务环境中复杂、多层次的健康社会决定因素。因此，健康公平越来越多地被纳入实施科学模型中。健康公平视角下的循证项目评价往往考虑如下问题：结合不同社会健康决定因素，健康影响是否在所有群体中被公平地体验？所有实施环境中是否公平地采纳了该项目？该项目及其实施策略是否在各个员工/环境中公平地进行了提供？哪些环境下、哪些人群长期受到该项目的影响，并持续获得收益？

（四）定性方法的使用

第六章已经对定性方法和混合方法进行了详细的介绍。实施性研究中，采用定性方法进行评价的范围非常广泛，从形成性研究到结果评估，再到过程研究、实施评估、项目比较、项目开发过程记录等，都可能用到这一方法。

混合研究方法将定性方法与传统的定量评估方法相结合，有助于深入和清晰地理解结果。在实施性研究中，混合研究方法越来越多地被用来理解和克服实施障碍。在应用混合研究方法进行实施结局评价时，定性方法被用来探索和理解成功或失败的原因，或确定促进实施的策略；而定量方法被用来检验和确认基于概念模型的假设，并获得实施结局及实施影响因素的效应大小。

（五）成本评估

成本通常是拟实施的项目能否被采纳或维持的重要因素。在规划阶段对成本进行预估、在实施过程对实施成本进行测量都是评估的重要内容。因此，实施成本是实施性研究的关键结果变量之一。尽管如此，成本在实施评估中经常未得到充分评价，而成本信息的缺乏成为实施的一个重要障碍。

实施循证干预项目的组织和个人（如医疗机构、医疗服务提供者、患者和家庭）的关注点通常与成本评估报告中最常体现的成本内容不同，并且在不同利益相关者之间存在一定差异。因此，与实施科学其他领域一样，理解实施合作伙伴和潜在参与者重视成本的什么方面以及他们最关心的成本类型，是进行相关成本评估的核心。例如，与正式的商业或社会"投资回报"相比，患者和家庭可能更关心参与项目所投入的时间，而医疗机构可能更关心实施对常规工作流程带来的负担和干扰。

（六）外部效度

前面提到，RE-AIM 的优势在于，可以帮助平衡传统上对内部效度与外部效度的关注。RE-AIM 和实施科学视角关注外部效度的一些关键问题：多水平的代表性（患者、干预操作者和干预环境）；实施成效的推广（例如，针对不同类型的患者，或基于不同的干预环境，干预项目是否产生了不同的实施结果？干预是否产生了意外或有害的后果，以及哪些人受到了影响？）；以及实施成效的可复制性（该项目的实施成效能否在其他环境中复制？）。

（七）可持续性

目前，对于不同的社区和卫生服务环境中循证干预措施的可持续性的研究仍然不足。项目资助方案确定的研究时间周期往往很有限，而项目决策者经常会因预算和政策因素的制约不想持续实施干预项目。可持续性的评估需要考虑随着时间推移项目本身和实施策略的变化及其背景因素。动态可持续性框架（dynamic sustainability framework，DSF）和实施性研究全过程框架（EPIS）均考虑了可持续性评估的这一需要，从将可持续性视为一个线性过程，转向以动态和持续的方式进行评估，以了解影响可持续性的因素。

（八）调适

实施策略通常用于确保干预措施被采纳、顺利开展，并在目标环境中维持。与干预措施一样，实施策略通常也需要根据环境或目标人群进行一定的改变或调整。在实施评价研究中，与之对应的关键研究内容是评估做出相关调适的原因和时间节点及其对实施项目带来的影响。目前广泛使用的框架，一个是指导针对循证干预措施的适宜性调适和修改报告框架（FRAME）；另外一个是针对基于证据的实施策略适宜性调适和修改报告框架（FRAME-IS）。

第三节 │ 实施结局评价指标和测量方法

一、实施结局评价指标的概念框架

在实施性研究过程中，实施结局评价贯穿整个研究周期，包括实施开始前的实施结局指标确定、实施过程中的指标监测，以及实施结束后的可持续应用。确定实施结局指标是开展实施结局评价的前提条件，通常使用概念框架来定义这些结局指标。目前，Proctor 实施结局框架是最常用的概念框架之一。本节将重点对此进行介绍。

Proctor 实施结局框架聚焦于体系、组织、服务提供者、监测者和使用者等多层次、多主体维度，体现了质量改进的理念，并将关键的实施过程与结局相联系。Proctor 实施结局框架为研究者提供了一个全面的实施结局评价视角，以评估和优化循证实践的有效性和可持续性。如图 7-3 所示，实施结局评价的指标框架包含三个结局类型：实施结局、服务结局和健康结局。其中，实施结局是实施性研究中的核心指标，将在本文中详细介绍。

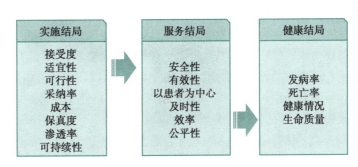

图 7-3 实施结局评价的指标框架

二、实施结局评价的结局指标分类

(一)实施结局指标

1. 接受度(acceptability) 接受度是指利益相关者(如管理者、支付方、提供者和消费者等)对特定干预、实践、技术或服务的满意度、可接受性或一致性的感知。该指标基于利益相关者对所要实施的循证干预措施的知识或直接经验进行评估,例如干预内容的有效性、复杂性以及舒适度等。需要注意的是,接受度是一个动态指标,可能会随着利益相关者的体验和认知的变化而变化。因此,在实施前期和实施后期阶段所进行的接受度评估可能会有所不同。这种动态性要求在实施的不同阶段进行持续的评估,以确保干预措施的有效性和适应性。

测量接受度指标的方法包括半结构化访谈、问卷调查和量表等。Mandeep Sekhon 等人提出的可接受性理论框架(theoretical framework of acceptability,TFA)是用于评估干预措施可接受性的一个结构化的综合框架,其维度和测量指标包括:①情感态度维度,测量指标是与干预措施相关的满意度、愉悦感或不适感等;②负担维度,通过时间承诺、复杂性以及任何身体或情感上的压力等测量;③伦理性维度,测量指标可能包括公平性、对自主权的尊重以及与个人或社会价值观的一致性等;④干预一致性维度,通过干预目的的清晰度和感知的相关性等测量;⑤感知有效性维度,通过对实现预期结果的信心和感知的好处等测量;⑥机会成本维度,可通过放弃的替代活动或利益测量;⑦自我效能维度,测量指标可能包括信心水平、类似干预的先前经验等。

2. 适宜性(appropriateness) 适宜性是指某项循证干预措施在特定实践环境、提供者或消费者中的适配性、相关性或兼容性,或该干预措施在解决特定问题上的适配性。在概念上,适宜性与接受度相似,但两者在实际应用中存在一定区别。某项治疗方式可能被认为是适当的但并不被提供者或使用者所接受。例如,一种药物组合方式可能被认为非常适合治疗某种疾病,但其特性(如严格的协议、副作用等)可能对服务提供者和患者来说不能接受。适宜性之所以重要,是因为它能够反映出利益相关者对某些干预措施的不同看法。例如,提供者可能对在初级保健、社会服务或学校环境中共同设置心理健康服务的适当性持有不同的意见和想法。同时,不同利益相关者可能会对新治疗方法或干预措施在特定服务环境、使命、提供者和客户群体中的适当性有不同的看法。这些不同看法可能是组织文化或氛围的反映。

评价适宜性可以采用多种方法和工具。例如,适宜性评估方案(appropriateness evaluation protocol,AEP)是一种用于评估医疗干预措施适当性的工具;它通过一系列覆盖患者临床特征(如病情严重程度、合并症等)、干预的预期效果和潜在风险、患者的偏好和价值观等维度的标准和问题,帮助研究人员和临床医生判断特定干预是否符合患者的需求和临床指南。与接受度的测量相似,也可以通过访谈、焦点小组和观察等定性研究方法,了解干预措施在特定环境中的适宜性。

3. 可行性(feasibility) 可行性是指在特定机构、特定环境或特定人群中,成功使用或实施新的干预措施或政策的程度。通常,可行性这一概念是在事后被提及,作为解释相关干预措施实施成功或失败的潜在原因,例如在招募、保留或参与率不佳的情况下。尽管可行性与适当性相关,但这两个概念在理论和意义上是截然不同的。例如,一个项目可能在特定服务环境中是适当的,因为它与该环境的使命或服务任务相兼容;但由于资源或培训要求,它可能并不可行。

可行性的评价包含多种方式:一方面,可以通过利益相关者(如患者、医务人员和管理者)深度访谈或焦点小组讨论,获取其对干预可行性的定性反馈;另一方面,可以采用实施监测工具(如实施量表)跟踪干预的执行情况,进而判断可行性。

4. 采纳(adoption)率 采纳是指利益相关者尝试或使用循证干预措施的意图、初步决定或行动。接受度、适宜性和可行性指标是采纳的前置因素。采纳率可以从提供者或组织的角度进行衡量。Shelton 等人提出了与采纳率相关的健康公平指向的问题:所有环境是否公平地采用了循证干预措施?哪些环境和工作人员采用并实施了循证干预措施?哪些没有,原因是什么?资源较少的环境是否能够与资源较丰富的环境相同程度地采用循证干预措施？需要进行哪些调整以促进采用循证干预措施？

问卷调查、半结构化访谈、观察性研究（长期跟踪随访）等方法都可以用来测量采纳率。结构化问卷可以收集参与者对干预的使用情况、频率和持续时间等数据，以量化采纳；使用实施监测工具（如实施量表）可以跟踪干预的采纳情况，如参与者的参与率；通过分析电子健康记录中的数据，评估干预措施在临床实践中的实际采纳情况；通过深度访谈或焦点小组讨论，可以获取参与者对采用干预的看法和反馈，了解采纳的影响因素。

5. 成本（cost）　成本是指实际应用循证干预措施所需的费用。测量实施的成本对于比较循证干预措施和备选方案的经济性至关重要。从健康公平的角度来看，如果资源有限的地区没有质量改进或相关基础设施作为实施循证干预措施的基础，可能会面临更高的成本，除非政策相关的支持能够抵消实施的成本。此外，增量实施成本（即实施新的循证干预措施相对于其他措施的额外费用）是资源受限地区进行决策时的关键信息，因此在这一领域需要进行更多的研究工作。通常，测量成本的方法包括成本效益分析、成本效果分析、预算影响分析和资源利用分析等。这些方法可以帮助决策者全面了解实施成本的构成和影响，为选择最具经济效益的干预措施提供依据。

6. 保真度（fidelity）　保真度是指干预措施按照原始方案的规定或项目开发者意图实施的程度，是最常用的实施结局指标。通常，通过以下方面评估新的循证干预措施的保真度：①对项目方案的遵循度；②项目实施的数量；③项目实施的质量。保真度具有五个测量维度，即依从性、实施质量、项目成分的差异性、暴露于干预措施的程度，以及参与者的响应性或参与度。从服务提供者视角对保真度指标的测量通常最受关注。然而，有证据表明，当干预措施对服务提供者来说是新的时，他们往往对干预实施情况的报告不够准确，而客观评估的保真度指标仍然是公认的"金标准"。测量保真度的方法包括观察性研究、使用检查清单，以及自我报告（如利用匿名标准化患者）进行的测量，以确保评估的全面性和客观性。

7. 渗透率（penetration）　渗透率是指干预措施在服务环境及其子系统中的整合程度。Stiles 等人将服务渗透率的概念应用于服务使用者，即实际使用服务的人数与所有可享受服务的人数之比。渗透率也可以通过提供某项干预措施的提供者数量除以预计提供该服务的提供者总数来计算。从服务系统的角度来看，渗透率与 RE-AIM 中的覆盖率相似。

渗透率的测量，可以通过直接收集服务使用者和提供者的数据来进行评估。通过结构化问卷，可以了解参与者的参与率、接受干预的频率和时间等；通过公共卫生或社会服务机构的统计数据，可以评估特定干预在目标人群中的覆盖情况；焦点小组讨论和深度访谈也可以提供定性数据，帮助理解渗透率背后的因素和障碍。

8. 可持续性（sustainability）　可持续性是指新的干预措施在特定环境中被持续稳定应用的程度。文献中对可持续性一词的使用非常多样。渗透率和可持续性两个实施结局指标在概念上和实践上可能是相关的，即更高的渗透率可能有助于长期的可持续性。Shelton 等人提供了一系列健康公平相关的可持续性问题，为测量可持续性指标提供了参考。具体包括：①循证干预是否得到了公平的维持？②哪些环境和人群在长期时间内继续接受循证干预并随着时间的推移获得益处——为什么或为什么不？③对循证干预的调适是否随着时间的推移减少或加剧健康不平等？④所有环境是否都有持续的能力和合作伙伴关系来维持循证干预的开展？⑤可持续性的决定因素在资源贫乏和资源丰富的环境中是否相同？⑥社会健康决定因素如何影响循证干预的实施和可持续性方面的平等性？

在实施结束后，可以使用项目可持续性评估工具（PSAT）来评估干预项目或措施的可持续性能力。该工具提供了一个综合的评估框架，涵盖项目经济效益、社会影响和环境可持续性等多个方面。

（二）服务结局指标

美国医学研究所（Institute of Medicine，IOM）在其研究报告《跨越质量的裂痕》（*Cross the Quality Chasm*）中率先提出医疗卫生保健的质量评价指标，成为 21 世纪衡量医疗质量常用的评价指标。

2011 年,Proctor 等人将这 6 个目标纳入实施结局评价指标的概念框架中,并称其为服务结局(service outcome)评价指标。

服务结局评价指标包括的六个方面如下。

1. 安全性(safety)　确保患者在医疗过程中免受意外伤害,如用药错误、误诊和操作不当等,通过监测不良事件来衡量。

2. 有效性(effectiveness)　基于证据判断干预措施是否优于备选方案,防止有效服务的不足和无效服务的过度使用,以避免对患者的潜在伤害和医疗资源的浪费。

3. 以患者为中心(patient-centeredness)　在提供卫生服务时尊重患者需求和价值观,关注患者的医疗经历以及系统对患者个体需求的满足程度。

4. 及时性(timely)　减少患者等待和诊治时间,提高服务效率,这是医疗及其他行业的重要改进目标。

5. 效率(efficiency)　避免浪费医疗设备、耗材及能源,以实现资源最佳利用并降低因过度使用或差错造成的质量浪费。

6. 公平性(equity)　确保医疗服务质量不因患者的性别、种族、地理位置或社会经济地位而有差异。

在大多数情况下,上述六个测量指标是互补和协同的。然而,有时它们之间也会出现冲突关系。因此医疗机构、临床医生和患者需要共同努力,以平衡相互竞争或冲突的情形。有两个典型例子:一个是以患者为中心的目标与有效性之间的潜在冲突;另一个是实现其他个体层面的目标时,如何平衡适用于整体人群的公平性目标。

(三) 健康结局指标

健康结局(health outcome)是最终的测量指标,通常是指公共卫生或临床干预方案导致个体或患者自然健康结局的变化,包括中间指标、终点指标和其他指标三类。其中,中间指标是短期结果指标,反映个体或患者在完成特定干预或治疗周期后的结果,如治愈率、好转率等。这些指标来源于临床生理测量和诊断结果,显示疾病状况的变化,或用于预测疾病进展和严重程度。尽管中间指标因疾病不同而无通用性,但因其具有获取简便、经济、耗时短等优点,被广泛应用于临床试验。终点指标则是长期结果指标,涵盖发病率、死亡率、生存率,生命质量(quality of life)等,直接反映个体或患者的最终健康获益情况。尽管研究终点指标需要更大样本量、更长时间和更高成本,但在健康结局评价中应优先使用;若无法获得,则选择重要中间指标,并说明它们与终点指标的相关性。此外,疼痛、抑郁分级或躯体功能状态等其他指标也可用于临床干预结果评价,以全面反映患者的健康结局。

(孙　强　胡志斌)

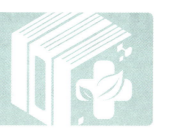

第八章 实施科学在公共卫生中的应用实例

本章旨在探讨实施科学在公共卫生领域中的应用,将通过两个案例展示如何使用实施科学解决实际的公共卫生问题。一是基于踏车模型(PEDALs),介绍在我国某地区应用电子药盒防控肺结核的案例及其实施过程;二是通过戒烟案例,重点介绍如何使用复合设计方法制定的实施方案,帮助个体成功实现戒烟。通过学习这两个案例,有助于了解实施科学在公共卫生实践中的应用技巧,同时掌握如何运用实施科学的方法论来解决实践中可能遇到的问题。

第一节 | 应用电子药盒提高结核病患者服药依从性——基于踏车模型的实施性研究

一、案例背景

结核病是全球单一传染病导致死亡的主要原因之一,每年造成近 200 万人死亡。2021 年,全球估计新发结核病病例达 1 060 万例。结核病治疗通常需要 6 个月甚至更长时间,疗程漫长,加之药物副作用的影响,使得完成整个治疗过程变得尤为艰难。患者的依从性差对结核病管理构成严峻挑战,因为它不仅加速耐药性的产生,还降低治疗成功率,同时加剧疾病的传播。

数字依从性技术,包括短信和电子药盒,通过改善患者与医务人员之间的互动、提高治疗依从性和改善治疗结果来增强患者护理。电子药盒通常配有每日语音或视觉提醒,并记录药盒的开启数据。这些数据可供医务人员实时或在常规访视时使用,以便为依从性有问题的患者提供更多的支持。目前关于使用较新技术如电子药盒在改善药物依从性方面的研究逐渐增多,特别是 2024 年《柳叶刀》刊发了中外学者在某地区合作进行的一项关于电子药盒的随机临床试验,结果显示采用电子药盒在改善结核病治疗依从性和治疗结果方面是有效的。

二、案例解决的实践问题

肺结核一直以来都是全球公共卫生领域面临的重大挑战之一。为应对肺结核的流行,WHO 自 20 世纪 90 年代起推广了结核病控制(directly observed treatment short-course,DOTS)策略。该策略的核心是对肺结核患者进行全面的监督治疗,确保患者按时、按量服药,从而提高治疗成功率并减少耐药性的产生。虽然 DOTS 策略在理论上为肺结核的治疗提供了有效的解决方案,但在实际操作中仍面临诸多挑战。

1. 肺结核的治疗周期较长,通常需要 6 个月甚至更长时间,这对患者的耐心和依从性提出了很高的要求。而且由于药物副作用、经济负担重和社会歧视等多种因素的影响,许多患者难以坚持完成整个疗程。特别是在资源匮乏的地区,高昂的资源成本和时间投入使得许多地方难以承受,这导致了治疗失败和耐药性的产生。

2. 耐药性肺结核的出现给治疗工作带来了更大挑战。耐药性肺结核患者体内的结核菌对一种或多种抗结核药物产生耐药性,极大地增加了治疗难度。这类患者通常需要接受更长时间、更复杂的治疗方案,且治疗成功率较低、费用高昂。此外,耐药性肺结核的传播风险也更高,容易引发疫情暴发和流行。

3. 肺结核的防控工作还受到社会认知不足、医疗资源分配不均等多种因素的影响。一些地区和人群对肺结核的认知和重视程度仍然不够高,导致患者未能及时就诊和治疗;医疗资源的有限性也使得许多患者难以获得及时、有效的治疗服务。因此,探索并确立更加有效、可行的方法支持结核病患者按时服药并完成治疗,已成为当前结核病防治工作的重要任务之一。

三、案例的理论基础

本案例主要应用实施科学的研究范式——踏车模型(PEDALs),深入分析电子药盒在实际应用中可能遇到的挑战,并制定相应的实施策略。PEDALs 作为一种结构化的实施科学框架,旨在帮助研究人员和实践者在不同的实施情境下识别关键因素及其相互关系,从而有效推动干预措施的实施。该模型包括六个核心要素:P(problem),明确现实问题;E(evidence-based practice),选择循证实践;D(determinants to implementation),识别实施的决定因素;A(action),制定实施策略;L(long-term use),长期维持;s(scale),评估和拓展。通过这一框架,实施者能够全面评估影响电子药盒推广的各项因素,识别潜在的障碍和促进因素,并基于此制定相应的实施策略。在本案例中,PEDALs 不仅为分析电子药盒推广中的关键问题提供了理论支持,还为制定切实可行的策略提供了系统化的思路。此外,借助实施科学的理论框架,本案例还对这些策略的有效性进行了评估,以探索电子药盒的最佳推广路径及其潜在价值。PEDALs 的详细介绍见第二章第一节。

四、案例采用的干预策略

本研究是一项开放的多中心随机对照干预试验。符合条件的参与者为年龄在 15 岁或以上的药物敏感性结核病患者,参与者按预定的随机分配序列随机分配到干预组或对照组。干预组患者将收到一个电子药盒,仪器能够进行坚持服药音频提醒并记录盒子打开次数,研究人员可以访问这些数据,患者还可选择一名治疗支持者(通常是家庭成员)。对照组的患者仅会收到一个无法使用的电子药盒,且不设定家庭成员作为治疗支持者。主要结局指标是月度依从性不佳的二元指标,定义为在治疗月份中漏服计划剂量的 20% 或以上。该指标通过电子药盒的开盒数据进行测量,并在就诊时通过清点已使用过的药物包装袋进行验证。

五、案例的研究设计、数据采集和分析

(一)明确现实问题(P)

DOTS 策略为肺结核治疗提供了理论指导,但在实际操作中仍面临患者依从性差、耐药性肺结核增加以及社会认知不足和医疗资源分配不均等多重挑战,亟需探索更有效可行的方法以支持患者完成治疗,加强肺结核的防控工作。

(二)选择循证实践(E)

目前结核病全球防控的首要目标是保障患者的持续治疗,这对于增强治疗效果及降低耐药性至关重要。随着数字技术的飞速发展,数字依从治疗技术(digital adherence technologies,DATs)正逐步融入并强化传统的 DOTS 策略,为提升患者依从性开辟了新路径。

作为 DATs 的重要载体,电子药盒是一种能够实时记录患者服药行为的先进医疗设备,其通过专门的应用程序搭建起患者与医务人员之间的沟通桥梁,从而为患者提供持续便捷的支持性治疗。这类设备,例如电子药盒和智能药瓶,除了具备定时提醒功能外,还能记录每次打开药盒或药瓶的时间,以此作为患者服药的凭证。部分高级设备还能通过网络连接将服药数据实时传输至医务人员端,便于远程监测和干预。这一特性赋予了医务人员前所未有的远程监控能力,使他们能够即时获取患者的用药历史,识别潜在的治疗中断风险,并迅速采取干预措施。

尽管数字依从性技术在高血压和艾滋病等慢性病管理中已显示出潜力,但在结核病治疗领域,相关的研究证据较为有限。目前有证据提示,电子药盒在结核病的管理和防控方面具有一定的改善作用。例如,在乌干达开展的一项研究表明通过采用包含定制信封和免费电话提醒的"99DOTS"系统,

可以有效提高患者的服药依从性。上述研究采用随机对照试验设计,通过比较使用电子药盒与常规治疗的患者,评估了治疗依从性和治疗结局的差异。结果显示,与标准的DOTS策略相比,使用电子药盒进行自我服药管理的患者在药物依从性方面表现出非劣性。这表明,电子药盒不仅能够提供与传统DOTS策略相似的监督效果,还能通过减少患者频繁就医的负担,提高患者的治疗体验和生活质量。

(三)识别实施的决定因素(D)

首先,需要系统评价实施相关的影响因素,可以从以下五个方面进行分析。

1. 政策与法规环境

(1)政策支持:国家对结核病防治的高度重视为电子药盒的引入提供了坚实的政策基础。近年来,随着"健康中国"战略的深入实施,结核病防治被列为国家重点公共卫生项目,政策导向明确,并建立了肺结核防治相关的规划、指南等指导治疗过程,为技术创新和应用提供了良好的政策环境。

(2)法规遵循:电子药盒的引入需符合相关医疗器械管理的法律法规,确保产品的安全性、有效性和合规性。

2. 证据基础与科学研究

(1)国外研究:乌干达的"99DOTS"试验报告显示,使用数字依从性技术的结核病患者的治疗成功率有所提高。

(2)国内研究:国内某团队在我国某地区开展的多中心随机对照试验显示,电子药盒能够显著提升结核病患者服药依从性和治疗效果,为该地区后续实施提供了直接证据。

3. 技术与基础设施

(1)技术成熟度:电子药盒技术已趋于成熟稳定,能够确保设备的可靠运行。设备需具备足够的智能化和自动化功能,以满足结核病治疗的特殊需求。

(2)网络覆盖:网络稳定是数据传输和远程监控顺利进行的关键因素之一。

4. 社会经济与文化因素

(1)经济条件:需考虑当地的经济发展水平和电子药盒的成本效益比,并结合当地患者的实际经济条件,确保其在经济上的可行性和可接受性。

(2)文化认知:综合评价当地患者的学历、职业及其对结核病防治的认知情况,针对电子药盒的使用、功能做出必要的调整,以更好地满足患者的实际需求。

(3)医疗资源:应结合当地实际情况,评估医疗资源是否匮乏、医护人员数量是否充足、定期家访的可行性等问题,合理配置医疗资源,选择合适的电子药盒,以确保其顺利实施和有效管理。

5. 利益相关者分析

(1)患者:在初步调研阶段,应识别患者对电子药盒的态度,包括其接受程度及可能的顾虑,比如隐私泄露及操作复杂性等。根据这些反馈,采取相应措施以提高患者的信任度和使用意愿。

(2)医护人员:在项目实施前,医护人员需接受全面的培训,以确保其能够熟练掌握电子药盒的使用和管理技能。医护人员的专业素养、治疗技能和服务态度直接影响到患者的治疗效果和满意度。

(3)政策制定者:首先需确认相关政策的科学性和合理性,良好的政策支持能够为电子药盒的推广和应用提供保障,因此争取政策制定者的支持与配合至关重要。

(4)社区与家庭:社区和家庭的支持对于患者的治疗依从性至关重要。通过加强社区宣传和家庭教育,可以形成良好的社会支持网络,为患者的治疗提供强有力的外部支持。

其次,需对识别的影响因素进行重要性排序。设计问卷、访谈或收集已有的数据,以便对每个影响因素进行量化评估。可以使用评分系统(如1~5分)来量化每个因素的影响程度。然后,选择合适的排序方法,常见的定性排序方法有德尔菲专家法、头脑风暴、专家会议等,定量排序方法有多元回归

NOTES

分析、决策树、敏感性分析等。例如,对本案例的影响因素使用德尔菲专家法进行排序(图 8-1、图 8-2)。

(四)制定实施策略(A)

1. 策略规划与目标设定

(1)总体策略规划:首先,需要明确项目的总体目标,即提高目标地区结核病患者的服药依从性和治疗效果,减少耐药性的发生。基于这一目标,制定详细的策略规划,包括项目的时间表、预算分配、人员配置等具体细节。

(2)具体目标设定:①短期目标:在项目启动后的前三个月内,完成电子药盒设备的采购、分发及基层医务人员的培训工作。②中期目标:在项目中期,实现电子药盒在目标区域内的全面覆盖,并确保大部分患者能够熟练使用。③长期目标:通过持续监测和评估,不断优化项目策略,确保电子药盒在提高患者服药依从性和治疗效果方面具有长期的有效性。

2. 设备采购与分发

(1)设备选型:政策制定者需根据结核病的流行趋势、防控目标和现有医疗资源制定设备采购计划。根据需求评估结果,政策制定者需编制详细的设备采购预算,并通过招标或询价等方式,选择信誉卓著、产品质量可靠且价格合理的供应商作为合作伙伴。结合当地的实际情况,如当地的气候条件、电力供应状况等环境因素,进行深入的适用性评估,不仅要确保

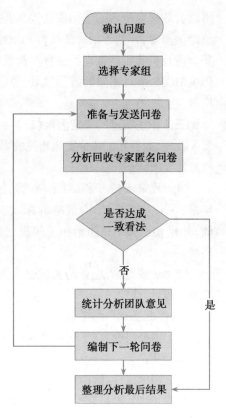

图 8-1 德尔菲专家法流程图

电子药盒具备基础的定时提醒、服药记录与数据传输功能,还需细致分析是否需要增加如语音提醒、多语言支持等增值功能,甄选出与当地环境高度契合的电子药盒型号。

问卷表

序号	问题	不重要(1分)	一般(2分)	比较重要(3分)	重要(4分)	很重要(5分)	专家修改意见
Q1	政策是否可以为研究的实施提供良好的支持环境?						
Q2	关于DATs的技术是否具备足够的智能化和自动化功能来满足结核病治疗的特殊需求?						
Q3	根据当地患者的实际条件,是否具有经济上的可行性和可接受性?						
Q4	定期家访是否容易实现?						
Q5	患者是否存在某些顾虑?						
Q6	……						

图 8-2 德尔菲专家法调查表示例

(2)采购与分发:与供应商签订详细的采购合同,合同应包含质量保证条款和售后服务条款。根据设备采购情况,制定详细的设备分发流程,该流程应涵盖设备抵达后的初步验收、详细登记造册、有序分发至各基层医疗卫生机构等关键环节。

3. 样本量计算
为了进行样本量计算,研究可依据以下假设和参数:对照组每月依从性较差比例、依从性差值的相关性、干预与对照组分配比例、经济学意义、显著性水平及数据完整性,采用适当

的统计方法(如两独立样本 t 检验或等效的非参数检验方法,考虑到相关性可能需调整标准误),计算出所需招募的患者人数(干预组和对照组各半),以确保在指定的显著性水平下能够检测到目标差异或更大的差异。计算过程考虑了样本的变异性、所需检测的差异大小以及统计检验的效力。

4. 患者招募与分组

(1)招募策略:①社区招募:研究人员将通过肺结核专科医生按照纳入排除标准招募患者参加研究。在每个社区,疑似肺结核患者和新确诊的肺结核患者将由其他公共和私立卫生机构的卫生工作者转诊到肺结核诊所。如果个人怀疑自己患有肺结核,也可以提出自愿加入研究。②伦理审查:肺结核专科医生招募患者参加研究的同时,将负责筛选患者的资格,向患者解释研究目的,并获得患者的知情同意。

(2)分组原则:①随机分组:干预组将接受电子药盒辅助治疗的综合治疗方案,对照组则接受标准的结核病治疗。研究人员按照区县分层,并使用计算机生成的随机序列,将患者随机分配到干预组或对照组。②盲法:由于干预措施的特殊性,无法对患者、医务人员和统计人员实施盲法,但可以通过严格执行标准化操作流程和进行独立数据分析,尽可能地减少主观偏倚的影响。

5. 培训与技术支持

(1)医务人员培训:为确保操作的一致性和准确性,需制定统一的设备操作标准,并对基层医务人员进行电子药盒的操作、数据解读、故障处理等方面的培训。

(2)患者教育:通过视频教程、说明手册以及现场演示等方式,向患者详细介绍电子药盒的使用方法和注意事项等,确保患者能够正确使用设备。

(3)技术支持体系:设立专门的技术支持热线或在线平台,为患者和医务人员提供及时的技术咨询和故障解决服务。另外,制定设备的定期维护计划,确保设备始终处于良好运行状态。

6. 干预实施

(1)标准治疗:对照组和干预组均依据 WHO 的《药物敏感结核病治疗》和我国的《中国结核病防治工作技术指南》,接受 6 个月标准结核病治疗(若在强化治疗的第二个月结束时痰涂片仍未转阴,则另需一个月的强化治疗)。治疗期间,患者每日服用固定剂量组合药物。

(2)干预组:干预组患者将收到一个电子药盒用于存放药物,该设备具备语音提醒服药功能并记录每次打开时间,数据实时上传云端供研究人员监控。对于依从性不佳的患者,乡村医生将通过视频或语音电话随时提醒。此外,干预组的每一位患者会选择一名家庭成员作为治疗支持者,帮助患者坚持用药。

(3)对照组:对照组患者将获得一个无法使用的电子药盒存放药物,虽然该监测仪会记录每次打开的时间并传输至云端,但是患者和医务人员无法访问这些信息。工作人员依然需要采用传统方式联系患者,同时未设定家庭成员作为治疗支持者。

7. 数据收集与监测

患者基线信息源自国家结核病报告数据库,包括姓名、年龄、性别等基本信息,并通过分配唯一编号来保护患者隐私。电子监测仪将实时收集服药记录与提醒次数上传至云端,以监测患者的依从性数据。此外,采用门诊、电话随访等方式定期收集治疗进展与不良反应,患者需携带空药物包装袋供结核病专科医生或乡村医生计数,以准确评估依从性,对失访患者亦采取相应措施。

8. 数据分析

随机对照试验的数据分析需基于随机化原则,确保各组间的基线特征相似。常用的分析方法有意向性分析(intention to treat analysis,ITT 分析)和符合方案分析(per-protocol analysis,PP 分析)。ITT 分析中无论患者是否遵循设计方案,均纳入所有随机分配的受试者,以评估干预措施的总体效果。PP 分析则仅包括符合方案且完成试验的受试者,以评估干预措施在理想条件下的效果。

在数据预处理阶段,需清洗和整理数据,处理缺失值和异常值。然后根据研究目的和假设,选择合适的统计方法进行数据分析。对于主要结局指标,可采用广义估计方程(GEE)等模型,考虑多重协变量以精确估算干预措施的净效应。

最后阶段,可进行敏感性分析,其有助于评估模型的稳健性和潜在混杂因素的影响,通过对比两组在比例上的概率差异来计算调整后和未调整的风险比估计值,可以更全面地解释研究结果。同时可以结合专业知识和临床背景对分析结果进行合理解读,并讨论其临床意义和推广价值。

9. 监测与反馈

(1)建立监测机制:建立项目监测机制,定期对项目实施情况进行检查和评估。

(2)及时反馈:将监测结果及时反馈给项目团队和相关部门,以便及时调整策略和优化项目实施。

六、案例的实施效果评价

(一)长期维持(L)

"长期"是为了将电子药盒可持续性地融入肺结核患者的常规医疗实践中,以提高他们临床用药的依从性,从而持续改善患者健康结局。因此实施结局应作为主要结局指标,本案例中按照如下步骤评估电子药盒的长期可持续性。

在实施过程中,跟踪评估以下指标(表8-1),根据评估的结果实时调整实施策略,以不断优化干预措施,具体见第七章。

1. 接受度　采用问卷调查或者访谈法评估患者对电子药盒的满意度、易用性感知以及是否愿意继续使用;同时评估医护人员对电子药盒的接受度,包括其在提高患者依从性和减轻工作负担等方面的认可程度。

2. 采纳率　评估电子药盒在结核病治疗门诊的实际部署比例,包括使用该设备进行服药监测的患者占比,同时也包括医护人员在日常工作中主动查看电子药盒的数据和患者随访比例等。

3. 适宜性　评估电子药盒是否满足结核病治疗管理的需求,包括数据的准确性、实时性、患者隐私保护,以及是否适用于不同患者群体,如老年人、文化水平较低的患者等。

4. 保真度　评估电子药盒在实际使用中是否按照计划的方案和标准操作,包括数据收集的时效性和分析的准确性。同时,检查医护人员是否根据电子药盒提供的信息及时调整治疗计划,保证患者能够得到适宜的医疗服务。

表8-1　实施过程中的评估指标及具体内容

评估指标	具体内容
接受度	患者的满意度、易用性感知、是否愿意继续使用 医护人员在提高患者依从性和减轻其工作负担方面的认可度
采纳率	使用电子药盒患者占比、患者随访比例 医护人员查看电子药盒数据频率
适宜性	数据准确性、实时性、患者隐私保护,是否适用于不同患者群体
保真度	实际使用中是否按照计划的方案和标准操作、是否及时调整治疗计划

在一轮实施结束后,评估以下结局指标(表8-2)。

1. 干预效果　评估使用电子药盒后患者的服药依从性、治愈率、痰涂片转阴率等。

2. 实施成本　包括相关仪器的购置成本、维护成本、培训成本等,进行成本效益分析;评估电子药盒在节约医疗资源、减轻肺结核经济负担方面的改善作用。

3. 效果维持　评估结核病防治机构在工作人员、技术、资金等方面长期实施电子药盒的可行性;分析在外部支持结束后,项目能否继续获得资金、技术支持;评估患者长期使用电子药盒的依从性以及这种依从性对治疗效果的持续影响。

表 8-2　一轮实施结束后的评估指标和具体内容

评估指标	评估内容
干预效果	服药依从性、治愈率、痰涂片转阴率
实施成本	成本效益分析结果 在节约医疗资源、减轻肺结核经济负担程度的改善作用
效果维持	肺结核防治机构长期实施的可行性 患者长期使用电子药盒的依从性

上述实施结局指标共同评估了电子药盒在该地区长期应用的可持续性,通过不断优化改善这些指标,旨在促进电子药盒在提高结核患者用药依从性方面的常态化应用,从而更好地提升结核患者健康收益。

（二）评估和拓展（s）

评价和推广的目的是产生普适性知识,将电子药盒更好地应用到肺结核患者的管理中。本部分从以下几个方面评估实施方案的科学性和可行性,以及结果的可推广性。

1. 研究地区　本案例选择的实施地区为我国某偏远地区。该地区经济发展落后,地广人稀,肺结核患者的管理难度较大,其治疗依从率显著低于我国其他地区,因此,在该地区实施电子药盒具有重要的公共卫生意义。同时该地区网络基础设施不发达,经济文化水平相对落后,这为电子药盒的实施带来了诸多挑战。然而,如果能够克服这些困难,成功在该地区实施电子药物检测仪,那么它在其他地方和区域的推广将更加顺利和有效。

2. 研究对象的选择　本案例的纳入排除标准适用于大多数肺结核患者,且在实施过程中只有 6% 符合标准的患者拒绝参加。因此本案例的实施结果更具推广性,可有效应用于绝大多数肺结核患者。

3. 随机分组　在本案例中,按县进行分层并用计算机生成的随机序列将患者随机分配到干预组或对照组,保证两组患者基线特征分布均衡,从而提高结果的准确性。

4. 干预实施　本案例的电子药盒,用于存放药物,不仅能够语音提醒患者按时服药,而且同时会记录检测仪的打开时间,并将数据传至云端。其他的干预措施包括:①选择一名家庭监护人,帮助患者使用电子药盒和软件小程序,以确保其能够更好地应用于智能手机普及率较低的老年患者群体;②建立了一整套的县、乡、村三级患者与医疗服务提供者的沟通体系,实现三者之间的直接沟通,使干预措施融入医疗服务提供者的角色中,从而确保实施的可行性;③本案例也强调了公平获得电子药盒的重要性,虽然干预组的大多数患者都有自己的智能手机,但是对于没有智能手机的患者,会为其提供一个数据包。以上所有的干预措施,都是与该地区的工作人员共同设计的,以确保其更好地贴合当地的文化背景。

5. 实施周期　本案例的实施周期为 7 个月,可以全面观察所有患者的服药依从性和治疗效果,从而对电子药盒的实施效果进行完整的评估。

6. 实施结果评估　经过招募和排除后,共有 278 名结核病患者纳入研究,其中干预组纳入 143 例患者,对照组纳入 135 例患者,由于后期在两组中各排除了一名耐药结核患者,因此最终干预组有 142 例患者,对照组有 134 例患者。

经统计分析后,发现干预组依从性差的百分比为 10%,对照组为 37%,经分析后两组差值有显著的统计学差异。同时,本研究还发现,与对照组相比,干预组在治疗成功率、漏服剂量总百分比、总体依从性和失访率都有所改善,这些改善对患者和公众的健康有明显的好处。

综上所述,本次实施性研究在我国某地区成功实施了电子药盒的干预试验,通过严格纳入排除研究对象标准、随机分组,科学地干预实施和结果评估,发现电子药盒在提高肺结核患者服药依从性和治疗效果方面成效显著。尽管该地区网络不发达、经济文化水平相对落后、地广人稀,但本案例通过创新的干预措施,如选择家庭治疗支持者、建立三级沟通体系以及确保公平获取电子药盒等,成功克服了这些困难,确保了电子药盒的有效实施。研究结果显示,干预组患者的服药依从性显著提升,治疗成功率、总体依从性等多个指标均优于对照组。本研究不仅为该地区肺结核患者的治疗管理提供了新的思路和方法，更为电子药盒在其他国家和地区的患者群体中推广和应用奠定了坚实基础，为未来相关研究和政策制定提供了支持。

七、案例总结

本案例应用实施性研究和实践过程中常用的研究范式——踏车模型（PEDALs），分析电子药盒在实际应用中对患者服药依从性和治疗效果的影响。结核病治疗中普遍存在患者服药依从性差的问题，肺结核的防控面临巨大挑战。现有证据表明，应用电子药盒有助于提高肺结核患者的服药依从性，并具有一定的实施价值。但是，在具体实施过程中可能面临各种的困境，如患者特征（文化程度、经济状况、智能手机掌握程度），环境因素（网络覆盖、政策支持、资金支持）以及监测仪本身的技术特性等。

针对这些影响因素研究制定了相应的实施措施及应对策略，包括对患者及家属进行健康教育和培训，为资源较差的地区提供技术支持与售后服务，并在医疗机构中建立奖励和反馈机制等。同时，建立了完善的数据收集和分析体系。为评估电子药盒的长期实施效果，本案例设定了一系列实施科学的实施结局指标，包括患者使用电子药盒的比例，使用后患者用药依从性和治疗效果的改善程度，实施过程的成本效益分析等。另外，为更好地评估电子药盒的实际效果以及更好地推广该项目，本案例对本研究设计的科学性和结果的可推广意义进行评估。结果表明，应用电子药盒显著改善了患者的服药依从性和治疗效果。这一发现不仅验证了电子药盒的实用价值和有效性，也为未来在公共卫生领域进一步推广和应用该监测仪提供了强有力的证据支持。

八、问题与思考

这一案例研究具有较高的科学价值和推广价值，以下方面值得深入思考。

第一，尽管有严格的标准化的操作流程和进行独立的数据分析，但是由于对照组和干预组实施措施的明显差异，无法对患者、医疗机构人员和统计人员实施盲法，这对结果的影响是不容忽视的。

第二，不同地区和国家的经济文化水平存在显著差异，该地区的肺结核患者具有特定的社会经济特征和健康状况。将电子药盒推广到其他地区时，应根据当地的实际情况调整实施策略。

第三，本案例未充分考虑电子药盒在实际应用中可能面临的资金问题以及在实施过程中人员培训、技术支持等需耗费大量资金。后续可以考虑通过与政府部门、非政府组织等合作，共同推动电子药盒的实施和推广。

第二节 │ 从定制化信息推送到智能信息推荐系统——移动戒烟干预的实施性研究

一、案例背景

烟草危害是当今世界最严重的公共卫生问题之一。目前全球吸烟者数量达到12.5亿人，而在中国吸烟者数量超过3亿。根据2022年中国烟草成人调查报告，14.7%的吸烟者计划在12个月内戒烟，可见中国吸烟者对戒烟服务的需求量之大。但与此同时，2000年至2020年期间，中国的吸烟率仅降低1%，这说明尽管大量的吸烟者有戒烟意愿，但是吸烟率的实际下降情况并不乐观，其中一个重要原因是戒烟干预的资源依然不足。

常见的传统戒烟干预措施包括戒烟门诊、戒烟热线等，然而上述戒烟干预在实施时却遇到障碍。2019年调查显示，我国102万家医疗机构中，仅有366家戒烟门诊正常运行，每个戒烟门诊每年平均接诊量仅65.67人；戒烟热线利用率不高，2016年至2018年的三年间，我国戒烟专线呼入总量仅6 366次；传统戒烟干预的辐射能力受到限制，提示我国亟需兼具可及性与有效性的戒烟服务。

国外既往研究提示，移动戒烟干预是一种有效的戒烟干预技术，且接受度较高，适用于在真实世界中进行实施推广。我国对移动戒烟干预的开发、有效性验证以及实施性研究均处于起步阶段,有待进一步探索。

在前期,研究者依据阶段变化(transtheoretical model and stages of change,TTM)这一经典行为改变理论,结合针对当前吸烟者的定性访谈,了解他们戒烟过程中的促进因素与障碍因素以及相关的应对方法,以此初步设计并开发定制化移动戒烟干预措施,具体方法如下。

1. 对处于无意向期的吸烟者,戒烟信息首先是提高其认识,包括吸烟的危害和戒烟的好处;帮助吸烟者结合自身当前健康状况,反思吸烟习惯所带来的不良影响;同时引导吸烟者关注吸烟相关社会规范的转变,认识到随着社会的进步,无烟社会是未来发展的趋势。

2. 对处于意向阶段的吸烟者,戒烟信息进一步突出戒烟对自身与家庭的好处,澄清常见的吸烟合理化信念;介绍他人戒烟成功的案例,提升戒烟的自我效能。

3. 对处于准备阶段的吸烟者,进一步深化认识,介绍戒断症状的表现及应对;鼓励他们将自己的戒烟计划告知周围的人;介绍其他戒烟者在这一阶段如何做准备,以获得替代性经验;了解戒烟热线、戒烟门诊、戒烟网站等戒烟资源信息,学习简单地改变吸烟行为的技巧。

4. 对处于行动阶段和维持阶段的吸烟者,进一步提高其对戒烟意义的认识,并介绍戒烟期间饮食和锻炼要点,鼓励建立全面的健康生活方式。这一阶段戒烟者可能因遇到困难而产生自我怀疑,所以要加强自我认同,强化对自己戒烟行为的肯定;鼓励他们找到适合自己的戒烟方法,同时学习预防复吸的方法、拒绝递烟的技巧;除了寻求家人和朋友的支持外,提供更多的如戒烟热线、戒烟门诊等戒烟资源信息。

综上,该方法针对不同戒烟阶段者设计开发形成定制化移动戒烟干预。干预期时长为3个月,其间每日通过平台给参与者推送3条戒烟相关信息,每位参与者所接收到的戒烟信息由其当前所处的戒烟阶段决定。

为了验证定制化移动戒烟干预的效果,研究采用了复合I型设计,通过个体随机对照试验验证定制化移动戒烟干预的有效性,并对实施结局开展初步评价。该研究通过线上线下招募18~65岁的吸烟者。入组后被计算机后台随机分成干预组与对照组,进行为期3个月的移动戒烟干预。其中干预组使用定制化移动戒烟干预,依据不同戒烟阶段每日接收定制化戒烟信息;对照组不提供移动戒烟干预,每日仅接收与戒烟无关的其他健康信息。

在干预结束时、干预结束后1个月、干预结束后3个月分别对参与者进行问卷随访,干预结束后使用定制化移动戒烟干预的参与者7天时点戒烟率高于接受戒烟无关信息干预的参与者,差别有统计学意义。然而在干预结束后1个月和3个月,两组7天时点戒烟率差异均不具有统计学意义。

邀请部分接受定制化移动戒烟干预的参与者进行可接受性评价,结果发现,大部分的参与者表示能理解戒烟信息的大部分或者全部内容,并认为推送信息对于戒烟有帮助,且愿意向周围人推荐定制化移动戒烟干预方法。

二、案例解决的实践问题

本项目聚焦于促进移动戒烟干预的有效实施,通过实施科学方法,识别戒烟行为的决定因素,开发并优化移动戒烟干预,帮助更多吸烟者戒烟,从而减少因吸烟行为导致的疾病与经济负担。

前述的研究基础值得反思,虽然结果证实了定制化移动戒烟干预对吸烟者的即时戒烟效果,但是定制化移动戒烟干预结束后长期的效果尚未发现统计学意义。其一方面归因于移动戒烟干预的接受剂量较低,不足半数的参与者每日阅读所有戒烟信息;另一方面则是该研究较高的失访率,造成严重的失访偏倚。因此,虽然问卷显示了参与者对于干预比较满意,但必须认识到这些参与者本身就是坚持参加的人群,不能忽视相当比例的失访者。如何提高移动戒烟干预用户使用黏性,保证移动戒烟干预的接受剂量并降低失访率,以达到更高的戒烟率成为移动戒烟领域亟待解决的实施科学问题。

本案例中,针对在背景部分发现的问题,先采用实施性研究综合框架(CFIR)识别移动戒烟干预

NOTES

实施的决定因素,在此基础上制定改进实施策略清单,将定制化信息推送升级为智能信息推荐系统,最后采用复合Ⅲ型设计,检验实施策略的效果。

三、案例的理论基础

CFIR 是使用频率较高的实施因素分析框架之一,可以用来指导进行干预方案实施的过程评价,并确定实施过程对实施有效性的影响,帮助研究者明确实施过程中的促进因素和障碍因素(见第三章第二节)。

在本案例中,CFIR 被用于构建定制化移动戒烟干预参与者个人深度访谈的分析框架,以及对既往相关文献的回顾分析,指导移动戒烟干预实施的决定因素识别过程,有助于开发具有针对性的实施策略。

四、案例采用的干预策略

(一)实施策略开发:识别移动戒烟干预实施的决定因素

为识别可进一步促进移动戒烟干预小程序实施的决定因素,本案例参考 CFIR 条目制定访谈提纲,采用目的性抽样法,选取前期移动戒烟干预项目中的研究对象以及负责招募、推广、实施项目的工作人员开展个人深度访谈,进一步通过演绎推理分析法,从 CFIR 的 5 个维度对访谈转录文本进行编码、整理和分析。根据访谈的结果,确定移动戒烟干预实施的障碍和促进因素清单见表 8-3。

表 8-3　移动戒烟干预实施的决定因素

维度	障碍因素	促进因素
维度 1:创新		
创新相对优势	效果依赖于用户的主动性	可及性、便利性高
创新适应性	仅有戒烟科普信息,视角单一	结合用户信息喜好推送信息,更具吸引力
创新复杂性	操作系统复杂,不便使用	—
创新设计	功能单一,缺少交互	图片/音频/视频形式有助于增加信息吸引力
维度 2:外部环境		
当地态度	烟草营销活动	存在反对吸烟的社会规范
政策与法律	—	公共场所控烟立法的政策支持
维度 3:内部环境		
兼容性	戒烟工作难以整合入工作场所或社区日常工作	移动戒烟干预可作常规戒烟方式的补充
激励制度	缺乏有效激励制度促进戒烟工作推进	企业重视并监督控烟工作的开展
目标契合	控烟未被纳入工作场所或社区的健康促进目标	将控烟工作纳入为健康企业的重要内容
文化	—	企业或社区内部形成无烟文化,营造无烟氛围
维度 4:个人特征		
角色:创新接受者		
需要	对戒烟的紧迫性和健康风险感知不足	医生或健康专家的提示,亲朋好友患病的警示
能力	缺乏自我控制能力	—
机会	缺乏时间使用移动戒烟干预	参与支持性戒烟小组,拓展无烟社交圈
动机	低戒烟意愿、低自我效能	得知他人的成功戒烟经历
维度 5:实施过程		
反思与评价	—	组织者对整体实施过程进行监督

（二）优化移动戒烟信息推送系统

针对以上障碍因素与促进因素，本研究采用焦点小组讨论法，邀请利益相关者共同对上述决定因素进行排序，同时结合实施策略的可行性，根据决定因素制定相对应的实施策略。

在障碍因素方面，针对部分用户反映的操作系统复杂、不便使用等问题，所采用的实施策略为优化移动戒烟干预的系统操作界面，增加易用性并提供操作指引；针对系统的功能单一、缺少交互等问题，积极开发系统交互功能，增加戒烟游戏、戒烟打卡、等级积分等版块；针对原系统仅包括专家视角的戒烟科普信息导致视角单一问题，在信息系统中增加了吸烟者之间同伴交流的内容。

在促进因素方面，为了更好地契合用户喜好，增加用户对信息的评价功能，结合用户喜好进行推送；为了增加信息吸引力，增加信息库中图片、音频和视频的比例；在创建支持型环境方面，积极动员单位领导落实已有的无烟制度，并形成工作小组，组织协调移动戒烟干预的推广，提醒和鼓励员工参与随访。

综合上述实施策略，本研究形成智能化移动戒烟干预策略包，将针对个人的优化版移动戒烟信息推送系统与工作场所的支持型环境创建相结合（表8-4）。

一方面，针对创新维度的障碍因素，对定制化移动戒烟干预系统进行优化，在原有的基于用户当前戒烟阶段进行信息推送的功能基础上进行更新：①增加用户对信息的评价功能，通过用户的既往信息评价构建用户画像，结合用户喜好进行后续信息推送；②增加信息库中图片/音频/视频信息的含量，以多种信息形式吸引用户注意；③在原有的专家科普视角的基础上，在信息库中增加吸烟者之间同伴交流的内容，提高信息内容的亲和力；④优化移动戒烟干预的系统操作界面，使之更加简洁明了，并在第一次登录系统时增加操作指引；⑤增加系统交互功能，包括戒烟游戏、戒烟打卡、等级积分等，提高用户使用积极性。这样，原来的定制化信息推送系统发展为智能戒烟信息推荐系统，科学性、互动性和趣味性都得以增强。

另一方面，针对内部环境与实施过程维度中的障碍因素，本研究在实施策略中加强支持性环境的建设，包括：①工作场所领导带头执行并落实工作场所无烟制度；②成立无烟工作领导小组，鼓励和提醒员工积极参与智能移动戒烟干预活动；③领导小组专人负责督促戒烟干预的后期随访。

表8-4 针对重点决定因素的实施策略清单

	决定因素	实施策略
障碍因素	操作系统复杂，不便使用	优化移动戒烟干预的系统操作界面，增加操作指引
	功能单一，缺少交互	增加系统交互功能，包括戒烟游戏、戒烟打卡、等级积分等
	仅有戒烟科普信息，视角单一	在信息库中增加吸烟者之间同伴交流的内容
促进因素	结合用户信息喜好推送信息，更具吸引力	增加用户对信息的评价功能，结合用户喜好进行推送
	图片/音频/视频形式有助于增加信息吸引力	增加系统信息库中图片/音频/视频信息的含量
	企业内部形成无烟文化，营造无烟氛围	工作场所领导带头执行并落实工作场所无烟制度
	领导重视并监督控烟工作的开展	成立无烟工作领导小组，组织协调移动戒烟干预的推广
		领导小组专人负责督促戒烟干预的后期随访

五、研究设计、数据采集和分析

本研究采用复合Ⅲ型设计，主要检验实施策略的效果，同时评价智能戒烟信息推送系统的短期与长期有效性。研究通过整群随机对照试验进行，招募多家企业并以企业为单位随机分配到干预组和对照组。干预组企业员工接受智能化移动戒烟干预，并在企业内严格执行上述无烟政策；对照组企业员工接受原先版本的定制化移动戒烟干预，且对于企业不开展无烟政策实施的强化（图8-3）。

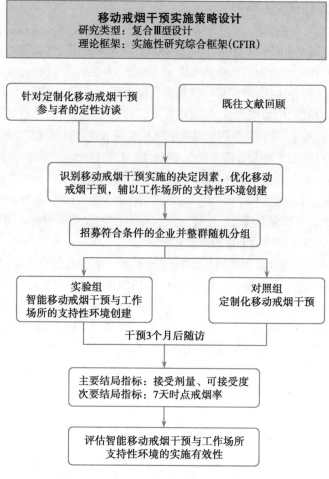

图 8-3 移动戒烟干预实施策略技术路线图

以上各组在干预期间均接收 3 个月的戒烟信息,在干预结束后、干预结束 3 个月以及 6 个月进行随访。研究的主要结局指标为接受剂量、可接受度等实施结局指标,次要结局指标为以 7 天时点戒烟率反映有效性(表 8-5)。

表 8-5 结局指标框架

指标	详细说明	调查对象	数据来源	数据收集时间
接受剂量	参与者完成移动戒烟干预每日阅读信息的比例	企业员工	系统生成数据	干预结束后
可接受度	参与者对移动戒烟干预+无烟政策的可接受度	企业员工	问卷调查 定性访谈	干预结束后
可行性	移动戒烟干预与无烟政策在职业场所的可行性	企业组织者	定性访谈	干预结束后
有效性	7 天时点戒烟率	企业员工	问卷调查	干预结束后 干预结束 3 个月 干预结束 6 个月
失访率	多次移动戒烟干预随访期间的失访率	企业员工	问卷调查	干预结束后 干预结束 3 个月 干预结束 6 个月

六、案例的实施效果评价

本次研究与 4 家企业合作,共纳入 355 位企业员工参与项目,其中干预组 136 人,对照组 219 人。干预组与对照组受试者的性别、年龄、教育程度、尼古丁依赖程度、既往戒烟尝试等变量在两组间差异均无统计学意义,提示干预组与对照组受试者基本信息具有一定可比性。

(一)接受剂量

在为期 3 个月的干预阶段,干预组共 131 人每周至少参与一次戒烟信息阅读(96.3%),对照组共 140 人每周至少参与一次戒烟信息阅读(63.9%),干预组每周戒烟信息阅读率显著高于对照组($P<0.001$);干预组坚持每天阅读戒烟信息的参与者占比为 28.1%,对照组坚持每天阅读戒烟信息的参与者占比为 20.1%,干预组每天戒烟信息阅读率与对照组相比,差异暂无统计学意义($P=0.162$)。总体而言,干预组参与戒烟信息阅读的受试者占比较高于对照组。

(二)可接受度

在干预组中,共 133 位受试者对综合智能化移动戒烟干预与企业无烟政策的干预表示满意或非常满意(97.7%);在对照组中,82.2% 的受试者对定制化移动戒烟干预表示满意或非常满意。相较于对照组受试者,处于干预组的企业用户对干预的满意度更高($P<0.001$)。

综合对两组企业用户的定性访谈的结果,本研究发现处于干预组的企业用户大多表示智能化戒烟干预中戒烟信息的趣味性与可读性均较强;智能化戒烟干预的交互功能保证使用黏性;企业无烟政策的执行营造鼓励戒烟的氛围,是导致干预组受试者可接受度较高的重要原因。

(三)可行性

干预结束后,通过对干预组企业的无烟领导小组成员进行定性访谈,发现干预组企业负责人认为该综合戒烟干预具备良好的可行性,体现在移动戒烟干预的便利性较高,企业领导积极性较高,企业员工配合度较高,相应的物质资源以及人力资源充裕,因此戒烟干预项目开展顺利。

通过对对照组的企业负责人进行定性访谈,研究发现由于移动戒烟项目的便利性,定制化移动戒烟干预在企业内具有一定可行性,但是这种可行性主要局限于本身具有较高戒烟意愿的企业员工。戒烟意愿较低的企业员工,其对戒烟项目的配合度相对较差,亟需企业层面进一步营造无烟氛围,鼓励员工戒烟,提高全体员工的戒烟意愿。

(四)有效性

在干预 3 个月后测量即时干预效果,干预组自报 7 天时点戒烟率为 39.7%,对照组自报 7 天时点戒烟率为 23.7%,干预显著高于对照组受试者($P=0.001$),提示智能化移动戒烟干预配合企业内无烟政策的即时干预效果高于单一的定制化移动戒烟干预。

(五)失访率

干预完成后根据填写随访问卷的人数计算失访人数,干预组为 20 人(14.7%),对照组为 59 人(26.9%),干预组失访率显著低于对照组($P=0.007$),提示企业无烟领导小组的成立,对员工参与戒烟干预随访具有一定积极作用。

七、案例总结

针对前期研究中发现的接受的干预剂量不足且失访率高的问题,基于 CFIR 识别移动戒烟干预实施的决定因素,结合对使用者的定性访谈与既往文献,识别影响移动戒烟干预实施的决定因素,以此设计移动戒烟干预实施的优化策略,即智能戒烟信息推送系统与支持性环境相结合。此外,研究通过复合Ⅲ型设计验证该实施策略的接受剂量、可接受度与可行性等实施结局,从而通过优化创新与提升环境支持的双重影响,提升戒烟干预的效果。将针对个人的优化版移动戒烟信息推送系统与针对环境的无烟工作场所建设相结合,最后通过复合Ⅲ型设计检验实施策略的效果。

由于时间所限,案例研究截至目前仅进行到干预结束后的随访阶段,干预结束后 3 个月与 6 个月

NOTES

的随访工作尚未全部完成,因此暂未获得实施策略的全部分析结果,但设计方案中已经明确实施结局的评价指标。本案例的学习应着重体会如何应用CFIR对现有的干预措施开展优化,并结合情境形成实施策略工具包,同时理解Ⅰ型和Ⅲ型复合设计方法的区别。

八、问题与思考

本案例作为行为干预措施的实施案例,给研究者带来一些思考。

第一,经典理论仍然可以在实施科学中灵活应用。本研究干预方案的设计开始采用的阶段变化理论。这是在行为科学和健康教育学领域常用的理论,依据该理论将吸烟者分为不同阶段,并通过受众细分为目标人群提供定制化的戒烟服务。因此根据目标人群的特点,灵活应用经典理论可以在行为干预实施发挥作用。可以采用单一的理论,也可以将不同理论结合或者拓展应用。

第二,实施科学的目的是解决实际问题。因此,在干预实施后,除了关注干预的效果,也要关注干预实施遇到了哪些问题,如何解决? CFIR 提供了一个很好的框架,结合这个框架中的促进因素和障碍因素来进一步优化实施策略。因为干预的过程不是一个一成不变的过程,而是边实施边反思并不断优化的过程。

第三,实施策略的目的是让循证实践得以应用,所针对的人群并非目标人群本身,而是在执行干预计划过程中,策略或行动直接影响的群体。例如本案例的实施策略包括增加所在单位领导对于移动戒烟干预的监督,落实已有的无烟政策等,这是符合实施科学的。但是,如果是增加线下的戒烟咨询或者戒烟讲座,或者为这个项目特别制定一个工作场所无烟政策,那就成为了一个独立的干预组分而非实施策略。

最后,本研究还有很多不足:如结局评价中应考虑纳入生物学指标;作为实施性研究,目前仅纳入了四个企业,未来还应纳入更多的工作场所;另外,目前的实施策略还缺乏创意,未来可以在深入研究的基础上,结合心理学、行为经济学和社会学方法探索有新意有成效的创新性实施策略。

(郑频频 刘 刚)

本章数字资源

第九章 实施科学在卫生管理与政策中的应用实例

本章包括实施科学在卫生管理与政策应用中的两个具体案例。第一个案例以医院疾病诊断相关分组实施为情境,以实施准备过程中遇到的具体问题为导向,使学生进一步掌握如何基于常态化过程理论的四个构建维度,开发相应的干预策略,并结合卫生管理与政策相关研究方法,对医院的疾病诊断相关分组实施效果开展综合评价。第二个案例以基层卫生机构抗生素的合理使用为情境,围绕实践问题,基于复杂干预设计与评价框架和理论域框架,开发供需干预策略,并对干预效果开展评价。本章的实证分析为常态化过程理论和理论域框架的实际应用提供了具体实例和数据支持。

第一节 | 基于实施科学框架的医院疾病诊断相关分组实施效果评价

一、案例背景

2019年国家医保局发布《关于印发按疾病诊断相关分组付费国家试点城市名单的通知》,确定在全国范围内选择30个城市作为疾病诊断相关分组(diagnosis-related groups,DRG)付费改革的试点,这些试点城市于2020年开展模拟运行,并于2021年全面实行。DRG实施旨在通过改革医保支付方式,促进医疗服务的规范化,提高医保基金的使用效率,并最终实现医保基金的可持续运行。2021年6月,国务院办公厅印发《关于推动公立医院高质量发展的意见》,其中提到了持续推进符合不同医疗服务特点的支付方式改革,以激发医疗机构规范行为、控制成本的内生动力。这些改革举措的实施,旨在进一步提高医疗服务的质量和效率,确保医保基金的合理使用、保障患者权益,并促进公立医院的高质量发展。

某市是第一批DRG试点城市之一,全市所有二级及以上定点医疗机构均被纳入试点。经测算,2021年1—10月,在全市病例组合数基本持平的情况下,住院次均费用从1月的14 992元降至10月的13 712元,下降幅度达8.54%。医疗机构的收支结构调整效果初显,常见病、多发病收治比例明显降低。职工医保统筹基金累计结余由负转正,扭转了连续多年基金入不敷出的局面,初步缓解了基金支出风险。H医院是该市一家三级甲等医院,2020年4月以前,医院面向高质量发展面临诸多管理瓶颈,主要体现在:①医院信息系统包括多个子系统,它们相互之间存在共享壁垒,需要提升各子系统信息质量,实现互联互通;②作为公立医院,医院需要体现公益性,但在公立医院绩效考核中,面临成本控制压力,亟待开展全成本核算,向管理要效益;③医务人员对实施DRG缺乏了解,担心实施后工作量大幅增加。2020年4月,H医院开始为实施DRG进行相应准备,但医院仍然按传统医保方式进行结算,2021年4月开始,医院正式开始实施DRG,医保结算也正式转为DRG结算。

为助力DRG实施,2020年12月,该市医保局委托专家团队对多家医院相关人员进行访谈,访谈对象包括DRG领导小组成员、医保办、医务科、病案科、财务科、运营部、信息科、人力资源部、药学部、设备科、临床科室负责人和临床医生等,访谈内容包括方案制定、组织架构、系统建设改造及数据支持、宣传培训、DRG管理体系建设等。通过访谈,可深入了解医院DRG支付改革情况,H医院也是重点访谈医院之一。

二、案例解决的实践问题

市医保局委托的专家团队在对H医院的访谈过程中发现,医院在DRG的实施准备阶段存在以

NOTES

下问题。

1. **缺少全员参与** 医院虽已制定DRG管理及实施方案,但主要由医保办主导,医院各部门缺乏相应行动方案或存在方案不完善等问题。

2. **系统建设改造和数据支持不足** 医院信息系统的版本更新速度较慢;医院使用的诊断编码和上传到医保中心的编码不一致,版本映射内容无法完全匹配,病案首页与结算清单填写规范不一致。

3. **DRG管理体系建设不完善** 医院DRG信息系统不完善;医院成本核算只核算到科室,未落实到病种;执行的DRG质量管理体系与医保DRG管理体系不一致,二者未能有效衔接;尚未建立院、科两级基于DRG的绩效考核评价体系。

4. **宣传培训待进一步强化** 院内开展的培训质量不佳,临床医生对DRG认识不够,未深入了解DRG的基础知识和控费原理,改革积极性不高。

针对以上问题,研究人员对医院正式实施DRG后的一年时间内开展效果评价,并与实施前一年的DRG准备阶段的相应结果进行比较,以发现潜在问题,为可持续性改进提供循证依据,引导医院从粗放式运营向精细化、高质量发展转变。

三、案例的理论基础

本案例主要运用实施科学中的常态化过程理论,结合绩效评价的相关理论和方法,从思想认同、认知参与、集体行动和反思监测四个维度评价H医院DRG实施全过程,见表9-1。

表9-1 常态化过程理论的四个构建维度

维度	构成	简要描述
1. 思想认同 针对的问题:实施DRG的具体工作内容	区分	实施者是否知道实施DRG前后常规工作的不同
	团队共识	实施团队就实施DRG的目的和预期收益等达成共识
	个人认知	实施者明白实施DRG其个人要履行的职责
	认同	实施者认可DRG给自身工作带来的价值
2. 认知参与 针对的问题:谁来实施这些工作	启动	有关键人物在推动DRG的实施
	参与	吸纳团队成员共同介入新的工作模式
	分内之事	实施者认同DRG
	坚持行动	实施者持续支持DRG
3. 集体行动 针对的问题:如何顺利实施DRG	交互工作性	DRG与现有工作互动模式的契合程度
	关系整合	DRG对参与者彼此工作和专业知识信任度的影响
	技能工作性	DRG实施的分工与实施者技能的吻合程度
	环境整合	DRG得到机构实施资源支持的程度
4. 反思监测 针对的问题:实施DRG的工作效果如何	系统化	实施者是否获得DRG实施效果的评价信息
	集体评价	实施组织集体评价DRG是否达到预期目标
	个人评价	实施者个人评价是否从实施DRG中受益
	再造	实施者能否根据DRG的评价结果来改善工作

四、案例采用的干预策略

(一)思想认同

策略1:向全院普及DRG支付改革的政策文件,提高大家对改革的认识和理解;使全院医务人员充分了解DRG支付方式的规则和要求,特别是实施DRG支付后的管理和流程变化。

策略2：通过组织专题培训、研讨会等形式，使全院职工了解DRG实施为医院带来的潜在收入结构变化，以及对医院职工个人收入的潜在影响，在医保导向下引导医院提供价值医疗。

（二）认知参与

策略1：成立由业务副院长总负责、质量管理办公室与医保办核心协调、其他各职能部门和临床科室共同参与的DRG改革领导组织架构体系，明确各部门职责分工，确保DRG实施责任落实到个人。

策略2：针对DRG政策理解、医保结算清单填写规范、各科重点DRG病组入组情况分析等，质量管理办公室联合医保办、病案科等职能科室，采取线上与线下、集中培训与入科培训相结合的方式，开展多次全方位、全覆盖的宣传和培训，不断强化医务人员对DRG支付改革的认知，使他们积极主动地适应新形势下支付改革的要求。

（三）集体行动

策略1：加强医保办、医务部、院内感染、财务、医疗收费等管理科室与临床科室的沟通，通过多职能团队合作和临床多科室联动，优化临床路径管理，规范诊疗行为，形成统一的价值医疗和价值医保导向，确保医疗行为的规范性和医保基金的合理使用。

策略2：加强信息化建设，打通不同信息平台壁垒；建设智慧医保系统，提高医保结算效率；加强对临床医生和编码员的培训，确保病案首页填写的规范性和疾病编码的准确性，使他们重视主要诊断与主要手术操作之间的对应性，确保诊断和手术操作的一致性，以避免因不匹配而导致病案无法正确入组。

（四）反思监测

策略1：统一思想，基于医院信息系统数据，评价DRG实施对住院患者费用、住院天数和医院收入结构的影响，并提出可持续改进的策略。

策略2：全员参与，评估DRG实施对医院各部门工作环境、工作流程和工作方式等方面带来的改变，以及可能存在的问题和挑战，并提出可持续改进的策略。

五、案例的研究设计、数据采集和分析

（一）研究设计

以医院正式实施DRG且改为DRG结算的时间节点（2021年4月）为基线，基于时间序列分析，研究纳入了H医院在2020年4月至2022年3月期间全部出院患者。采用倾向性评分匹配法（propensity score match，PSM）分析DRG正式实施前后一年住院患者总费用、一般医疗服务费、药品费用、耗材费用、手术治疗费、非手术治疗费、住院天数等指标。采用参与式观察法和非结构化访谈法了解DRG实施对医院管理水平的影响。

（二）数据采集

数据均来自H医院住院患者的病案首页和医保办的信息系统，共纳入住院患者240 981例。

（三）数据分析

采用描述性统计分析、倾向性评分匹配法，平衡病例间协变量的差异后，分析DRG的控费效果。应用Stata 14.0进行数据处理与统计分析。

1. 描述性统计分析　分析所有住院患者的基本信息和住院费用指标，计算其均值、标准差和构成比等统计量；采用结构变动值、结构变动贡献率、结构变动度分析住院患者费用结构的变化情况。

2. 倾向性评分匹配法　参考同类研究，本研究对DRG组和非DRG组病例选取以下协变量——年龄、性别、婚姻状态、住院日、手术级别、麻醉方式、诊断编码，以此作为匹配条件，对DRG组和非DRG组进行倾向性匹配（卡尺=0.25σ的最近邻1∶1匹配）。

3. 一般统计分析　匹配前后运用χ^2检验或秩和检验，以检验DRG组和非DRG组之间协变量的可比性，确保匹配后两组病例在协变量上的均衡性。

六、案例的实施效果评价

(一) DRG 付费对住院患者费用的影响

1. **DRG 正式实施前后住院患者费用情况**　与 2020 年 4 月至 2021 年 3 月医院开展 DRG 实施准备相比,DRG 正式实施后的 2021 年 4 月至 2022 年 3 月,住院患者总费用及各单项费用均有所下降,详见表 9-2。住院患者总费用均值由实施前 26 214.24 元降低至实施后 23 046.36 元,降幅 12.08%;一般医疗服务费由 1 732.54 元降低至 1 476.69 元,降幅 14.77%;药品费用均值由 7 013.62 元降低至 6 296.85 元,降幅 10.22%,耗材费用均值由 7 102.29 元降低至 6 174.44 元,降幅 13.06%;手术治疗费均值由 3 093.61 元降至 2 092.38 元,降幅 6.18%;非手术治疗费均值由 2 000.69 元降至 1 696.38 元,降幅 15.21%。

表 9-2　DRG 实施前后住院患者费用变化　　　　　　　　　　　　　　　　单位:元

变量	均值		差值	变化量	Z 值	P 值
	DRG 正式实施前一年	DRG 正式实施后一年				
住院总费用	26 214.24	23 046.36	−3 167.88	−12.08%	−34.46	<0.001
一般医疗服务费	1 732.54	1 476.69	−255.85	−14.77%	−33.90	<0.001
药品费用	7 013.62	6 296.85	−716.77	−10.22%	−27.18	<0.001
耗材费用	7 102.29	6 174.44	−927.85	−13.06%	−37.42	<0.001
手术治疗费用	3 093.61	2 902.38	−191.23	−6.18%	−14.65	<0.001
非手术治疗费用	2 000.69	1 696.38	−304.31	−15.21%	−28.14	<0.001

2. **住院患者天数变化情况**　DRG 正式实施前一年,患者平均住院天数为 9.28 天,DRG 正式实施后一年,患者平均住院天数为 7.44 天,平均减少了 1.84 天,降幅 19.83%($Z=-59.87,P<0.001$)。将 2020 年 4 月至 2022 年 3 月各月的平均住院天数进行统计,如图 9-1 和图 9-2 所示,2021 年 4 月 DRG 实施前住院患者天数呈现持续下降的趋势,且降幅较大;DRG 实施后,月均住院天数下降幅度减缓,基本趋于稳定。

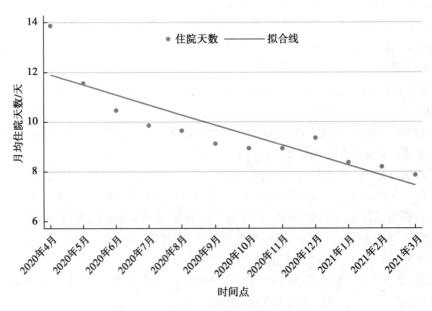

图 9-1　DRG 实施前一年住院患者月均住院天数

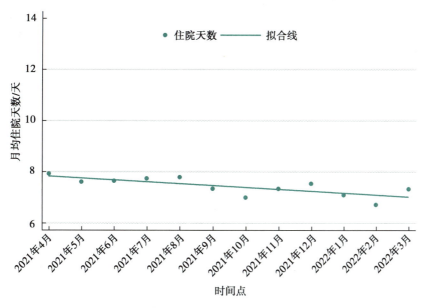

图 9-2　DRG 实施后一年住院患者月均住院天数

3. **住院费用结构变动情况**　计算 DRG 实施前后住院患者费用的结构变动值、结构变动贡献率与结构变动度,分析结果见表 9-3。从表 9-3 中可以看出,DRG 实施前耗材费用占住院费用的比例最高,其次为药品费用,二者占比均在 25% 以上。DRG 实施后,一般医疗服务费、耗材费用和非手术治疗费用占比均有所下降,药品费用和手术治疗费用占比有所提高。

表 9-3　DRG 实施前后患者各单项费用结构变动情况

变量	构成比/%		结构变动值/%	结构变动 贡献率/%
	DRG 正式 实施前一年	DRG 正式 实施后一年		
一般医疗服务费	6.61	6.41	−0.20	9.43
药品费用	26.76	27.32	0.56	26.42
耗材费用	27.09	26.79	−0.30	14.15
手术治疗费用	11.80	12.59	0.79	37.26
非手术治疗费用	7.63	7.36	−0.27	12.74
结构变动度			2.12	

　　结构变动度分析结果显示,各项费用整体结构变动度为 2.12%,费用结构变动较小。各单项费用中,手术治疗费用和药品费用的结构变动最大,且均呈正向变动;其次为耗材费用、非手术治疗费、一般医疗服务费,结构变动度均呈负向变动。各单项费用中对住院总费用变动影响最大的是手术治疗费,其次为药品费用,贡献率为 26.42%,其余依次为耗材费用、非手术治疗费用、一般医疗服务费。DRG 实施后,耗材费用占比有所降低,而手术治疗费用占比则呈上涨趋势,这意味着在住院总费用下降的基础上,耗材成本的缩减使得医院对于人工成本的优化有了调整的空间。这些调整对于提高医务人员工作积极性具有重要的作用,从而带动医疗服务效率的提升,推进医院的运营管理。

　　（二）DRG 支付实施促进医院精细化管理

　　1. **医院信息化建设水平得到提升**　医院根据支付方式改革需求,改造了结算接口和支付平台,并根据医保结算清单的上报要求,完成结算清单的信息化建设工作。同时,医院部署了医保结算清单质控系统,每日对医保结算清单进行质控,包括清单上传数、歧义病例、清单质量等质控内容,并根据国家医疗保障局发布的《国家医疗保障DRG(CHS-DRG)分组方案》部署了CHS-DRG管理平台,包括驾驶舱数据可视化、DRG费用管理、DRG成本管理、DRG运营分析等功能模块,发挥对院内医保管理工作的科学指导作用与激励约束作用。

2. 医院医疗服务成本控制得到加强　DRG实施后一年,患者各项检查、治疗项目费用均成为医疗服务成本,促使医院从"收益最大化"激励转向"成本最小化"激励。避免超支成为临床医生减少不合理和不必要诊断及治疗项目的动力。同时,医院基于市医保结算中心反馈的费用数据,进一步将"同级别医院DRG组平均费用"作为医保支付费用标杆值,在保证医疗质量前提下,通过成本控制、缩短住院日等方式将平均费用向标杆值靠拢,开展成本核算和成本效益分析,提升了医院成本核算和控制能力。

3. 医院病案填写质量得到进一步规范　访谈病案质控人员了解到,DRG改革推进初期,医院病案室、医疗保险管理部、统计室等多部门联合对医生进行病案首页填写规范化培训,使医生认识到DRG支付与病案首页质量之间的重要关系,提高其完善病案信息的意识,同时加强对病案质量管理的监管力度,针对质量不佳的病案,及时向医生反馈沟通。医院开始DRG支付的实际付费阶段后,医生更加重视病案首页填写的规范性、完整性,在填写手术级别、合并症、并发症以及操作顺序等信息时更加细致。

七、案例总结

与DRG实施准备期(2020年4月至2021年3月)相比,DRG正式实施后一年(2021年4月至2022年3月),医院住院患者总费用降幅达到12.08%,各单项费用的降幅达到6.18%~15.21%,患者平均住院天数降幅达19.83%。除此之外,医院精益化管理水平得到提升,特别是信息化水平、成本管理、病案质量等方面。

八、问题与思考

(一)问题

1. 推诿重症患者　在患者入院收治环节,临床科室面对同类疾病患者倾向选择一般状况较好的年轻患者,可能推诿有严重并发症、合并症的老年患者。从对一线人员的访谈中了解到,收治需要跨科治疗并开展手术的患者,其医疗费用变异较大,而DRG支付基于主要诊断进行付费,临床科室很容易产生亏损。例如某患者在神经外科开展手术,花费超5万元后,需转入放疗、化疗科继续治疗,若放疗、化疗科接收该患者,必然面临DRG支付超支扣减,导致临床医生在收治这类患者时更加谨慎。尽管受访人员表示,医院将满足患者的医疗服务需求放在首位,其次才是考虑经济因素,但以医德素养主导的自律行为具有不确定性,加之患者信息不对称,因此仍存在推诿重症患者的风险。

2. 低码高编　DRG支付标准不仅与疾病类型有关,也与合并症、并发症以及疾病的严重程度等有关。研究期间发现,部分医生会尝试了解如何填写疾病诊断和术式能获得更高的补偿金额,可能存在低码高编的倾向,即将原本诊断为权重较低的病例,人为操作为病理表现相近但权重较高的病例。对监管部门和保险机构来说,核实医院诊断编码是否符合规定的成本较高。

3. 医疗费用转移　在对医院医保部门人员的访谈中了解到,第二期支付实施后,临床科室存在将部分检查项目等从住院服务中转移至门诊开展的情况。为了避免病例超支,医生在对住院患者开展检查操作时更为谨慎,非必要的项目检查不开展,这带来检查不足的风险;另外,有的患者希望可以进行更全面的检查,要求医生开具更多检查项目。这样,门诊服务可能成为成本转嫁的出口。

(二)思考

从H医院实施DRG一年后的评价结果来看,DRG有效降低了患者的医疗费用支出。但是,由于卫生管理和政策干预涉及的方面较多,本案例只是一个初探,后续还需开展更精细化的研究和实施设计,将实施科学与管理学的相关理论、模型和框架相融合,以实践问题为导向,开展管理和政策干预,并持续评价干预的有效性。该案例对其他医院采用实施科学框架开展 DRG 实施效果的评价和干预具有一定借鉴价值,具体体现在以下方面。

第一,可以采用常态化过程理论,从思想认同、认知参与、集体行动和反思监测四个维度评价医院 DRG 实施的全过程。同时,针对上述维度,开发问卷或访谈提纲,以测量上述四个维度的水平,从而开发相应的干预策略。

第二,本案例的效果评价主要关注 DRG 控费效果、住院天数和住院费用结构变化,后续实施可以纳入更多实施结局、服务结局和患者健康结局指标,全过程、多维度评价 DRG 实施效果的有效性。

第三,H 医院实施 DRG 的过程和有效性为其他医院实施 DRG 提供了路径借鉴,包括领导重视、医院职工 DRG 知识水平提升、医院信息化建设、夯实病案首页质量等基础管理、优化临床路径、完善绩效考核机制等方面。

第四,H 医院实施 DRG 的经验也为卫生行政和医保部门在全市范围推广 DRG 带来借鉴。一方面,通过开展区域绩效评价和核心指标标杆,推动医保价值支付;另一方面,利用大数据开展医疗行为监管,规范诊疗行为,从而达到控费和保障医疗质量的目的。

第二节 | 加强我国农村基层卫生机构抗生素合理使用 管理的干预试验研究

一、案例背景

抗生素不合理使用是一个全球广泛关注的问题,不仅给卫生系统带来沉重的经济负担,而且增加产生抗生素耐药性的风险。急性上呼吸道感染(upper respiratory tract infection,URTI)在儿童中很常见;但是,这种疾病大多数情况下是病毒性的、自限性的,不必进行抗生素治疗,抗生素的使用并不能缩短其持续时间。尽管如此,基层卫生机构针对 URTI 的抗生素处方比例却居高不下,而抗生素耐药菌也经常发生在儿童中。

和很多发展中国家相似,我国抗生素滥用的形势也比较严峻。而且,这一情况在农村基层卫生机构尤为严重。一方面,与城市居民相比,农村居民对抗生素滥用及其耐药性的了解明显不足;另一方面,农村卫生人员接受的医学教育和培训也相对较少。针对我国西部农村基层卫生机构的一项研究显示,几乎一半的处方包含抗生素,且主要用于治疗 URTI,而接受抗生素治疗的人群中四分之一是 10 岁以下儿童。

我国政府非常重视加强抗生素合理使用的管理,早在 2015 年就发布了《关于进一步加强抗菌药物临床应用管理工作的通知》和《抗菌药物临床应用指导原则(2015 年版)》,对门诊和住院患者如何合理使用抗生素均给出了明确规定。然而,这些政策规定并没有提供关于如何实施政策的操作细节以及儿童 URTI 的诊断和治疗指南,也没有针对基层医生开展相关临床培训。

关于加强抗生素合理使用管理的干预研究大多是在发达国家进行的。这些研究表明,提高医疗服务提供者和患者的知识、态度和行为可以有效减少抗生素的不合理使用现象。常见的改善 URTI 治疗中抗生素使用的干预措施包括临床决策支持、医生沟通技巧培训、教育与反馈、讨论与监测工作坊、治理结构调整以及行为经济学和社会心理学干预策略。需要强调的是,针对医生和患者的多层面干预可以显著减少社区环境中抗生素的不合理使用。

二、案例解决的实践问题

如何使国家层面有关抗生素合理使用的政策规定在基层有效发挥作用,是一个十分有挑战性的实践问题。然而,目前我国基层卫生体系中加强抗生素合理使用管理的干预研究还很有限,可以提供的干预参考依据不足。

本案例中,研究人员基于实施科学理论和方法,针对农村乡镇卫生院医生的处方行为以及照护者的健康教育进行综合干预,以推动减少我国农村基层卫生体系下 URTI 儿童抗生素的不合理使用。

三、案例的理论基础

(一)复杂干预设计与评价框架

2000 年,英国医学研究理事会(MRC)首次发表了"复杂干预设计与评价框架",使得复杂干预措施构建趋于标准化。2008 年,MRC 发布了更新后的新框架。本案例在整体研究设计上遵循了 2008 年发布的这一新版指南。这一版指南规范了复杂干预研究的分期,同时增加了对干预实施情境的关注,强调过程评价和成本效益评价的重要性;它不再局限于线性关系,而是分为形成性研究、可行性研究或预实验、效果评价和实施四个阶段,每个阶段都有其具体的指导内容。该框架的具体介绍详见第七章第二节。

(二)理论域框架

本案例的干预设计是在理论域框架(theoretical domains framework,TDF)的指导下完成的,这是一个基于多种与行为改变相关的理论发展的新兴方法。TDF 由 14 个理论域(来自行为改变理论的构念组)组成,被广泛用于探索影响因素和干预设计。在前期探索性研究和系统评价研究的基础上,该研究识别出在抗生素处方中具有重要意义的几个 TDF 中的理论域,并在此基础上有针对性地设计了相关的行为改变技术和干预内容。其中,供方层面涉及的理论域主要包括知识、技能、能力信念、行为规制等;需方层面涉及的理论域主要包括结局信念、知识、社会影响。

四、案例采用的干预策略

根据国家和国际相关指南,不应在自限性病毒性 URTI 的治疗中使用抗生素。该案例中,研究人员基于文献系统评价和前期定性研究制定了多维干预策略,旨在改变医生的处方行为,并教育照护者,以减少儿童 URTI 中抗生素的不合理使用。该案例设计的干预方案符合抗生素处方行为的相关政策要求以及当地卫生部门的日常监管规定。

(一)供方层面

供方层面的干预策略主要针对医生开展。具体的干预措施包括:①向乡镇卫生院的医生发放操作指南。该指南基于我国抗生素使用指南、儿童疾病综合管理(integrated management of childhood illness,IMCI)指南以及英国国家健康与护理卓越研究所(NICE)指南制定。操作指南涵盖了 URTI 管理的工作流程、URTI 及其他儿童常见疾病的诊断方法,以及医生与患者之间的沟通技巧。②开设培训工作坊。乡镇卫生院的医生通过参与式互动讲座、案例讨论和问答环节,接受关于抗生素合理使用的培训,尤其是针对儿童 URTI 的使用。这两个干预措施针对理论域中的知识、技能以及合理开具处方能力的信念,采用的是信息提供手段。③每月接受抗生素合理使用的同行审核。抗生素处方在每月初由研究团队收集和审核。研究团队计算儿童 URTI 的抗生素处方率(antibiotic prescription rate,APR),并将反馈结果提供给乡镇卫生院。根据 APR 反馈,在月度医院职工会议上进行抗生素使用的同行审核。乡镇卫生院的项目协调员再把同行审核的结果反馈给研究团队。此部分使用了监测和反馈手段,针对的是医生的行为规制理论域。④为照护人员提供健康教育。医生在临床咨询中向儿童照护人员传达简明的信息,并提供简单的印刷教育材料,内容包括有关抗生素及儿童 URTI 抗生素合理使用的解释。此部分针对照护者的抗生素使用信念(特别是未给予抗生素的后果)、知识和社会影响等理论域,采用了信息提供和劝说沟通手段。

(二)需方层面

需方层面的干预策略主要针对照护者开展。具体的干预措施包括:①来自医生的健康教育信息和印刷的健康教育小册子(配有简单的文字和图片),在诊疗期间发放给患有 URTI 儿童的照护者。健康教育的内容主要涵盖了关于抗生素的解释、抗生素耐药的影响以及抗生素在儿童 URTI 中的合理使用。②在乡镇卫生院的候诊区域循环播放教育视频(5~8分钟)。视频内容主要包括关于抗生素的解释、抗生素不合理使用的现状以及抗生素耐药的影响(采用当地的电视节目)。此部分也是针对照护者的抗生素使用信念(特别是未给予抗生素的后果)、知识和社会影响等理论域,采用了信息提供手段。

(三) 对照组的处理

在分配到对照组的乡镇卫生院,医生继续根据现有的惯例开具抗生素。抗生素的使用由医生自行决定,且没有向患者提供关于抗生素处方开具的健康教育信息。乡镇卫生院每月举行常规管理会议,但会议中没有任何处方同行审核的内容。

五、案例的研究设计、数据采集和分析

(一) 研究设计

1. 设计方法　该案例设计了一个按县分层的实效性、平行组、整群随机对照干预试验(参见第五章),对我国西部某低收入省份农村的25个乡镇卫生院开展的干预与常规医疗服务进行了比较。样本区域覆盖了1 372 000名农村居民,2013年人均年收入中位数为9 150元。每个乡镇卫生院为其服务区域内的10万~20万农村人口提供门诊服务和部分住院服务。考虑到后勤原因和干预沾染风险,干预的某些组分(例如同行审核会议)使得在同一家医院内将医生分配到不同组别不可行,因此该案例采用了整群干预设计。

研究人员首先采用了一种内部试点方式,在三个干预群组和三个对照群组中进行试验,确认试验过程可行且可接受后,才将其扩大到所有剩余群组。除了对教育材料进行必要的修改以便于理解,正式干预之前并没有对干预的实施流程进行修改。样本乡镇卫生院分别来自A县(14家)和B县(11家)。除了位于县城的两家卫生院(因为它们的人员能力水平较高、设备较先进以及与县人民医院的距离近使得它们的医疗服务实践与其他乡镇卫生院有很大不同),两个县的其他乡镇卫生院都被视为符合纳入标准。

2. 研究对象的选取　该案例中,儿童患者的纳入标准是:乡镇卫生院门诊患者;患者年龄处于2~14岁之间;在初步诊断为URTI后获得处方。

研究人员仅使用了匿名的患者处方数据。伦理委员会也已批准在试验中不需要个别患者的知情同意。该研究已将患者身份隐藏,所以无法跟进那些因未给予抗生素而导致细菌感染的患者。该研究出于安全原因排除了年龄小于2岁的儿童,因为他们可能对继发性细菌感染更为脆弱。同时,该研究也排除了有下呼吸道感染(如肺炎)继发诊断的儿童,因为此类儿童需要使用抗生素。被排除的还包括其他需要长期抗生素治疗或预防罹患严重或慢性疾病的儿童。

3. 随机化和盲法处理　研究人员使用计算机程序,随机将25个符合条件的乡镇卫生院分配到干预组或对照组,并按县进行分层。在A县,乡镇卫生院以1∶1的比例分配到干预组和对照组;而在B县,乡镇卫生院则以5∶6的比例分配(选定这一比例是为了减少干预工作量)。接着,采用简单随机化的方法从A县干预组和对照组各选了三所乡镇卫生院进行内部试点。干预试验中分配到患者的干预措施进行了盲法处理。

(二) 数据收集

为评价干预效果,研究人员首先收集了干预实施前3个月(基线)和6个月干预期最后3个月(终末期)内两组卫生院对符合纳入标准的患者开具的所有处方。出于伦理考虑,研究人员并未完全使用这些处方,以免通过处方水平识别出具体的卫生院。根据样本量需求,通过简单随机抽样,从每个乡镇卫生院的基线和终末期处方样本中随机选取了200份处方。在A县,研究人员提取了电子处方;而在B县,研究人员复印了所有纸质处方,随后将其电子化。在数据提取之前,排除了任何患者身份识别信息(如姓名、地址和身份证号)。研究人员最终从处方中提取了患者特征、疾病诊断、药物名称和费用,并关联了处方开具医生的特征信息。

为评价干预的长期效果,研究人员在干预结束一年后的随访调查中收集了 A 县的样本机构符合纳入标准的所有处方,提取的信息与前面调查相同。此外,研究人员还通过目的性抽样选择 A 县的 3 个乡镇医院进行了定性研究:干预组 2 个(干预表现较好和较差的各 1 个),对照组 1 个。研究人员对 3 位乡镇医院院长(每家医院 1 位)、6 位医生(每家医院 2 位)和 6 位儿童照护者(每家医院 2 位)进行了深度访谈。

(三) 数据分析

1. 群组样本量的估计　根据研究团队前期探索性研究的估计,URTI 儿童的 APR 为 50%,研究人员可以在每个乡镇卫生院收集和处理平均 200 个处方。基于系统综述,估计干预将导致 APR 减少 25%。在考虑分层的情况下,假设变异系数为 0.15、处方模糊可能导致 10% 的数据损失,该研究至少需要 24 个群组,以便在 90% 的统计功效下,使用双侧 5% 的检验水准检验到最小幅度的预期变化。因此,最终在这两个县纳入了全部 25 个符合纳入标准的群组(即乡镇卫生院)。

2. 终末期干预效果分析　研究人员将试点干预与正式干预试验数据进行合并分析,并通过控制季节性影响,对比干预组与对照组在同一时间段内的 APR。为分析群组水平的汇总性终末效果,研究人员通过估算终末期 APR 的风险差异,估计干预对 APR 的粗绝对效应。他们计算了该风险差异的 95% 置信区间,并通过分层 t 检验进行了正式的假设检验。为了调整协变量,他们对个体水平的主要终末效果数据进行了 Logistic 回归拟合,控制了治疗效果以外的协变量。研究人员使用相同的方法分析了次要效果指标,并为所有的 APR 提供了粗略和调整后的风险比结果。研究人员对成本的量化分析也采用了相同的方法,但在粗略分析中使用群组级别的均值代替了比例。

3. 长期干预效果分析　为了了解干预的长期干预效果,研究人员基于基线、终末期、长期随访处方数据,使用广义估计方程估计干预效果。研究人员在所有模型中使用时间段与干预组别的交互作用来估计不同时间点的干预效果,具体包括:①计算干预组与对照组在干预实施 6 个月时的指标差异,再减去基线时的差异;②计算干预结束 12 个月时的指标差异,再减去基线时的差异;③计算干预结束 12 个月时的指标差异,再减去 6 个月时的差异。

长期干预效果随访的定性调查资料分析遵循了 TDF,考察了提供者和患者知识、技能和行为改变等方面的影响因素,包括流程性、人际性和背景性因素。

六、案例的实施效果评价

(一) 实施效果评价指标

对于干预的短期效果:①主要效果评价指标是(2~14 岁诊断为 URTI 的儿童患者)APR,定义为针对 URTI 的处方中包含至少一种抗生素在所有处方中的比例。②为了探索干预是否影响不同类型抗生素的相对处方率,研究人员使用了三个次要效果指标:包含两种或以上抗生素的处方比例(多重 APR);包含至少一种广谱抗生素的处方比例(广谱 APR);以及包含至少一种静脉注射抗生素的抗生素处方比例(静脉 APR)。③为了探索其他药物的处方率变化,研究人员使用了五个次要效果指标:包含抗病毒药物、糖皮质激素、维生素、中药或任何其他非抗生素药物的处方比例。④为了评估干预是否影响患者的医疗费用,研究人员使用了以下三个次要效果指标:全处方费用(包括就诊费用、治疗费用和药物费用的总和);抗生素药物费用;以及非抗生素药物费用。

干预长期效果评价指标同短期效果评价指标一致。此外,长期随访的定性访谈内容主要包括:医生对干预组成部分及持久变化的看法;医生对 URTI 患者就诊情况及抗生素使用的看法;照护者对抗生素的知识和信念及任何非处方抗生素使用情况;以及影响抗生素使用的背景因素。

(二) 实施效果

1. 终末期干预效果　从主要效果指标来看:从基线到终末期,干预组的 APR 从 82% 大幅降至 40%,对照组则仅从 75% 降至 70%。在控制了潜在混杂因素后,与对照组相比,干预组 APR 的降低代表了 29% 的绝对风险减少。基线与终末期之间,干预组 APR 持续下降,而对照组则没有出现同样趋势。该研究还发现,干预组不同乡镇卫生院在基线和终末期之间的 APR 下降幅度不同(11%~74%,平均下降幅度为 43%);而对照组内部群组的变化幅度则小得多(-25%~10%,平均变化幅度为-6%)。如表 9-4 所示。

表9-4 干预对抗生素处方率的影响结果

时期	干预组(n=12 群组)		对照组(n=13 群组)		终末期粗风险差异		终末期校正风险差异	
	个体水平	群组水平(均数/方差)	个体水平	群组水平(均数/方差)	95%CI	P 值	95%CI	P 值
基线期	1 936/2 349(82%)	82%(8%)	1 922/2 548(75%)	75%(10%)	—		—	
终末期	943/2 351(40%)	40%(19%)	1 782/2 552(70%)	70%(14%)	-30%(-43%~-17%)	<0.000 1	-29%(-42%~-16%)	0.000 2

从次要效果指标来看:进行校正分析后,该研究未发现干预对多重 APR、广谱 APR、静脉 APR 具有统计学意义的影响。研究人员也未发现干预对糖皮质激素、维生素或其他非抗生素药物、抗病毒药物的处方率的校正后影响具有统计学意义。干预对全处方费用或非抗生素药物费用的校正后影响没有统计学意义。但是,校正后的分析结果显示,中药的处方率虽然仅有小幅增加但具有统计学意义。

2. 长期干预效果 根据来自 A 县的基线、终末期和干预结束一年后的随访调查结果,研究人员有以下发现。

(1)干预组基线时的 APR 为 84%,6 个月时为 37%,18 个月时为 54%;对照组则分别为 76%、77% 和 75%。在控制了体现患者和开药医生特征的协变量后,与基线时的干预-对照差异相比,6 个月时的差异反映出干预组的 APR 下降了 49 个百分点(P<0.000 1),18 个月时的差异反映出干预组的 APR 下降了 36 个百分点(P<0.000 1)。与 6 个月的干预-对照差异相比,18 个月时的差异在 APR 上没有变化:两个时点的变化幅度相差 13 个百分点,但差异没有统计学意义(P=0.21)。

(2)干预结束一年后进行随访的定性访谈资料显示,维持 APR 减少的因素包括医生的知识和沟通技巧的提高,以及专门的处方审查会议,而缺乏监督和监测可能与 APR 的回升相关。

七、案例总结

该案例研究是第一个旨在降低中低收入国家的抗生素使用且在农村基层卫生体系下进行的整群随机对照干预试验,并且样本量相对较大。其干预措施包括使用循证处方指南、对医生进行培训和每月的处方同行审核会议,以及在就诊过程中对照顾者进行简短教育和在候诊室播放教育视频。这项干预将 URTI 儿童患者的 APR 降低了 29 个百分点,这个效果远高于既往类似研究报告的结果。而且,在干预结束一年后的随访调查表明,干预措施可以在较长时间内减少不当的抗生素处方使用,干预效果具有一定的可持续性。

该案例的干预措施被嵌入了常规的基层医疗服务中,可以与我国农村基层医疗卫生服务体系紧密结合,为在我国及其他发展中国家进行推广奠定了基础。

八、问题与思考

这一案例研究具有较高的科学价值和推广价值,以下方面值得深入思考。

第一,该案例是针对农村基层卫生机构的合理使用抗生素处方的管理干预研究,主要干预对象是供方层面的医生;即使是需方的干预,也有赖于医生发放健康宣教材料以及在候诊区域播放健康教育视频。因此,研究人员选择了开展实效性、整群随机对照干预试验,一方面考虑了农村基层卫生机构真实的医疗服务环境;另一方面,干预的某些组分(例如同行审核会议)使得在同一家医院内将医生分配到不同组别不可行,因此将整个乡镇卫生院的所有医生整体纳入干预。

第二,在整个医疗机构全面开展干预是非常复杂的,存在很大不确定性和挑战。因此,在该案例中,研究人员首先采用内部试点方式在三个干预群组和三个对照群组中进行预试验,确认试验过程可行且可接受后,才将其扩大到剩余群组。

第三,由于一些组别的乡镇相隔很近,因此干预组和对照组之间可能会发生干预污染,这可能会降低干预效果的大小。然而,根据医保报销政策,农村居民到所在乡镇卫生院就诊可以获得更多报销,因此组间污染的风险实际是比较低的。此外,该案例的主要实施效果评价指标(即 APR)的值较大,表明几乎没有发生干预污染。

第四,该案例中,干预的时长(6 个月)较短意味着需要更长期的研究来评价其实施效果的可持续性,因此研究人员在干预结束一年后开展了长期干预效果的随访研究,发现干预措施可以在较长时间内减少不当的抗生素处方使用,干预效果具有一定的可持续性。

第五,该案例研究将试验设计为针对 2~14 岁儿童,因为在这一人群中控制抗生素过度使用更具挑战性,该年龄段的家长往往要求使用抗生素以期更快康复。此外,该研究未包括 2 岁以下儿童,这限制了试验结果对所有儿童的普遍适用性。未来的研究可以纳入各个年龄段的患者。

第六,考虑到在试验中无法对医生进行盲法,霍桑效应可能在一定程度上影响了干预效果。然而,为了减少任何此类效应的影响,研究人员设定了一个为期 3 个月的过渡阶段,在此阶段实施干预但不收集任何组别的实施效果数据,以便让医生在收集效果数据之前,熟悉干预流程并将其作为常规实践的一部分。

(黎 浩 孙晓杰)

第十章 实施科学在临床实践中的应用实例

本章包含实施科学在临床实践中的应用案例,第一节以促进社区老年女性压力性尿失禁就医行为为目标,基于 CFIR 识别简短语言干预在循证实践中的促进因素和障碍因素,开发实施策略进而开展整群随机对照研究,并基于 RE-AIM 评价实施效果。第二节通过 CFIR 优化实施策略并通过 Proctor 实施结局框架系统评估实施效果,拟寻求适用于推广至低收入国家的手术安全清单实施策略,从而提高外科手术的安全性,改善手术患者的生存率。通过两个案例的学习,可以了解实施性研究方法在解决临床实践问题中的应用技巧,为临床工作者做出更有价值的临床决策提供一定的参考。

第一节 │ 应用简短言语干预策略促进社区老年女性压力性尿失禁就医的实施性研究

一、案例背景

压力性尿失禁(stress urinary incontinence,SUI)是指在咳嗽、打喷嚏、运动或其他腹压增加的情况下,出现尿液无法控制的症状,主要是由尿道括约肌和盆底肌肉的功能减弱或受损引起,女性在怀孕、分娩和围绝经期时更容易出现压力性尿失禁。一项在世界不同地区(北美洲、亚洲、欧洲、非洲、大洋洲)开展的回顾性研究报告称,女性尿失禁的平均发生率为 27.6%(4.8%~58.4%)。随着年龄的增长,女性的盆底肌肉和尿道组织会逐渐变得松弛和脆弱,从而增加发生压力性尿失禁的风险。我国一项文献综述表明,在中国 60 岁以上的老年女性中,压力性尿失禁的患病率为 16.9%~61.6%,说明压力性尿失禁在社区老年女性群体中是非常普遍的现象。

国内外文献资料显示,虽然在临床医生的帮助下,压力性尿失禁患者可以通过接受专业的盆底肌肉训练、生活方式干预、药物治疗或手术干预缓解症状,但患者的就医率却较低。荷兰的一项研究发现,仅有 38% 的女性患者主动寻求医疗帮助;在挪威进行的关于尿失禁患者求医行为的研究表明,其就医比例仅为 26%。一项最新的全球性的系统综述表明,压力性尿失禁患者就医求助行为的总体水平在孕产妇中约为 23%,在围绝经期妇女中约为 27%;不同地区之间差异也较大,在欧洲约为 33%,而在亚洲地区仅为 24% 左右。我国的流行病学调查显示尿失禁患者的就医率仅为 25% 左右,一项对北京地区成年女性尿失禁流行病学调查发现,70 岁及以上年龄组女性尿失禁患者的就医率仅为 19.7%;另一项对河北省部分地区的调查发现农村老年女性尿失禁的就医率相比城市更低。综合而言,国内外女性尿失禁患者就医情况都不容乐观。

就医行为是评价就医率的重要指标,其定义是指在感到身体不适、出现某种疾病症状,或者即便当前没有感觉到不适但感觉存在潜在患病危险时,人们采取的寻求医疗帮助的行动。然而,社区压力性尿失禁的老年女性患者在寻求医疗服务的过程中面临众多障碍,例如社会文化因素的影响、对疾病认识不足、经济困难、病耻感等,亟需通过社区干预来提升这一人群的就医行为。

简短言语干预(brief verbal intervention)是简短干预的一种形式,通过在就诊时进行简短的言语交流来促进行为改变。简短言语干预的应用最常见于戒烟领域,即简短戒烟干预(brief smoking cessation intervention)。WHO 推荐基于"5A"模式(询问、建议、评估、帮助、随访)制定常见的戒烟措施。该模式通过系统化的言语沟通帮助患者戒烟,研究表明这种干预方式在减少吸烟行为方面效果显著,具有较高的可实施性和有效性。此外,简短言语干预还应用于减少酗酒、提高疫苗接种率和提升医疗服务质

NOTES

量等健康领域,在公共卫生实践中得到推广。简短言语干预不仅实施简便、成本低廉,还能在短时间内对患者的健康行为产生积极影响。因此,作为一种促进健康行为的有效手段,简短言语干预在推动压力性尿失禁就医行为方面具有很大的潜力和推广价值,尤其是针对患病率较高的社区老年女性,可以通过基层社区卫生服务中心提供促进就医的简短言语干预,推动患者到综合性医院的专科就诊。

二、案例解决的实践问题

社区中老年女性压力性尿失禁的发生较为常见,但患者的就医率不容乐观。尽管目前已有基于证据的干预措施能够促进这一人群的就医行为,但在实际应用中仍存在一系列障碍。因此,有必要开展社区老年女性压力性尿失禁就医行为促进的实施性研究,通过简短言语干预的循证实践,分析实施决定因素和障碍因素并形成具有可行性的干预策略。同时,通过社区随机对照研究对开展效果进行评价,探索如何在社区中有效推广该干预策略,最终促使更多社区老年压力性尿失禁女性及时到上级医院专科就医,改善症状、提高生活质量。

三、案例的理论基础

本案例主要运用实施性研究的 CFIR,在社区卫生服务中心开展老年女性压力性尿失禁就医促进的简短言语干预过程中,识别障碍和促进因素,分析实施决定因素并有针对性地开发实施策略。另外本案例采用 RE-AIM 评价简短言语干预策略在提升社区老年女性压力性尿失禁患者就医行为的效果及实施推广情况。

四、案例采用的干预策略

(一) 循证实践

本案例采用的循证实践为 WHO 提出的基于 "5A" 的简短言语干预,其在健康领域被广泛应用,被认为是一种成本效益较高的策略,能够在资源有限的条件下产生良好的健康干预效果。系统评价、随机对照试验以及大规模的队列研究表明,在减少吸烟、减少酗酒、改善医疗服务质量等健康相关领域,通过使用简短的、结构化的沟通即简短言语干预,医疗提供者可以显著影响患者的健康行为和决策。

简短言语干预采用 "5A" 框架,即询问(ask)、建议(advice)、评估(assess)、帮助(assist)和随访(arrange)。在时间不够充裕且不具备完成所有步骤的能力时,可简化为 "2A+R" 模式,即询问(ask)、建议(advice)和转诊(refer)。本案例中,针对在社区卫生服务中心寻求健康服务的老年女性,社区卫生服务中心全科医生或护士等医务人员可在日常的健康服务中,为老年女性压力性尿失禁患者提供去上级医院专科就医的建议和帮助,通常在 2~3 分钟内完成。主要问诊流程见图 10-1。

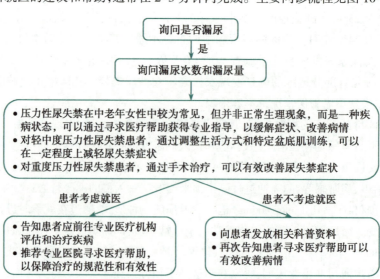

图 10-1　老年女性压力性尿失禁简短言语干预主要问诊流程

（二）干预决定因素

本案例对全科医生为主的社区卫生服务中心相关人员进行半结构化访谈,每位访谈者的访谈时长约30分钟,进行录音并逐字转录为文本进行分析。案例基于CFIR确定访谈提纲和收集数据,进行访谈资料的数据分析,探索简短言语干预的实施障碍和促进因素,为制定促进老年压力性尿失禁患者就医的实施策略奠定基础。

1. **访谈提纲**　本案例中的访谈内容部分首先是情况介绍,例如:"非常感谢您接受此次访谈的邀请。本研究目的是探索简短言语干预措施在促进患有压力性尿失禁的社区老年女性就医方面的有效性,以及在实施过程中遇到的障碍和促进因素。这次访谈将持续大约30分钟到1小时。我们将对访谈内容进行录音。访谈结束后,我们将与您分享音频记录的文稿。"

其次,是基于CFIR五个领域的访谈主题,包括变革领域、外部环境领域、内部环境领域、个体领域及实施过程领域。

（1）变革领域:您认为简短言语干预在促进老年女性压力性尿失禁患者就医方面相较于其他干预方案有什么优势? 您认为自己是否有足够的能力来灵活调整简短言语干预,使其在您的诊疗过程中运行良好? 您认为简短言语干预本身在实施中会遇到怎样的困难? 您认为简短言语干预问诊流程应如何与其他工作内容有效整合?

（2）外部环境领域:您认为目前老年女性压力性尿失禁患者就医需求如何? 您认为执行简短言语干预给您的工作带来了多大程度的压力? 鉴于现有的政策和激励措施,您认为在哪些具体方面还有改进的空间,以更好地支持简短言语干预的实施?

（3）内部环境领域:您认为机构的结构特征对于实施简短言语干预有什么样的影响? 您如何评价社区卫生服务中心成员对简短言语干预的接受度,并讨论可能的激励措施以提高他们的参与度? 请谈谈实施时领导力投入、可用资源、信息可及性等方面的情况。

（4）个体领域:您对执行简短言语干预有信心吗? 在提供简短言语干预方面,您的信心主要来源于哪些方面? 您认为在哪些情况下可能会遇到挑战?

（5）实施过程领域:您认为社区卫生服务中心对简短言语干预的实施计划如何? 您认为社区卫生服务中心领导、实施领导者、拥护者以及外部的变革推动者分别对动员、执行干预的影响如何?

最后是结尾问题,例如:"鉴于您对简短言语干预的理解和经验,您认为在实施过程中最大的障碍是什么,以及哪些因素最能促进其成功? 您对改善老年女性压力性尿失禁有何建议? 如果将简短言语干预纳入常规的诊疗过程,您会考虑采用哪些策略使其得到良好实施? "

2. **访谈资料分析**　本案例基于CFIR开展数据分析和结果解释,案例中共有11位利益相关者参加访谈。在访谈信息采集完成后,可以将定性数据转化为定量数据进行评级。利用评级模板进行打分,评级通常是基于以下两个因素。

（1）有效性:评估某因素对实施的正面或负面影响。"0"表示与实施无关,"×"表示态度模糊,"+"表示积极,"−"表示消极。

（2）强度:评估该因素对实施影响的强度。"1"代表有影响但程度较弱,"2"代表有强烈影响。

若"+2"和"+1"的打分频率之和≥60%总分频率,即为促进因素;若"−2"和"−1"的打分频率之和≥60%总打分频率,即为障碍因素;"+"（包括"+1"和"+2"）和"−"（包括"−1"和"−2"）的频率差值≤20%,即为混合因素。最终根据打分频率计算得到各类因素,本案例中的实施促进因素包括证据优势、患者需求、可用资源、信息可及性等;实施障碍因素包括同行压力、外部政策不足、实施氛围弱、领导投入不足、自我效能不足等;混合因素包括可适应性、可调适性、干预成本、干预计划和动员等。

（三）实施策略制定

本案例中,应用CFIR-ERIC匹配工具,基于障碍因素生成针对性实施策略。为了确保相关性和数据质量,依据自身的实施条件,选择符合实际且可操作的实施措施干预成分,并将其制作成问卷。

通过邀请利益相关者(主要为社区基层卫生服务人员)参与基于优劣尺度法的问卷调查,能够有效整合并评估所有潜在的可干预的障碍因素。在此过程中,利益相关者可以判断和选择哪些实施措施更为重要,哪些相对不重要。最终,确定候选的简短言语策略的干预成分为识别和培养推广者、调整激励和津贴机制、提供教育和培训,相应的具体实施策略包括以下内容。

1. **社区卫生服务中心发文动员简短言语干预** 社区卫生服务中心明确要求相关部门在诊疗过程中实施对压力性尿失禁就医促进的简短言语干预。发文内容包括干预的目标、实施流程、预期效果,并强调干预的必要性和重要性。该通知可以通过内部公告、电子邮件、例会等形式广泛传达。

2. **研究者定期抽查** 每月随机抽取 10% 的门诊患者进行电话回访,了解社区卫生服务中心相关人员的干预执行情况以及患者的反馈。电话回访的内容包括患者是否接受了简短言语干预、对干预的感受和效果,以及医生执行的细节是否符合标准。

3. **定期(如每季度)公布相关人员执行简短言语干预的情况** 社区卫生服务中心通过内部公告、电子邮件或者绩效反馈平台公布,并且执行情况应与绩效考核相结合。表现优异的相关人员可以获得额外奖励,表现不佳则需要参加再培训或改善计划。

4. **广泛组织线上和线下的培训,提升简短言语干预的技巧** 培训包括网络研讨会、视频教学、实践工作坊等,确保社区卫生服务中心相关人员不仅理解干预的理论框架,还能实际操作。培训内容应覆盖如何与患者进行有效沟通、记录干预执行情况等。

5. **研究团队针对"推广者"进行专门培训** 培养"推广者"在简短言语干预中的领导角色。推广者可以是社区卫生服务中心相关人员中的意见领袖,他们将被训练为干预的"代言人",在执行过程中发挥积极的引导和支持作用。培训内容不仅包括干预的具体操作方法,还涵盖了沟通技巧、领导力提升及如何激励团队成员等方面的内容。

五、案例的研究设计、数据采集和分析

(一)研究设计

1. **设计方法** 本研究采用复合Ⅱ型设计,将干预效果评价与实施性研究相结合,旨在评估简短言语干预在提高社区老年女性压力性尿失禁就医率方面的效果,同时开展实施策略的随机对照试验,评价简短言语干预的采用情况和维持效果。

2. **研究对象** 本研究的研究对象是某市某行政区的社区老年女性。纳入标准包括:①居住在某市某行政区;②年龄在 60 岁及以上;③在社区卫生服务中心门诊就诊或参加体检。从研究对象所在行政区下辖的 9 个街道和 1 个镇中进行抽样。首先,根据街道(镇)的社会经济状况和医疗资源可及性,将街道(镇)分为高和低两个层次。随后,使用简单随机抽样方法从每个层级中抽取若干街道(镇),并邀请这些街道(镇)所属的社区卫生服务中心参与研究。在这些社区中,所有符合纳入标准的老年女性都将作为研究对象。

3. **样本量计算** 采用整群随机化设计的样本量计算公式计算所需社区卫生服务中心的数量。假设研究目标是检测 10% 的效应大小(即干预组就医率为 20%,对照组为 10%),设定显著性水平为 0.05,效能为 80%,每个群组的平均样本量为 5 000,组内相关系数(ICC)为 0.01,通过样本量计算相关软件显示,干预组和对照组各需要 2 家社区卫生服务中心,共约 10 000 名老年女性参加研究。

4. **随机化分组** 通过整群随机化方法,将 4 家社区卫生服务中心随机分配到干预组(实施简短言语干预和综合实施策略)或对照组(常规诊疗)。使用计算机生成的随机化列表,根据随机数的顺序,将 2 家社区卫生服务中心分配到干预组,另外 2 家分配到对照组。每个街道(镇)内符合纳入标准的老年女性将被分配到与其所在社区卫生服务中心对应的干预组或者对照组。

5. **研究实施** 干预组社区医生在老年女性前来社区卫生服务中心就诊时,进行简短言语干预,

内容涵盖压力性尿失禁的风险、症状、治疗选择，以及鼓励她们寻求进一步的专业治疗。对照组社区接受常规社区诊疗，不进行额外干预。具体实施流程见图 10-2。

（二）数据采集和数据分析

本研究中复合Ⅱ型设计结局指标包括：①健康结局评价：主要结局指标是社区老年女性压力性尿失禁的就医率；②实施过程/质量结局评价：实施策略在不同社区卫生服务中心的执行情况，包括渗透率、采纳率、保真度、可持续性。

本案例中实施结局评价的理论框架为 RE-AIM，包括覆盖人群（R）、干预效果（E）、机构采纳（A）、干预实施（I）和效果维持（M）5 个维度。本案例依据 RE-AIM，采用逐级演绎的方法建立研究结局指标集，结合专家反馈意见最终形成了包含 9 个条目的结局指标集（表 10-1）。

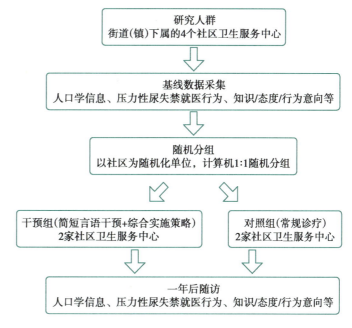

图 10-2 研究实施流程

表 10-1 结局指标集

维度	指标	说明	数据来源
覆盖人群	参与项目的老年女性占项目目标人群比例	具有压力性尿失禁且在项目实施期间接受简短言语干预的老年女性数量/具有压力性尿失禁的老年女性数量	项目参与记录、社区健康档案
	参与项目的老年女性代表性	纳入本研究的老年女性与目标所在地区的总体老年女性的基线信息差异	项目参与记录、社区健康档案
干预效果	主要结局指标：老年女性压力性尿失禁的就医率	项目实施期间因压力性尿失禁就医的老年女性人数/具有压力性尿失禁症状的老年女性数量	医院医疗记录、社区健康档案
	患者报告结局：老年女性对于压力性尿失禁的认知	压力性尿失禁知识问卷、就医态度量表、自我效能量表	调查问卷
机构采纳	参与项目医生的比例	符合项目招募标准且提供简短言语干预的医生数/符合项目招募标准的医生数	项目参与记录、医生基本情况调查表
	参与项目医生的代表性	提供简短言语干预的医生与符合招募条件的所有医生的相似性	项目参与记录、医生基本情况调查表
	全程参与项目医生的代表性	项目实施期间全程提供简短言语干预的医生与符合招募条件的所有医生的相似性	项目参与记录、医生基本情况调查表
干预实施	依照方案实施的保真度	按照简短言语干预执行的情况：是否询问、是否评估、是否建议、是否帮助、是否转诊	质量考核清单
效果维持	项目的可持续性	维持简短言语干预的意愿	随访调查

六、案例的实施效果评价

(一) 社区老年女性分布

干预组和对照组社区老年女性分布见图 10-3。

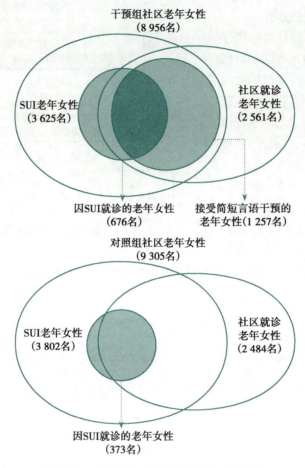

图 10-3　干预组和对照组社区老年女性分布

(二) 覆盖人群

干预组 2 家社区卫生服务中心所属街道(镇)共有 3 625 名老年女性具有压力性尿失禁症状,其中有 1 257 名老年女性在项目实施期间接受简短言语干预,覆盖率为 34.7%。接受和未接受简短言语干预组基线特征无显著差异(表 10-2)。

表 10-2　部分社会人口学信息比较

人口学特征	人口学特征分组	接受简短言语干预组 (n=1 257)人数(占比/%)	未接受简短言语干预组 (n=2 368)人数(占比/%)	P 值
年龄组	60~<75 岁	793(63.1)	1 449(61.2)	0.115
	75~90 岁	419(33.3)	800(33.8)	
	90 岁以上	45(3.6)	119(5.0)	
文化程度	小学及以下	573(45.6)	1 075(45.4)	0.975
	初中	421(33.5)	790(33.4)	
	高中及以上	263(20.9)	503(21.2)	

续表

人口学特征	人口学特征分组	接受简短言语干预组 （n=1 257）人数（占比/%）	未接受简短言语干预组 （n=2 368）人数（占比/%）	P 值
婚姻状况	已婚	807（64.2）	1 513（63.9）	0.966
	丧偶	387（30.8）	732（30.9）	
	离婚/未婚	63（5.0）	123（5.2）	

（三）干预效果

4 家社区卫生服务中心全程参与项目，干预组所在街道（镇）共 8 956 名老年女性，其中有 3 625 人存在压力性尿失禁；对照组所在街道（镇）共 9 305 名老年女性，其中 3 802 人存在压力性尿失禁。干预组有 676 人因压力性尿失禁就医，就医率为 18.6%（676/3 625）；对照组有 373 人因压力性尿失禁就医，就医率为 9.8%（373/3 802）；干预组压力性尿失禁就医率显著高于对照组（$P<0.001$）。

项目实施期间干预组和对照组分别有 2 561 名和 2 484 名老年女性在社区卫生服务中心门诊就诊或参加体检。干预组老年女性在压力性尿失禁的知识、态度和行为意向方面的得分显著高于对照组（$P<0.001$）（表 10-3）。

表 10-3　干预组与对照组老年女性在压力性尿失禁知识、态度和行为意向方面的得分比较

指标	干预组（n=2 561） 均数±标准差	对照组（n=2 484） 均数±标准差	P 值
知识得分	78.3±10.2	73.6±11.5	<0.001
态度得分	25.7±2.4	20.2±3.1	<0.001
行为意向得分	25.4±3.7	21.9±4.0	<0.001

（四）机构采纳情况分析

干预组 2 家社区卫生服务中心所属街道（镇）有 52 名医生，其中有 36 名医生在项目实施期间全程提供简短言语干预（69.2%）。全程提供简短言语干预和未全程提供简短言语干预的医生基线特征无显著差异（表 10-4）。

表 10-4　干预组全程和未全程提供干预的医生基线特征比较

人口学特征	人口学特征分组	全程提供干预（n=36） 人数（占比/%）	未全程提供干预 （n=16）人数（占比/%）	P 值
性别	男性	16（44.4）	9（56.3）	0.432
	女性	20（55.6）	7（43.7）	
年龄组	30~<40 岁	8（22.2）	5（31.3）	0.778
	40~<50 岁	16（44.5）	6（37.4）	
	50 岁及以上	12（33.3）	5（31.3）	
学历	本科及以下	26（72.2）	11（68.7）	0.799
	硕士及以上	10（27.8）	5（31.3）	
职称	初级	7（19.4）	4（25.0）	0.343
	中级	19（52.8）	5（31.3）	
	高级	10（27.8）	7（43.7）	

（五）干预实施评价

在干预组 52 名医生中，执行简短言语干预的保真度平均得分为（83.4±4.8）分。是否询问、是

NOTES

否评估、是否建议、是否帮助及是否转诊各项指标的执行率分别为 88.7%、85.4%、83.0%、81.5% 和 78.2%。

（六）效果维持评价

在干预组的社区医生中愿意继续开展简短言语干预者占 69.2%（36/52）。

七、案例总结

本案例回顾了促进社区老年女性压力性尿失禁就医的实施性研究的全过程。深入分析表明，简短言语干预作为一种经济高效的方法，有效促进了老年女性的就医行为。研究还揭示了实施过程中的挑战，包括医疗机构的培训不足、对项目的重视不够，以及有限的经济支持。

在本案例中，CFIR 发挥了关键作用，它不仅指导了访谈指南的制定，还支持了数据的采集与分析以及实施策略的开发。RE-AIM 的应用能够全面评估实施结局，确保评估的全面性和深入性。此外，复合Ⅱ型设计的应用为评估健康结局和实施策略的有效性提供了实用的方法。未来的研究可以探索如何进一步优化简短言语干预，以及如何在资源有限的环境中有效实施这些策略，以持续提高老年女性的就医率和生活质量。

八、问题与思考

本案例聚焦社区老年女性常见的健康问题压力性尿失禁的就医行为促进，具有较好的现实意义，在实施性研究方面具有一定的应用价值，以下是本案例值得深入思考的几个方面。

第一，在案例实践中，压力性尿失禁老年女性患者往往对自己的病情难以启齿，需要社区医护人员快速而精准地把握干预角度和内容，推动患者去上级医院专科就医。本次实施性研究的循证实践采用的是简短言语干预，适合在短时间内帮助社区医生推动患者的行为决策，具有较好的应用价值。

第二，在案例实践中，采用社区整群随机对照研究的设计，符合目标人群在社区卫生服务中心寻求健康服务的真实环境。将同一家社区卫生服务中心所有相关卫生服务人员都纳入简短言语干预或者常规诊疗组，可避免组内的沾染，提高实施的可行性。

第三，在案例实践中，评价指标的选择非常关键。在本案例的实施过程中充分考虑了指标的客观性问题。根据实施性研究的目的，选择压力性尿失禁就医率作为主要的效果指标，能较好地评价就医行为的促进效应，也需要通过自我报告及上级医院明确尿失禁诊疗信息，更精准地开展效果评价。

第二节 | 在低收入国家推广手术安全清单的实施性研究

一、案例背景

手术过程中的并发症和操作失误是全球医疗系统面临的重要问题。手术安全清单（surgical safety checklist，SSC）是 WHO 在 2008 年推出的一项全球性患者安全倡议，旨在通过系统化的检查流程，减少手术相关并发症和死亡率，并提升整体医疗环境的安全性。SSC 通常在麻醉实施前、手术开始前和患者离开手术室前执行，确保手术团队在每一个关键时间点都能够对患者的基本信息、手术计划、有无过敏反应、出血风险、器械使用情况等核心问题进行确认。SSC 的应用在很大程度上规范了手术过程中各个环节的操作，减少失误，并降低因忽视重要细节而导致的事故风险。此外，SSC 还促进了手术团队成员之间的沟通和协作，确保手术团队能够高效地维护患者安全。

多项临床研究和文献综述表明，SSC 对患者预后有显著影响，可降低手术相关的死亡率和并发症。目前，SSC 已在全球多个国家和地区广泛使用。然而，在中低收入国家，SSC 的推广和实施仍面临诸多障碍，包括有限的医疗资源、文化差异、培训和教育不足以及缺乏监管和政府支持等。因此，在中低收入国家成功推广实施 SSC 的可行性与可持续性、实施成功或失败的关键因素以及相应实施策略的优化，成为现阶段迫切需要解决的实施科学问题。

本案例的研究团队由国际非营利组织 Mercy Ships、贝宁卫生部以及伦敦国王学院构成。前期的研究基础包括在马达加斯加和英国开展的针对 SSC 的实施性研究。在马达加斯加开展的研究表明，全国性的 SSC 实施推广需要深度的多方协作、细致的前期规划以及持续的追踪和反馈机制；而英国的研究则进一步表明，通过使用规范的实施性研究框架，如实施性研究综合框架（CFIR），可系统地识别和克服在实施过程中的障碍，从而确保干预及实施策略的成功推广。基于前期研究的经验，该研究团队在贝宁开展了一项全国范围的推广 SSC 的实施性研究。

二、案例解决的实践问题

SSC 的实施所面临的主要困境是低收入国家的应用情况并不理想。本案例通过优化实施策略以及系统评估实施效果，寻求适用于推广至低收入国家的 SSC 实施策略，从而提高外科手术的安全性，改善手术患者的生存率。具体研究目标包括：①评价 SSC 在贝宁全国范围内的实施效果与持续性；②以贝宁为例，探讨在低收入国家切实可行的 SSC 推广实施策略。

三、案例的理论基础

本案例采用的理论、模型和框架（TMF），主要包括 Proctor 实施结局框架和 CFIR。

Proctor 等人提出的实施效果评价框架同时纳入实施结局、服务结局和患者健康结局，可用于全面评估和理解干预措施在实际环境中的实施效果。由于本案例采用的循证实践是本身即具有充分临床证据的 SSC，因此本案例主要聚焦于实施结局的评价。Proctor 实施结局共包括八种指标，即接受度、适宜性、可行性、采纳率、成本、保真度、渗透率和可持续性。不同于 RE-AIM 等其他常见的用于评价实施效果的 TMF，Proctor 实施结局框架包含了更多用于评价实施前期的结局指标，有助于研究人员根据研究目的及预期对实施策略进行动态调整。本案例基于 Proctor 实施结局框架设定了在实施过程中拟测量的结局指标，以期对 SSC 的实施结局进行概念化与量化。

CFIR 是一种被广泛应用的实施决定因素框架，旨在系统性地分析和理解实施过程中的各种影响因素，提供一种结构化的方法以识别实施的障碍和促进因素，从而有针对性地开发或优化实施策略。在本案例中，研究人员采用 CFIR 来识别和分析在贝宁全国范围内实施 SSC 的过程中各个层面的关键影响因素，系统性地揭示影响 SSC 实施成功或失败的内部和外部要素，从而提供优化实施策略的理论依据。

四、案例采用的干预策略

本案例采用的循证实践为 WHO 推行的 SSC。基于前期在其他国家开展的 SSC 实施性研究的经验，研究团队在本案例中采用了"自上而下"和"自下而上"相结合的实施策略，主要包括以下几个方面：①培训和教育：为手术团队提供全面的 SSC 使用培训，确保每个成员明确其角色和责任。②与贝宁卫生部和医院管理层的合作：争取医院管理层的支持，确保实施过程有必要的资源和政策保证。③持续的反馈和沟通机制：通过定期调查和反馈机制，如电话随访、即时聊天软件群组和现场访问与考察等，让手术团队了解实施过程中遇到的问题和改进建议。④适应性调整：根据培训情况，对 SSC 进行本地化调整，确保其适用性和兼容性。

五、案例的研究设计、数据采集和分析

（一）研究设计

本案例采用纵向嵌入式复合Ⅲ型设计，以定量数据为主要关注点，同时以定性数据作为补充，客观且深入探讨 SSC 实施策略的效果及其决定因素。研究分为三个阶段：实施前的评估与规划，实施过程，以及 12~18 个月的长期持续性评估（图 10-4）。本案例基于 CFIR 设定的 SSC 实施策略的维度与构成要素，详见表 10-5。

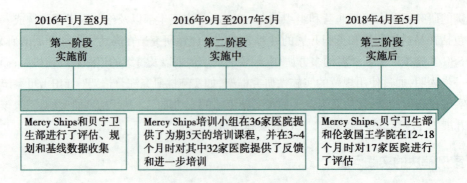

图 10-4 实施过程的三个阶段

表 10-5 基于 CFIR 适用于贝宁 SSC 实施策略的维度与构成要素

维度	CFIR 构成要素	本案例实施策略中的应用
维度 1: 干预特征	干预来源	世界卫生组织
	证据强度和质量	已存在关于多种情境下 SSC 有效性的高质量证据
	相对优势	与增加人力资源和基础设施相比,SSC 的相对优势在于变革权掌握在医院工作人员手中,使得他们可以"即时"改善手术结局
	可调适性	根据本地环境调整 SSC。本研究的 SSC 培训课程促进了多学科研讨会,对 SSC 进行调整使其在当地医院具有适应性
	可试用性	培训课程的目的是使当地医院设计出适应他们工作环境的 SSC,并在日益复杂的模拟场景和实际手术案例中进行试验
	复杂性	SSC 并不是复杂的工具,培训课程中使用的模拟旨在帮助参与者理解这一点
	设计质量和组合	经过多年的设计和完善,培训课程呈现出高质量的干预效果
	成本	最常见的感知成本是执行 SSC 所需的时间,以及高级工作人员抗拒改变的态度。3~4 个月后的回访和即时聊天软件旨在帮助参与者克服这些感知成本,并理解实施 SSC 的相对优势
维度 2: 外部环境	患者需求与资源	高层利益相关者(包括贝宁卫生部和各个医院院长)的参与使研究人员能够在培训课程之前对医院结构进行准确评估
	外部协作	Mercy Ships 与贝宁卫生部建立了牢固的关系,并开展了伙伴合作,有针对性地选择医院,并共同沟通实施过程
	同行压力	研究中未明确将同行压力作为策略,个人反馈保持匿名。但即时聊天软件群组可能产生了一定同行压力
	外部政策与激励	Mercy Ships 积极鼓励贝宁卫生部在培训后以及 4 个月的随访后要求强制实施 SSC,但在研究结束时并未实现这一目标
维度 3: 内部环境	组织的结构特征	先前的研究表明医院规模或手术量与 SSC 使用无相关性。因此,本研究测量结构特征仅为了确保正在进行的目的性医院样本能够代表初始群体
	协作与沟通	即时聊天软件实现医院间的非正式沟通,允许和鼓励参与者相互支持,提出他们在实施中遇到的问题,并从中寻求建议和鼓励
	文化	Mercy Ships 在贝宁工作多年,对外科文化有良好的理解。同时,与卫生部和当地医生的密切关系加强了研究团队的文化理解,使其能够调整培训内容以适应贝宁文化

续表

维度	CFIR 构成要素	本案例实施策略中的应用
维度 3： 内部环境	实施氛围： 1. 变革紧迫性 2. 兼容性 3. 相对优先性 4. 组织激励与奖励 5. 目标与反馈 6. 学习氛围	研究团队的经验表明，手术室工作人员渴望能提高手术安全性的举措，并热衷于学习，因此存在变革的需求。SSC 的设计与本地环境相适应，3~4 个月后的回访旨在提供反馈，并重新审视将 SSC 可持续使用整合到手术室文化中的目标。通过要求医院在课程期间暂停择期手术并促进多学科学习，旨在优化学习氛围
	实施准备度： 1. 领导力投入 2. 可用资源 3. 信息与技术的可及性	研究团队通过事先沟通，让医院领导参与支持干预措施。在培训课程期间安排一次外出就餐，就 SSC 的好处和障碍解决办法开展非正式的讨论；必要时向医院捐赠脉搏血氧仪，并在课程结束时将 SSC 和计数工具的叠层副本交给手术室和医院主管，从而确保提供所有必要的资源
维度 4： 个体特征	有关干预方案的知识与信念	这门课程旨在让培训学习过程变得愉快、信息量大且具有吸引力，并克服先前报告的 SSC 实施障碍，如"感知不相关"和"缺乏对循证基础的理解"
	自我效能感	由于医院院长、手术室管理层和外科医生都参与了课程，因此总体上参与者对实现实施目标的信心程度很高
	个体所处的变革阶段	未考虑
	个体对组织的认同感	未考虑
	其他个人特点	未考虑
维度 5： 实施过程	计划	在开始实施过程前，基于在其他国家的先前研究和与贝宁卫生部进行的长达数月的讨论，研究人员进行了广泛的规划和评估
	动员： 1. 意见领袖 2. 正式任命的内部实施领导者 3. 拥护者 4. 外部的变革推动者	研究模型首先通过外部的变革推动者（Mercy Ships 培训团队）吸引意见领袖（外科医生和医院院长）参与。随着时间推移（在 4 个月后的回访中），SSC 支持者开始出现，他们来自各种专业群体，包括外科医生、麻醉师或护理人员
	执行	本研究有一个详细的执行计划，其中包括培训课程的详细时间表和 4 个月的医院访问；定期提供反馈并与贝宁卫生部举行会议；以及在 12~18 个月时进行纵向评估
	反思与评价	4 个月后的医院访问可向手术团队和院长进行反馈，从而在早期阶段创造了反思、评估和解决问题的机会。与贝宁卫生部的定期会议也促进了培训的后勤工作，并加强了利益相关者之间的关系

在第一阶段（实施前评估与规划）中，该研究选择 36 家具有代表性的政府性外科医院，对这些医院的院长们进行基线问卷调查，以完成初步的可实施性评估，使研究团队发现潜在的实施障碍，并激励医院的领导层参与项目。

在第二阶段（实施过程）中，对每个医院的所有手术团队成员进行为期三天的 SSC 使用培训，包括外科医生、麻醉科医生、护士以及其他围手术期的工作人员。参与培训授课的教员有 3~5 人，包含一名贝宁籍全科医生，一名在贝宁学习的多哥籍医学生，以及至少一名英国籍外科或麻醉科实习生和手术室护士。培训课程强调了 SSC 的临床证据基础，采用多学科模拟和讨论的方式使 SSC 适应本地医院环境，同时也教授相关的具体技能等。为了在不同医院之间建立有效的沟通网络，在培训结束时所有参与者被邀请加入一个即时聊天软件的群组，参与者通过线上分享经验促进产生积极的 SSC 文化和实施氛围，该沟通网络平台在本研究中发挥着一个易于获得的同伴支持小组的作用。培训后 6

NOTES

周,研究人员向 1~2 名在培训期间展示出对 SSC 实施工作热情并具有影响力的医院工作人员进行非正式电话访谈,并在 3~4 个月后进行现场考察,通过调查和焦点小组讨论评估研究早期参与者的经验和组织变革程度。研究人员通过收集参与者的反馈,进一步解决实施过程中个体或者医院领导层面遇到的挑战。

在第三阶段(长期评估)中,为获取具有代表性的样本,以最大限度地利用分配的时间和预算进行长期评估,研究人员在 4 个月后根据医院规模(大和小)、4 个月期间的 SSC 实施表现(好和差)以及地理位置这几个因素,在最初参与培训的 36 家医院中选择了 17 家进行了为期一天的回访评估。

本案例研究设计的主要目的结局指标是使用 SSC 的持续性(12~18 个月),次要目的结局指标包括接受度、适宜性、可行性、采纳率、保真度、渗透率等。

(二) 数据采集

本案例中,主要结局指标"持续性"通过经过验证的自我报告问卷进行测量。次要结局则采用以下四种特定测量工具以及焦点小组讨论定性研究方法进行评价。

1. 问卷①使用五点 Likert 量表来衡量 SSC 的使用情况以及参与者对六个基本安全流程的遵守程度。

2. 问卷②采用 1~10 的视觉模拟量表,基于 Kirkpatrick 培训评估模型,评估参与者对培训课程的即时反应。

3. 调整后的"人因态度问卷"(Human Factors Attitude Questionnaire,HFAQ),同样采用五点 Likert 量表,被用于测量组织的安全文化。

4. WHO 行为锚定评估量表(WHO-BARS),用于评估在 SSC 执行过程中非技术技能的表现,包括场景设定、团队参与、沟通激活、问题预期沟通和过程完成沟通这 5 个领域,评分范围为 1~7 分,得分越高表示非技术技能表现越好。

参与者需于培训前、培训后 4 个月以及 12~18 个月这三个关键时间点填写问卷①和调整后的HFAQ;而问卷②则在培训课程结束后立即填写,以评估参与者对培训课程的反应(接受度、采纳率和适宜性)以及实施的可行性。WHO-BARS 评估是在培训后 12~18 个月进行,研究团队在访问医院期间通过直接在手术室实时观察 SSC 的执行情况完成填写;若评估访问期间该医院无手术安排,则使用情景模拟的方式进行。

焦点小组讨论作为本案例中采集定性数据的重要方法,旨在收集手术团队成员关于 SSC 实施过程的经验、遇到的障碍和促进因素,对定量数据结果进行补充。每家医院在培训后的 3~4 个月和12~18 个月各进行一次焦点小组讨论,每次持续 20~60 分钟,讨论全程录音,并逐字转录,以确保数据的完整性。

此外,研究人员还通过定期电话访谈和即时聊天软件的群组聊天建立持续的跟踪和反馈机制。培训后 6 周对每个医院的关键人员进行电话随访,了解并解决实施过程中的实际问题。

(三) 数据分析

调整后的 HFAQ 中的 Likert 量表回答得分范围为 1~5 分。对于反向措辞的问题,得分进行了逆向处理,以确保所有问题的得分结果均为正向,从而计算总体得分,并最终以百分比形式呈现。开放式问卷回答以及所有焦点小组的数据按类别或问题进行分组,随后由研究人员采用归纳主题分析进行人工分析。该方法用于探讨分析实践和文化方面的关键变化,以及与实施相关的障碍和促进因素。

此外,研究人员采用描述性统计分析主要结局及次要结局。对于不同时间点的调查得分,采用 t 检验进行差异分析;当 $P<0.05$ 时认为该差异具有统计显著性。

六、案例的实施效果评价

1. 持续性　在培训前,31.1%(169/543)的参与者报告他们既往一直使用 SSC(包括使用其中部分内容);在培训 4 个月后对 17 家医院的回访中,该比例增加至 88.8%(158/178);在 12~18 个月时,该比例仍达到 86.0%(86/100)(图 10-5)。由于研究团队安全问题,部分医院未参与调查,因此 12~18 个

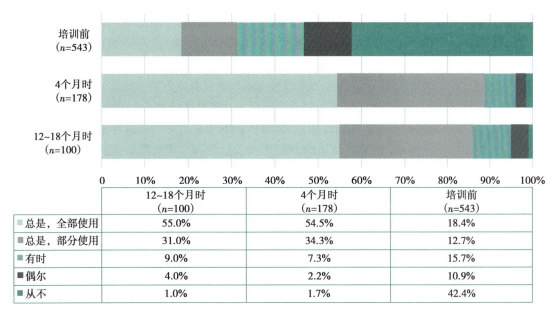

图 10-5　培训前、培训后 4 个月及 12~18 个月 SSC 的使用频率

	12~18个月时 (n=100)	4个月时 (n=178)	培训前 (n=543)
总是，全部使用	55.0%	54.5%	18.4%
总是，部分使用	31.0%	34.3%	12.7%
有时	9.0%	7.3%	15.7%
偶尔	4.0%	2.2%	10.9%
从不	1.0%	1.7%	42.4%

月时,仅有部分参与者参加了调查。

2. 接受度、采纳率、适宜性　在培训结束后,638 名参与者中有 543 人完成了问卷②。他们分别对培训课程的接受度、采用 SSC 的意愿以及 SSC 对其工作环境的适用性进行了评分,得分分别为 9.8（95%CI 9.7~9.8）、9.7（95%CI 9.6~9.8）和 9.6（95%CI 9.5~9.7）,满分为 10 分。问卷的开放性问答题中对于培训的描述为正向。参与者认为的学习重点包括"正确清点敷料、针头和用具"以及"避免将手术材料遗忘在患者体内等事故"。对于采用 SSC 的意愿主要通过以下评论得以体现:"我们将在每次手术开始前检查我们的设备""我们将在每次手术前后进行正确清点",以及"我们将帮助患者放松并与每个人更好地沟通"等。

3. 可行性　通过问卷②,参与者也对实施 SSC 以改善手术安全的可行性进行了评分,得分为 9.7（95%CI 9.7~9.8）,满分为 10。参与者预期在实施 SSC 时做出的最常见的改变包括在手术开始前检查设备和进行手术用品清点;预期最常见的行为变化是团队合作和沟通的改善,并确保患者感到更为安心;预期的实施障碍包括未参加培训的高级同事的抵制、人员不足,以及由于使用 SSC 需花费较长时间,在紧急手术中可能难以执行。问卷调查结果显示,在实施 SSC 之前,96.5% 的参与者（524/543）常规使用脉搏血氧仪;在实施过程中,研究团队共向 5 家医院捐赠了 7 台脉搏血氧仪,以确保每家医院的术后恢复室都有足够数量的可用设备。在实施后的 4 个月和 18 个月时,脉搏血氧仪的常规使用率分别为 98.3%（175/178）和 99.0%（99/100）。

4. 保真度　在实施后的 12~18 个月,与使用 SSC 相关的 6 个基本安全流程中,使用脉搏血氧仪和核对患者身份及手术类型是执行最频繁的流程,分别为 99.0%（99/100）和 96.0%（96/100）;而对失血风险的评估流程执行频率最低（85.0%,85/100）。从焦点小组讨论中可得出,实施过程的改进可能部分涉及手术室范围以外的政策;一些医院报告称,手术室管理者引入了新的流程,如用于剖宫产手术的标准化手术器械托盘,以及将单个大罐中的纱布和海绵替换为每批的 5 个小罐,以便于计数。

在参与长期评估的 17 家医院中,有 12 家完成了 WHO-BARS 调查（2 家拒绝评估,3 家因时间不足未进行）,对 SSC 实施期间的团队行为进行评估,其中 6 家在实际手术中进行评估,另外 6 家通过模拟进行评估。总体 WHO-BARS 评分的中位数为 5.0（范围 1.0~6.7,四分位距 4.1~6.0）。在研究数据集中,WHO-BARS 评分与医院的 SSC 使用率未见显著的相关性（r=0.44,P=0.151）。

5. 渗透率　改进的 HFAQ 得分显示了 SSC 在医院安全文化中的渗透情况。在实施 SSC 前,543 名参与者的平均 HFAQ 问卷得分为 76.7%（95%CI 75.9~77.6）。在实施 4 个月后,189 名参与者的平

NOTES

均得分显著增加至 81.1%（95%*CI* 79.6~82.6）（*P*<0.001）。在实施 12~18 个月后，该得分在 104 名参与者中仍有 82.2%（95%*CI* 80.7~85.0）（*P*=0.185）。HFAQ 得分的增加与医院层面的 SSC 使用率呈弱正相关性（*r*=0.57，*P*=0.052）。

对焦点小组访谈记录的主题分析显示，成功实施 SSC 的医院有以下共同特征：充满热情的外科领导（11/17）、支持性的医院行政领导（10/17），以及认识到 SSC 在提高患者安全和团队合作与沟通中的价值（9/17）。这些医院将 SSC 的实施描述为系统性的（10/17），并且整个团队都喜欢使用 SSC，因为觉得很有帮助（10/17）。在 SSC 实施不成功的医院中，员工认为 SSC 无关紧要或浪费时间，并且领导表现傲慢。

七、案例总结

本案例在贝宁全国范围内实施 SSC，并探讨了其实施效果与决定因素。通过为期 3 天的培训，在 36 家医院中推广了 SSC 的实施，培训后 12~18 个月内，86% 的参与者报告持续使用 SSC，显著高于实施前仅 31.1% 的覆盖率，表明 SSC 在贝宁的实施具有良好的持续性。该案例还通过 CFIR 识别实施过程的障碍与促进因素从而指导实施策略，并在确保 SSC 核心内容保持不变的情况下，根据当地医院环境进行调整，帮助克服实施障碍。同时，多层面的利益相关者参与，包括与卫生部、医院管理层和非政府组织的紧密合作，也进一步确保了实施的顺利进行。此外，通过电话随访、即时聊天软件群组等手段持续保持与参与者的沟通和反馈，这也支持了 SSC 的持续使用。

总体而言，该案例研究表明，通过结构化和灵活的实施策略、长期和多层次的利益相关者参与，可实现在中低收入国家成功推广 SSC，从而提高手术安全性和患者结局。

八、问题与思考

本研究案例发现，个体特征影响干预的成功拓展。个体对于 SSC 的积极态度以及自我效能和动机是 SSC 成功实施的关键因素。研究团队认为，中低收入国家面临的根本性问题是系统层面缺乏实施能力，导致无法有效支持、吸收和维持安全和质量改进的干预措施。通过多方协作，将实施科学与卫生系统强化方法结合的合作过程，可能对于在中低收入国家扩大其他外科护理质量改进的措施具有重要的借鉴意义。

本研究案例也存在如下局限性：①研究中的评估团队并未完全独立于实施团队；②研究人员未对患者临床结局进行评估；③未采用阶梯楔形设计导致缺乏对照点数据；④研究同时包含实施过程和研究组分，无法评估在剥离研究组分（调查、焦点小组讨论、WHO-BARS 评估观察）的情况下是否能实现相同的实施效果；⑤大部分数据是通过自我报告的问卷或焦点小组讨论进行采集的，因此可能存在主观偏差；⑥在随访期间参与调查的人数明显减少，未针对相同参与者在不同时期的调查数据进行敏感性分析，且 5 所医院未收集 WHO-BARS 数据，可能影响该评估结果。

（蔡泳 吴婷）

NOTES

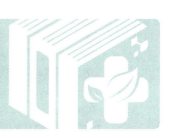

推荐阅读

[1] ECCLES M P,MITTMAN B S. Welcome to Implementation Science［J］. Implementation Science,2006,1:1.

[2] CURRAN G M. Implementation science made too simple:a teaching tool［J］. Implement Sci Commun,2020,1:27.

[3] 徐东,陈江芸,蔡毅媛. 实施科学的前世今生（上篇）——起源与发展［J］. 协和医学杂志,2024,15（02）:442-449.

[4] 徐东,蔡毅媛,陈江芸. 实施科学的前世今生（下篇）——理论、范式和特点［J］. 协和医学杂志,2024,15（03）:686-693.

[5] GLASGOW R E,Vogt T M,Boles S M. Evaluating the public health impact of health promotion interventions:the RE-AIM framework［J］. Am J Public Health,1999,89（9）:1322-1327.

[6] GLASGOW R E,HARDEN S M,GAGLIO B,et al. RE-AIM Planning and Evaluation Framework:Adapting to New Science and Practice With a 20-Year Review［J］. Front Public Health,2019,7:64.

[7] MICHIE S,VAN STRALEN M M,WEST R. The behaviour change wheel:A new method for characterising and designing behaviour change interventions［J］. Implement Sci,2011,6:42.

[8] MICHIE S,ATKINS L,WEST R. The Behaviour Change Wheel:A Guide to Designing Interventions［M］. London:Silverback Publishing,2014.

[9] POWELL B J,WALTZ T J,CHINMAN M J,et al. A refined compilation of implementation strategies:results from the Expert Recommendations for Implementing Change（ERIC）project［J］. Implement Sci,2015,10:21.

[10] PROCTOR E K,POWELL B J,MCMILLEN J C. Implementation strategies:recommendations for specifying and reporting ［J］. Implementation Sci,2013,8:139.

[11] LEEMAN J,BIRKEN S A,POWELL B J,et al. Beyond "implementation strategies":classifying the full range of strategies used in implementation science and practice［J］. Implement Sci,2017,12（1）:125.

[12] MILLER C J,SMITH S N,PUGATCH M. Experimental and quasi-experimental designs in implementation research［J］. Psychiatry Res,2020,283:112452.

[13] DICKSON C,TALJAARD M,FRIEDMAN D S,et al. The antibiotic management of gonorrhoea in Ontario,Canada following multiple changes in guidelines:an interrupted time-series analysis［J］. Sex Transm Infect,2017,93:561-565.

[14] SMITH L M,KAUFMAN J S,STRUMPF E C,et al. Effect of human papillomavirus（HPV）vaccination on clinical indicators of sexual behaviour among adolescent girls:the Ontario Grade 8 HPV Vaccine Cohort Study［J］. CMAJ,2015,187（2）:E74-81.

[15] DE NEVE J W,FINK G,SUBRAMANIAN S V,et al. Length of secondary schooling and risk of HIV infection in Botswana:evidence from a natural experiment［J］. Lancet Glob Health. 2015,3（8）:e470-e477.

[16] MICHAEL D F. 混合方法研究实践手册:设计、实施和发表［M］. 褚红玲,李楠,曾琳,译. 北京:北京大学医学出版社,2022.

[17] O'CATHAIN A. 定性研究在随机对照试验中的应用指南［M］. 褚红玲,李楠,曾琳,译. 北京:北京大学医学出版社,2019.

[18] 褚红玲,刘逸舒,汪洋,等. 全科医学研究中混合方法研究的设计和实施要点及案例解析［J］. 中国全科医学,2023,26（01）:118-125.

[19] FETTERS M D,MOLINA-AZORIN J F. The Journal of mixed methods research starts a new decade:the mixed methods research integration trilogy and its dimensions［J］. Journal of Mixed Methods Research,2017,11（3）:291-307.

[20] BROWNSON R C,COLDITZ G A,PROCTOR E K. Dissemination and Implementation Research in Health:Translating Science to Practice［M］. Oxford:Oxford University Press,2018.

[21] ENOLA P,HIIE S,RAMESH R,et al. Outcomes for implementation research:conceptual distinctions,measurement challenges,and research agenda［J］. Administration and policy in mental health,2011,38（2）:65-76.

[22] PETER C,PAUL D,SALLY M,et al. Developing and evaluating complex interventions:the new Medical Research Council

guidance［J］. BMJ,2008,337(7676):a1655.

［23］ZOU G,WEI X,HICKS J P,et al. Protocol for a pragmatic cluster randonmised controlled trial for reducing irrational antibiotic prescribing among children with upper respiratory infections in rural China［J］. BMJ Open,2016,6(5): e010544.

［24］WEI X,ZHANG Z,WALLEY J D,et al. Effect of a training and educational intervention for physicians and caregivers on antibiotic prescribing for upper respiratory tract infections in children at primary care facilities in rural China:a cluster-randomised controlled trial［J］. Lancet Glob Health,2017,5(12):e1258-e1267.

［25］WEI X,ZHANG Z,HICKS J P,et al. Long-term outcomes of an educational intervention to reduce antibiotic prescribing for childhood upper respiratory tract infections in rural China:Follow-up of a cluster-randomised controlled trial［J］. PLoS Med,2019,16(2):e1002733.

［26］CADMAN V. Use of the WHO surgical safety checklist in low and middle income countries:A review of the literature［J］. Journal of Perioperative Practice,2018,28(12):334-338.

［27］WHITE M C,RANDALL K,CAPO-CHICHI N F E,et al. Implementation and evaluation of nationwide scale-up of the Surgical Safety Checklist［J］. The British Journal of Surgery,2019,106(2):e91-e102.

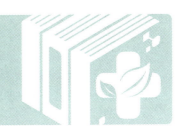

中英文名词对照索引